[양생 관절염 치유 프로그램]

관절염 치유하기

의학박사 정윤섭

이모션북스

관절염 치유하기

초판인쇄 2019년 5월 31일
초판발행 2019년 5월 31일

지은이 정윤섭

발행처 (주)이모션티피에스 TEL : 02-2263-6414 / 홈페이지 : www.emotiontps.com
펴낸곳 이모션북스
주 소 서울시 중구 퇴계로213 일흥빌딩 408호
등 록 2016년 10월 1일 제571-92-00230호
전 화 02)2263-6414 | 팩스 02)2268-9481
이메일 emotion_books@naver.com

ISBN 979-11-89876-09-8
값 20,000원

이 도서의 국립중앙도서관 출판예정도서목록(CIP)은 서지정보유통지원시스템 홈페이지(http://seoji.nl.go.kr)와
국가자료공동목록시스템(http://www.nl.go.kr/kolisnet)에서 이용하실 수 있습니다. (CIP제어번호 : CIP2019016813)

서론

양생 관절염 극복 프로그램은 단순히 관절염만 치유하는 것이 아니라 그것을 넘어서 몸 전체의 건강과 활력을 회복시켜주는 전인적 교육 및 실천 프로그램이다. 그래서 **몸 속 환경**을 최적의 상태로 끌어올리는 작업을 궁극의 목표로 삼고 있다. 그러므로 여러분이 이 프로그램에서 권하는 방식대로 식사를 하고 장내환경을 개선시켜 나가면 인생에서 가장 가치있는 경험을 하게 될 것이라 확신한다. 그러나 만약 그렇지 못하고 중간에 내가 말한 방식대로 먹고 생활하지 않는다면 이런 개선 행진은 바로 멈추게 될 것이란 점도 경고해 둔다. 또한 스트레스와 외상이 자신의 건강에 미치는 영향을 충분히 이해하지 못한 사람도 역시 몸 속 환경이 개선되지 못함으로써 이 행진 대열에서 낙오될 것이다. 그러므로 여러분이 확실하게 이해하고 있어야 할 가장 중요한 핵심 사항은 관절염을 극복하고 건강 목표를 달성하고 싶다면 상당 기간 동안 절제와 노력을 해야 한다는 사실이다.

나는 임상에서 이런 사실을 반드시 관절염 환자들에게 주지시켜 주었는데도 많은 사람들이 이를 명심하지 못해 다시 원래의 상태로 되돌아가는 것을 많이 목격하였다. 그리고 또한 많은 사람들이 목표점에 도달할 때까지 기다리지 못하고 중간에 힘들다고 징징 보채는 것도 많이 경험하였다. 이런 이유로 나는 이 프로그램이 아무나 할 수 있는 프로그램이 아니라 자기 관리를 잘할 줄 아는 지적 자제력을 가진 사람들만이 할 수 있는 고급 프로그램이란 점을 서론에서 먼저 강조해 두고 싶다. 가축처럼 누군가 다른 사람이 돌봐주어야 하는 사람들은 대부분 이 프로그램에서 성공할 수 없다. 그런 경우에는 치료자가 그 사람을 철저하게 관리해 줄 수 있어야 하는데 요즘 그런 치료자를 찾기 힘들다. 아니 과거에도 그런 치료자는 없었을 것이라 생각된다. 그래서 나는 많은 사람들에게 이런 점을 잘 숙지하고 이 프로그램을 시작하라고 미리 말해주고 싶다.

이 프로그램은 비록 처음에는 관절염만 고치겠다는 목적을 가지고 시작하겠지만 나중에는 자신의 건강 전체를 최적의 상태로 끌어올리는 과정이란 점을 깨닫게 해준다. 그러므로 항상 초심을 잃지 말고 관절의 염증으로 고생하던 시절에 가졌던 그 바램과 마음을 평생 잊지말고 이를 끝까지 기억하고 다시는 그런 상태로 되돌아가지 않겠다는 결심으로 이 프로그램을 수용하길 바란다.

목차

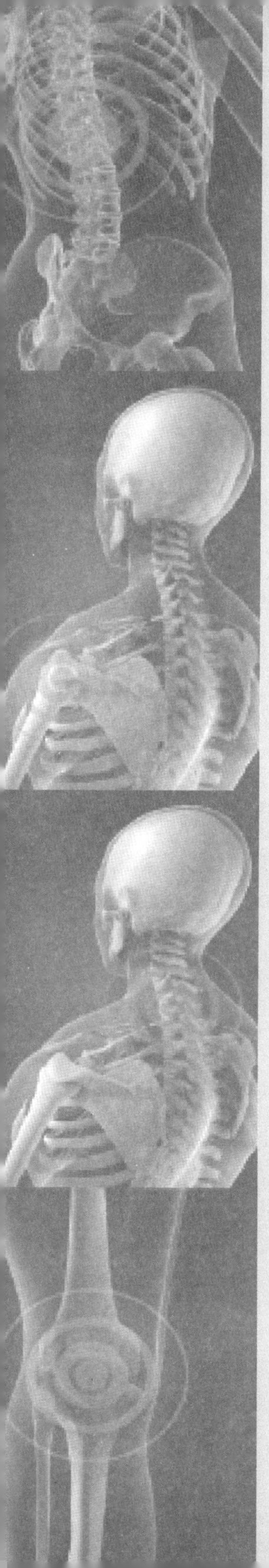

제 1 부

관절염에 대한 이해

관절염 치유하기

Chapter 1

관절염의 종류

관절염이란 뼈와 뼈가 만나는 부위인 관절 및 그 주변 조직에 염증이 생긴 상황을 말하는 것이다. 가장 큰 특징은 관절 부위에 통증을 느끼는 것이다. 그러나 단순히 통증만 있는 경우 이를 전부 관절염이라고 말할 수는 없다. 왜냐하면 관절은 그 안의 연골, 활막, 관절낭뿐 아니라 주변의 인대, 건(힘줄), 근육과 함께 가동되는 동적인 구조물이기 때문이다. 그래서 통증 외에 붓거나 열감이 동반되어야만 관절염이라 할 수 있다.

관절염의 종류에는 여러 가지가 있다. 나는 이를 다음과 같이 4 종류로 나눠서 이해하는 것을 선호한다.

- **퇴행성 관절염** : 관절을 보호하고 있는 연골의 점진적인 손상이나 퇴행으로 인해 관절을 이루는 뼈와 주변 인대 등에 손상이 일어나는 것으로 관절염 중에 가장 많은 빈도를 차지한다. 다른 말로 골관절염이라고도 부른다.

- **염증성(비감염성) 관절염** : 류마티스 관절염, 척추관절염(강직성 척주염, 건선 관절염), 기타 자가면역성 질환에서의 관절염(예 : 쇼그렌 증후군, 루푸스 등) 같은 것을 말한다. 면역시스템의 역할이 중요하다.
- **감염성 관절염** : 세균이나 바이러스 등에 의해 감염되어 관절 내부에 염증이 생긴 경우를 말한다. 세균성 관절염, 파보바이러스(parvovirus)에 의한 관절염, B형 간염 바이러스에 의한 관절염, 라임병(진드기에 의한 병)에서의 관절염 등이 그런 예라 할 수 있다.
- **대사성 관절염** : 통풍성 관절염처럼 몸의 대사 작용이 원활하지 못해 발생되는 관절염으로 **인슐린 저항성**이 가장 큰 대사 장애의 시작이라 할 수 있다. (참고 : 이 점에 대해서는 본인의 다른 저서인 "**당뇨에서 빠져나오기**"를 참조하길 바란다.)

그러므로 여러분은 우선 자신의 관절염이 이 4가지 중에 어느 부류에 속하는지 아는 것부터 시작해야 한다. 이를 위해 병원에 가서 정확한 진단을 받는 과정을 받아볼 것을 권하는 바이다.

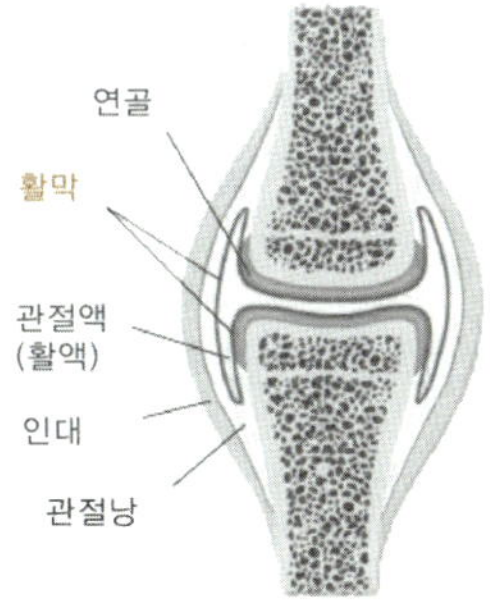

그림. 관절의 구조

Chapter

2

퇴행성 관절염

많은 사람들이 나이를 먹으면 관절에 불가피한 손상이 발생하게 되므로 퇴행성 관절염이 오는 것은 매우 당연한 일인 것처럼 생각하고 있다. 그렇지만 **몸 속 염증**과 관련하여 "**몸속 대청소**" 프로그램을 수년간 지도해온 나로서는 이것 역시 그 사람의 '**몸 속 염증**'의 정도에 의해 영향을 받아 조기에 나타날 수 있다는 사실을 깨닫게 되었다. 그래서 몸에 염증을 많이 유발시키는 식사와 그런 라이프스타일을 가지고 있는 사람들에서 퇴행성 관절염 역시 더 빨리 오고 더 신속하게 진행되어 나간다는 사실을 알게 된 것이다.

그 중 한 예로 어느 할머니의 예를 들어보고 싶다. 78세의 할머니로 시골에서 농사와 온갖 집안일을 다하면서 살아온 분으로 양측 무릎 관절이 심하게 아프고 부어서 찾아왔다. 이는 누가 봐도 쉽게 진단할 수 있는 퇴행성 관절염이다. 다른 병원에서 수술(인공관절 삽입술)을 해야 한다는 말을 듣고 차일피일 미루다가 나에게 영양주사나 맞으러 왔다가 발견되었다.

나는 할머니와 가족들을 설득하여 쌀밥을 포함하여 밀가루 음식을 먹지 못하게 하고 사골 국물과 계란을 중심으로 양질의 육류와 지방을 꾸준하게 섭취하는 식사를 해보도록 지도하였다. 물론 처음에는 통증 조절을 위해 약간의 약물 주사를 사용하였다. 그러나 나의 관절염 치유 프로그램을 시행하면서 상태가 호전되어 나중에는 진통소염제를 사용하지 않아도 될 정도로 상태가 많이 호전되었다. 그래서 현재 할머니는 약물 사용없이 자신의 관절염을 10년 이상 나에게서 관리 받고 있다. 이런 사례로 보아 나는 퇴행성 관절염도 식단과 생활 스타일의 개선으로 상당 부분 치료할 여지가 있고 더 이상 퇴행성 변화가 몸에서 일어나는 것을 얼마든지 지연시키거나 막을 수 있다는 점을 깨닫게 되었다. 다시 말해 퇴행성 관절염을 무조건 노화로 인한 불가피한 현상으로 간주하는 견해가 잘못된 것이라는 점을 확실하게 경험하게 된 것이다.

2015년 이탈리아에서 나온 한 조사에 따르면 65세 이상 노인들 사이에서 어느 관절이든 간에 약간의 퇴행성 관절염이 존재하는 경우가 절반 정도 된다고 한다. 특히 여성들이 남성에 비해 좀 더 많이 이런 퇴행성 관절염을 가지고 있다고 이 조사는 밝히고 있다.

퇴행성 관절염은 관절에 과부하가 걸려서 이른바 마모와 균열(wear & tear)이 생기는 질환으로 처음에는 관절강 내의 연골에 마모가 오고 나중에는 관절강 내의 뼈 부분에 변성을 일으키는 만성 질환이라 할 수 있다. 이런 퇴행 과정에 기여하는 인자들이 너무나도 많기 때문에 여러 요소들에 의해 일어나는 복합적인 만성 질환으로 보는 것이 일반적이다. 그렇지만 이를 좀 더 자세히 분류하면 특별한 기질적 원인 없이 식생활스타일, 나이, 성별, 유전적 요소, 비만, 특정 관절 부위 등의 요인에 따라 발생하는 **일차성** 또는 **특발성 퇴행성 관절염**과 관절 연골에 손상을 줄 수 있는 외상, 질병 및 기형 등이 있어서 이로 인해 발생하는 **이차성** 또는 **속발성 퇴행성 관절염**으로 나눠 볼 수 있다.

어느 요소가 우세하게 작용하든 관절강내에서 보호작용을 하는 연골이 먼저 파괴되고 그 이후에 그 밑의 뼈가 바로 노출되면서 뼈도 손상을 받게 되어 그 표면이 불규칙해지는 과정을 거치게 된다. 그래서 관절이 붓고 움직일 때 간혹 마찰 현상을 느낄 수 있다. 또한 이때 발생하는 통증으로 인해 관절 움직임이 제한을 받게 되니까 주변 근육들이 위축되고 인대가 느슨해지는(약해지는) 일이 같이 발생하게 된다. 이런 증상들은 보통 천천히 진행되지만 간혹 좋아졌다가 나빠지는 기복 있는 코스를 밟기도 한다.

퇴행성 관절염은 관절염이 생긴 부위에 국소적인 통증을 보이지만 류마티스 관절염처럼 전신적인 염증 증상은 동반되지 않는다. 무릎관절에 생긴 경우에는 관절 모양의 변형과 더불어 걸음걸이가 이상하게 되고 손가락 관절에 생긴 경우에는 손가락 끝마디에 헤버딘 결절이라 불리는 골극(가시모양으로 덧자라난 뼈)이 형성되는 수도 있다. 이밖에 척추 관절, 고관절(엉덩이 관절), 발목 관절에도 퇴행성 관절염이 발생할 수 있다.

환자의 병력을 자세히 분석하고, 이학적 검사 및 방사선 소견에서 보이는 관절의 여러 가지 변화와 특징적인 소견을 종합하여 진단을 내릴 수 있다. 그러나 실제 임상에서는 나이가 든 사람의 대부분이 어느 정도 퇴행성 변화 소견을 가지고 있기 때문에 다른 모든 질환을 먼저 제외시키는 방법을 사용함으로써 퇴행성 관절염에 대한 확진을 내리게 된다.

표. **퇴행성 관절염의 X-레이 영상 소견들**(Kellgren**과** Lawrence)

관절에 있는 뼈 끝에 골극(osteophytes, bony spurs)이 보임
관절 주변 작은 뼈들(ossicles), 특히 손가락의 근위지절간 관절(PIP) 및 원위지절간 관절(DIP)에서 연골이 얇아지고 연골하 골 조직과 주변 캡슐들이 경화되어 나타나는 소견 즉, 음영이 짙어져 보이는 소견. (sclerosis)
연골하 골 조직에 경화된 벽으로 둘러쌓인 작은 가짜 낭성 병변(peudocyst)
뼈 끝의 변화된 모습(deformity), 특히 대퇴골의 머리 부분에서

보통 방사선 사진을 이용하여 퇴행성 관절염의 정도를 다음과 같이 나눠 분류하고 있다. (특히 무릎 관절의 경우)

- Grade 1 : 정상에 비해 관절간격이 좁아진 것이 의심되는 정도로 경골이나 대퇴골이 조금 뭉툭해지는 정도의 변화가 관찰됨. 초기 퇴행성 관절염에 해당됨.
- Grade 2 : 관절간격이 정상에 비해 명확하게 좁아져 보이며 골극(osteophyte, bony spur)이 명확하게 보임.

- Grade 3 : 중등도의 다발성 골극이 관찰되며 관절간격의 좁아지고 골경화와 골 형태에 변형이 관찰됨.
- Grade 4 : 중증의 골극들이 관찰되며 관절 간격이 현저히 좁아져 있고 골경화와 골 형태에 심한 변형이 관찰됨.

그러나 모든 퇴행성 관절염에서 X-ray에 이와 같은 특징적인 소견이 나타나는 것은 아니다. 일부 환자들에서는 방사선 영상에서 뚜렷한 소견들이 나타나지 않고 단지 증상(통증, 뻣뻣함 등)만 가지고 있는 경우도 있다. 그래서 전자를 **영상학적으로 양성인 퇴행성 관절염**이라 부르고 후자를 **영상학적으로 음성인 퇴행성 관절염**이라 부른다.

영상학적으로 양성이라 할지라도 통증이 없는 경우도 있다. 이는 관절의 통증이 염증에 의해 일어나는 것이라서 현재 상태가 염증이 진정된 경우라면 영상학적으로 소견이 분명해도 실제 염증은 약하거나 또는 진정된 상태일 수 있기 때문이다.

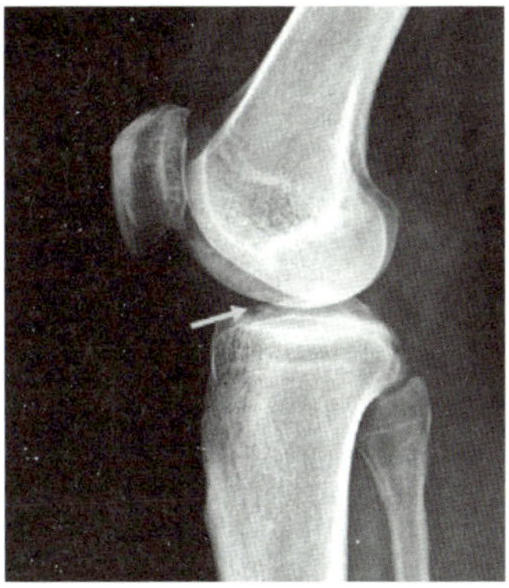

그림. 무릎 관절의 퇴행성 변화로 연골이 닳아서 뼈와 뼈 사이의 간격이 거의 없는 상태다. (화살표)

퇴행성 관절염의 위험인자들

한 통계에 따르면 평생에 걸쳐 무릎에 퇴행성 관절염 증상을 경험할 가능성이 남자는 40%, 여자는 47%라고 한다. 그러나 체중이 증가하여 체질량지수(BMI)가 30 이상이면 이 위험률이 60%로 증가하게 된다. 무릎이나 고관절에서의 퇴행성 관절염은 나이가 증가할수록 많이 나타나는 경향을 가지고 있다. 만약 이보다 젊은 사람에서 퇴행성 관절염이 나타난다면 아마도 그 전에 손상을 입은 전력이 있을 것으로 추정된다. 그래서 손상 후 이차성 또는 속발성 퇴행성 관절염일 가능성이 높다. 반면, 손가락에서의 퇴행성 관절염은 주로 55-64세 그룹에서 첫 번째 증상이 나타날 가능성이 제일 높다.

이상을 종합하면 퇴행성 관절염은 비만하거나 이전에 손상을 받은 전력을 가지고 있거나 나이가 많을수록 특히 여성에서 많이 나타나는 것을 알 수 있다. 이 점은 류마티스 관절염과 다른 차이점이다. 그렇지만 퇴행성 관절염도 류마티스 관절염처럼 식생활스타일과 같은 환경 요인에 의해 영향을 받는다는 점에 있어서는 차이가 없다고 말할 수 있다.

그래서 퇴행성 관절염의 위험인자들을 우리가 스스로 조절할 수 없는 인자와 조절할 수 있는 인자로 나눠 살펴보는 방식이 실제적으로 이를 예방하는데 많은 도움을 준다.

우리가 마음대로 조절할 수 없는 인자들로는 나이(나이가 많을수록 모든 관절에서 위험이 증가한다.), 여성, 유전적 소양, 과거 관절에 손상을 받은 병력, 선천적 기형 등이 있다. 여성의 경우 폐경 이후에 퇴행성 관절염이 증가하지만 그렇다고 특별히 여성호르몬인 에스트로젠 또는 프로제스테론과의 연관성은 밝혀져 있지 않은 상태다. 반면에 과거 무릎에 연골 파열과 같은 손상을 입은 병력을 가진 사람들의 경우에는 나중에 퇴행성 관절염이 발생할 위험성이 크게 증가한다. 이는 해당 관절을 반복적으로 많이 사용해서라기 보다는 손상 그 자체가 퇴행성 관절염 발생 자체에 기여하는 정도가 더 크기 때문에 그런 것으로 추정되고 있다. 비슷한 이유로 양쪽 다리의 길이가 다른 경우에도 퇴행성 관절염의 발생 위험은 증가한다.

그렇지만 우리에게 희망적인 점은 퇴행성 관절염의 발생을 예방할 수 있는 다른 요인들도 많이 있다는 사실이다. 이에 속하는 것으로는 비만, 운동 부족, 불량 식사, 과도한 스트레스 등을 들 수 있다. 그래서 다음과 같이 퇴행성 관절염을 예방할 수 있는 측면을 우리가 잘 알고 이를 생활 속에서 꾸준히 실천한다면 많은 도움을 얻을 수 있다.

- **적절한 신체 운동** : 관절 주변의 근육을 강화시키는 운동을 통해 근육과 관절의 작동을 원활하게 만들어 주는 훈련을 시행한다. 또한 관절강내의 활액 생산과 흐름을 증대시켜 윤활 작용을 극대화시겨 줌으로써 관절 표면의 마모와 균열을 최소화시켜준다.
- **연골이나 관절 조직에 스트레스를 주는 반복적인 행동이나 자세를 피한다** : 심한 육체적 운동이나 경쟁, 직업적으로 무릎을 꿇고 일하거나 바닥에 앉아서 생활하는 태도 또는 오래 서서 일하는 경우 등을 삼가야 한다. 또한 위험한 운동이나 행동을 피해 관절에 손상이 가해지지 않도록 주의해야 한다.
- **식생활 개선** : 비만을 방지하고 항염증성 식단을 통해 대사 장애와 염증성 질환들이 몸에서 생겨나는 것을 사전에 방지하고 치유해야 한다.

이들 중 나이, 반복적인 관절의 무리한 사용이나 손상, 체중 증가, 인생에 있어서의 벅찬 스트레스와 같은 몇 가지 중요한 요인들에 대해서는 좀 더 확실하게 기억해 둘 필요가 있다. 왜냐하면 대부분의 사람들이 자신이 왜 퇴행성 관절염에 걸리는지 그 과정을 제대로 잘 인식하지 못하고 있기 때문이다. 그래서 나는 다음과 같은 어느 할머니의 예를 통해 퇴행성 관절염에 걸리는 과정과 그와 관련된 여러 요인들에 대해 여러분들에게 분명한 경각심을 심어주고자 한다.

평소 10년이 넘게 혈압약을 타러 병원에 오시는 69세 된 어느 할머니가 중국 만리장성을 돌아보는 여행을 다녀와서 무릎에 심한 통증을 느껴 내원했다. X-ray 사진을 보니 무릎 뼈와 뼈 사이의 간격이 작고 골극이 보이며 주변 조직에 경화가 관찰되어 누가 보기에도 쉽게 퇴행성 무릎 관절염이라고 판단할 수 있는 경우였다. 이 정도라면 틀림없이 몇 년 전부터 퇴행성 관절염이 진행되어 왔을 것인데 할머니는 그 동안 나한테 무릎이 아프다는 소리를 한 번도 하지 않았고 혈압약과 감기 치료만 받곤 하였던 것이다. 그러므로 그 이전에는 통증이 별로 없는 상태라서 X-ray와 같은 영상학적 진단을 시행할 필요가 없었던 것이다. 그러다가 많이 걸어다니는 여행을 통해 다리에 무리가 가해지면서 증상이 발현되었고 그로 인해 X-ray 검사를 해보니 확연히 퇴행성 관절염을 진단할 수 있게 되었던 것이다.

그렇지만 나는 이 할머니에서 퇴행성 관절염은 이미 오래 전부터 진행되어 오던 질환이었다고 분명하게 말할 수 있다. 그럼 왜 그렇게 생각할 수 있는가? 무엇이 이 할머니에서 퇴행성 관절염을 일으키는데 기여하였다고 말할 수 있는가? 나는 할머니가 3년 전에 사랑하는 남편을 잃고 혼자되신 것을 알고 있었다. 그래서 가끔 잠을 잘 못 잔다는 이유로 수면제 처방을 원했던 사실을 기억해 낼 수 있었다. 그리고 남편과 규칙적으로 하던 산책도 하지 않고 대부분의 시간을 집에서 혼자 보내면서 심적으로 우울한 상태에 빠진 것도 알고 있었다. 그녀는 남편을 보내고 나서 집안에서 혼자 강아지와 살면서 누구를 위해 음식을 만들어 줄 필요성도 사라지고 하니까 특별히 건강한 음식을 챙겨 먹으려는 욕구마저 사라져 신선한 채소와 양질의 육류를 사용하여 자신을 위한 식사를 준비하는 것 대신에 노인정에서 주는 식사와 가공 식품 위주로 간편 식사를 하며 지내왔다는 사실도 알게 되었다. 어쩌다 찾아온 가족들과 어울려 외식을 할 때에 그것은 젊은 사람들을 위한 달고 기름진 튀김이나 볶음 요리 전문 식당이었지 건강한 메뉴를 제공하는 식당은 아니었을 것이라고 쉽게 추정해 볼 수 있다. 따라서 이 할머니는 틀림없이 양질의 단백질과 지방 대신에 저급한 탄수화물 위주의 식사를 해왔을 것이다.

이런 생활을 해 오다가 가족들과 함께 여행을 가서 갑자기 무리하게 걷다 보니 통증이 심해지고 무릎이 부어서 급기야 공항에서 휠체어를 타고 들어오는 상황에까지 이르게 된 것이라 추정해 볼 수 있다. 나는 이 할머니에게 몸 속에 염증 레벨이 심하니 **"몸속 대청소" 프로그램**을 시작하자고 설득하여 할머니의 무릎 통증을 1주일 만에 진정시켜 드릴 수 있었다. 그리고 그후 약 3개월간의 재활 과정을 통해 다시 정상적인 젊은 노인으로 돌아갈 수 있게 만들어 주었다. (**참고** : **제3부 양생 관절염 치유 프로그램**)

이처럼 퇴행성 관절염도 생활 속의 각종 스트레스와 잘못된 생활 태도로 인해 유발될 수 있는 질환임을 우리는 명확하게 인식하고 있어야 한다. 그래야만 이를 예방하기 위해 건강하지 못한 불량 식사(염증 유발성 식사)를 피하고 스트레스, 운동 부족, 체중 증가 등의 위험 요인들을 사전에 제거하는 것이 얼마나 중요한 조치인지 미리 깨달을 수 있게 된다.

퇴행성 관절염은 대사성 질환의 요소를 가지고 있다.

물론 이 할머니는 직업적 운동 선수처럼 관절에 무리한 부담이나 손상을 입히는 생활스타일을 겪으면서 살아온 사람이 아니다. 그런데도 나이가 들면 관절이 약해져서 퇴행성 관절염이 많이 발생하게 된다. 그 이유는 복부 및 내장 지방양이 증가하고 근육량이 감소하여 관절 주변 및 전신에 항상 저강도 염증이 존재하는 취약한 환경에 빠지기 때문이다. 이는 꼭 비만한 사람이 아니어도 겪을 수밖에 없는 자연스런 노화의 과정이기 때문에 어쩔 수 없다. 물론 규칙적으로 적절한 운동을 하여 활막액의 생산과 흐름을 원활하게 도와주면 자연스럽게 관절도 정상적인 방식으로 노화되어 갈 것이다. 그렇지만 반대로 하루 종일 앉아서 컴퓨터와 스마트폰하고 생활하는 사람 같은 경우에는 골다공증은 물론 퇴행성 관절염에 걸릴 위험성이 크게 증가한다. 더구나 이 때 몸에 필요한 영양소들을 제 때 공급해 주지 못한다면 관절의 염증과 골밀도의 감소는 더욱 빠르게 진행된다. 이런 점에서 나는 골다공증과 퇴행성 관절염을 모두 전신 대사성 질환의 결과로 보는 확고한 견해를 가지고 있다. (참고 : 이 점에 대해서는 본인의 동영상 강의를 참조해 주길 바란다. 유튜브에서 '**인슐린 저항성과 당뇨 이해하기**'를 치면 된다.)

잘못된 식생활과 생활태도로 말미암아 인슐린 저항성이 생기게 되면 체중이 증가하면서 각종 대사 장애가 일어나고 이는 혈액 순환 장애를 일으키고 각 조직에 저산소증을 유발시킨다. 그래서 조직 레벨에서 산화 스트레스가 증가하면서 염증불이 어디에서든 일어날 수 있게 된다. 관절 및 주변 조직도 그 중 하나에 속한다. 그러므로 이 책의 주제인 퇴행성 관절염과 골다공증을 별개의 독립적인 질환으로 보지 말고 이상과 같은 몸 속 대사 과정의 변화로 인해 탄생하게 된 결과물로 간주하는 것이 올바른 판단이라 할 수 있다. 그래서 나는 퇴행성 관절염과 골다공증을 약이나 수술로 해결하는 일시적 방식(증상 치료)보다는 당뇨나 심장병과 마찬가지로 먹는 식생활에서부터 문제 해결의 열쇠를 찾는 것이 근본적이며 올바른 방법이라고 생각한다. (참고 : **퇴행성 관절염을 일으키는 현대식 산성 식단의 문제점에 대해 본인의 다른 저서인 "탄수화물의 함정"이란 책에 좀 더 자세한 내용이 나와있다**.)

실제 나의 이런 견해를 뒷받침해주는 조사 결과가 있다. 수많은 퇴행성 관절염 환자들을 조사해보니 과도한 체중과 관련된 경우가 24.6%로 그 이전의 관절 손상이 있었던 경우 5.1%에 비해 월등히 높다는 조사 결과가 나와 있다.

우리는 인슐린 저항성과 비만이 대사성 질환의 원인이며 그 뿌리에 위치하고 있다는 점을 이미 잘 알고 있다. (그림)

〈만성 대사 장애 흐름표〉

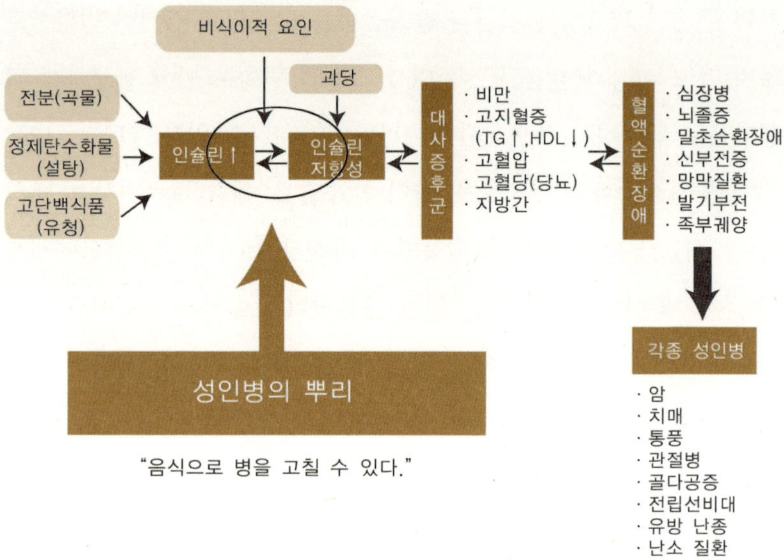

그림. **만성질환의 전체적인 진행 모습**

위 그림에서 보는 것처럼 인슐린 분비를 자극하는 식사와 생활태도가 체지방 합성을 증가시켜 비만과 대사 장애를 초래하고 이는 혈액순환 장애를 통해 저산소증을 거쳐 각 조직과 장기에 기능저하가 출연하게 만드는 전체적인 과정을 이해해야 한다. 여기에 포도당과 같은 당분의 직접적인 레벨 증가로 인해 단백질이 당화작용으로 그 기능이 떨어지게 된다는 사실과 미토콘드리아의 기능저하로 인해 자유기 발생이 증가함으로써 세포와 조직에 산화 스트레스가 증가하게 된다는 사실도 다 함께 그 기본 기전으로 고려해 볼 수 있다.

체내 혈당 증가는 당화노폐물(AGEs)의 생성도 함께 증가시킨다. 관절 속에서 포도당 레벨이 증가하면 연골 세포 표면의 콜라겐과 포도당이 결합하는 당화작용(glycation)이 더 많이 일어나게 된다. 그로 인해 연골 세포의 기능이 저하되고 이들이 빨리 노화되는 변화를 겪게 된다. 그래서 손상 받은 연골 세포의 재생 능력이 떨어져 관절의 움직임이 제한되고 뻣뻣해지는 일이 생기게 되는 것이다.

또 다른 측면으로는 인슐린 증가로 인해 신생지방합성이 증가하면서 내장지방과 복부 지방이 증가하게 되는 일이 관절염 발생에도 영향을 미치게 된다고 할 수 있다. 이렇게 되면 신생 합성된 지방조직의 세포들로부터 각종 사이토카인(이를 adipokines이라 함)들이 만들어져 방출된다. 그 결과 항상 몸 속에 저강도 염증 환경이 조성될 수 있다. 이렇게 되면 세포 레벨에서는 늘 염증불이 있고 미토콘드리아에서 자유기(free radical) 발생이 증가하게 된다. 관절 표면에 있는 세포들 사이에서도 이런 일이 발생하여 연골 세포들이 자유기들에 의한 산화적 손상으로 더 많이 그리고 쉽게 파괴된다. 이 점 역시 관절과 주변 조직을 손상시키고 변형시키는 주된 요인으로 간주할 수 있다.

게다가 나이 들면 저절로 내장 지방이 증가하고 근육량이 감소하는 피할 수 없는 노화 관문을 통과하게 된다. 그래서 관절에 가해지는 염증 레벨은 더욱 지속적으로 증가하는 반면 이를 방어하는 항산화 효소 시스템과 관절 주변 근육의 양은 감소하여 관절 운동이 불안정하게 되는 일이 늘어나게 된다. 이 점도 역시 나이 들면서 퇴행성 관절염이 늘어나는 주된 이유라 할 수 있다.

만약 정상적인 노화 과정이라면 연골이 균일하게 얇아지고 그 밀도 역시 일정하게 감소하게 된다. 당연히 관절 주변에 염증 소견이 없고 조직이 두꺼워지거나 경화되는 현상도 보이지 않는다. 그러나 퇴행성 관절염의 경우에는 연골 표면에 군데 군데 불규칙한 면들이 생겨나고 염증 세포들이 손상된 부분 근처에 몰려 들어 활막을 두껍게 만드는 병적인 결과를 초래한다. 이런 차이를 통해 우리는 관절의 정상적 노화와 퇴행성 관절염에 의한 병적인 변화를 구분해 볼 수 있다.

퇴행성 관절염과 장내 환경

이상과 같이 퇴행성 관절염을 전신 대사성 질환의 한 진행 과정상에 나타나는 결과물로 본다면 '**몸 속 환경**'을 결정하는 요인들이 매우 중요한 요소로 등장하게 되는 것을 직감적으로 느낄 수 있다. 잘 알다시피 '**몸 속 환경**'을 결정하는 요인 중에 가장 중요한 것은 **장내 환경**이다. 장내환경은 다시 먹는 음식과 장내세균들의 역할 및 그와 관련된 장점막의 투과성 상태에 의해 결정된다. 그래서 장내 염증이 있는 경우 이는 곧바로 몸 속 염증으로 이어질 수 있고 관절을 포함하여 몸의 어느 부위에든 염증을 유발시킬 수 있다. 이 과정에 당분의 과잉 섭취로 인한 체내 인슐린 저항성과 비만 등의 문제가 더불어 발생하게 되면 이들이 다시 장내세균들의 비정상적인 증식에 관여하게 되어 문제가 복잡해질 수 있기 때문에 우리는 항상 모든 문제를 해결하는 근본 뿌리로서 '**장내환경**'과 '**몸 속 환경**'을 분리하지 말고 동전의 양면처럼 하나의 몸통을 가진 핵심 요인으로 간주하는 사고방식을 가져야 한다. 그래서 나는 퇴행성 관절염이 '**몸 속 환경**'과 관련된 대사 질환이라면 이는 곧 장내환경과도 관련되기 때문에 장내환경을 다스리고 그곳의 문제를 해결하는 것이 곧 퇴행성 관절염을 해결하는 근본 대책 중 하나라고 생각한다.

이런 이유로 나는 만약 통상적인 치료를 1달 정도 하고 난 이후에도 관절염이 회복되지 않는다면 그 사람의 장을 치유시켜 주는 다음 단계의 조치로 들어간다. 특히 그 사람의 증상 중에 소화기 계통의 증상이 있는 경우에는 아예 처음부터 장내환경을 개선하는 치료를 함께 시도해 주고 있다. (참고 : 본인의 다른 저서인 "**몸속 대청소**"에 좀 더 자세한 내용이 나와 있다.)

관절에 손상을 입었던 사람은 더욱 조심해야 한다.

정상적인 노화과정을 통해서도 퇴행성 관절염이 오는 것을 막기 힘든데 만약 이전에 관절에 손상을 입었던 사람이라면 해당 관절에 더 빨리 퇴행성 관절염이 올 수밖에 없다. 그러므로 이런 사람들은 남들보다 더 열심히 자신의 장내환경과 몸 속 환경을 최적의 상태로 관리하여 이것으로부터 관절염이 발생되는 일이 일어나지 않도록 막아야 한다.

퇴행성 관절염의 각종 치료 방법들

퇴행성 관절염은 현대 주류의학에서는 주로 정형외과에서 약물, 물리치료, 수술 등의 방법으로 치료하고 있다. 그러나 정형외과는 주로 외과적 시술을 많이 하는 부서라서 사실상 약물의 사용을 외과적 수단을 사용하기 위한 징검다리 목적으로 이용하고 있는 실정이다. 즉, 나중에 수술을 할 때까지 환자들의 관절염을 질질 끄는 역할만 하고 있다. 게다가 이들이 주로 사용하는 약물이 스테로이드와 비스테로이드성 소염진통제들이기 때문에 관절 및 주변에 나타난 증상들만을 치료하는 용도로만 사용하지 문제의 근본을 해결하는 용도로 사용하는 것은 아니다. 따라서 대부분의 정형외과 의사들은 이런 약물들만 사용하여 퇴행성 관절염을 다스리다가 궁극적으로 수술적 치료를 유도하는 방식으로 진료하고 있다.

이에 반해 나는 퇴행성 관절염 역시 전신 대사성 질환의 일환으로 보고 "**몸 속 대청소**"를 통해 해결 방법을 찾는 것이 올바른 길이라 생각하며 현대 의학에서 사용하는 방법들은 어디까지나 일시적인 치료 수단에 불과하다는 점을 강조하고 있다. 그래서 이 책을 쓴 이유도 바로 이 점을 널리 많은 사람들에게 알리기 위함이라 말할 수 있다. 특히 최종적으로 수술적 치료를 해버리고 난 뒤에는 더 이상 돌이킬 수 없기 때문에 이를 막고 자신의 관절을 그대로 보존하여 오래 사용하는 방법을 권장하기 위해 이 책을 썼다는 점을 여러분이 분명히 이해해 주길 바란다.

그래서 나는 여러분의 판단을 돕고자 다음과 같이 퇴행성 관절염을 치료하는 여러 방법들을 나열하고 이것의 장단점을 설명하고자 한다.

관절염 치료 방법에는 크게 보존적 치료와 수술적 치료 두 가지 단계가 있다.

보존적 치료

1) 생활스타일 개선

나쁜 자세나 습관, 생활 속 활동이나 직업을 수행하는 과정, 운동 등을 통해 관절에 많은 부하가 걸리는 동작이나 행동 등을 피해야만 통증 경감은 물론 관절의 추가적 손상을 방지할 수 있다.

2) 영양프로그램

대부분의 정형외과 의사들은 퇴행성 관절염 환자에게 영양 프로그램을 권하지 않고 있다. 그러나 나는 퇴행성 관절을 제거하는 것이 목적이 아니라 그대로 살려서 다시 재생시키는 것을 선호하기 때문에 이를 전신 대사성 질환의 결과 중 하나로 보고 "**몸속 환경**"을 개선시키는 일에 더 큰 중점을 두고 있다. 그러므로 나의 '**양생 관절염 치유 프로그램**'에서는 관절의 수리와 재생을 도와주는 식사와 영양보충제의 사용을 다른 어떤 수단보다도 가장 먼저 그리고 적극적으로 권장하고 있다. 특히 비만이 체중부하 관절의 퇴행성 관절염 발생과 밀접한 관련이 있기 때문에 '**몸속 대청소**'와 '**항염증 영양 프로그램**'을 통해 체중 감량을 유도하는데 많은 신경을 쓰고 있다.

3) 약물 요법

퇴행성관절염을 예방하거나 치료할 수 있는 확실한 약물은 개발되어 있지 않다. 그러나 진통 및 항염 작용을 하는 여러 약품들이 개발되어 현재 증상 치료 목적으로 널리 사용되고 있다. 여기에는 스테로이드와 비스테로이드성 소염진통제 두 부류가 있다.

스테로이드는 통증 및 염증 완화에 아주 뛰어난 효과를 발휘한다.(수 시간 또는 수 일 이내에 증세가 호전되는 것이 보통) 그러나 그 효과가 일시적이고 문제의 근본을 해결하는 것이 아닌 증상 치료제라는 한계를 가지고 있다. 게다가 이를 자주 사용할 경우 연골 조직에 변성을 촉진시켜 궁극적으로 관절을 파괴시키는 작용을 하기 때문에 **양생 프로그램**에서는 일절 사용하지 않는다.(참고 : 스테로이드 주사는 일반인들 사이에서 일명 '뼈주사'로 알려져 있다.)

비스테로이드성 항염제도 스테로이드처럼 증상만을 치료하는 것이라서 관절의 염증을 근본적으로 해결하지는 못한다. 다만 스테로이드보다는 관절 손상이 덜하기 때문에 장기적으로 사용할 수 있어서 퇴행성 관절염 치료의 대표적인 약제로 많이 사용되고 있는 실정이다. 그러나 이것도 장기간 투여하면 소화기계 및 혈액 응고기전에 문제를 일으킬 수 있어 여전히 신중한 투약이 필요하다. 최근에는 소화기계통의 부작용을 줄여주는 새로운 기전의 비스테로이드성 항염제가 개발되어 사용되고 있으나, 이 약제들의 경우에도 장기간 사용하면 심혈관계 부작용을 야기시킬 가능성이 높기 때문에 주의해야 한다.

간혹 합성 진통 마취제의 일종인 오피오이드 계열의 약물도 사용되고 있으나 고연령층에서 변비, 의식 혼동 등의 부작용을 일으킬 수 있으므로 신중을 기해야 한다.

나는 퇴행성 관절염 환자들에게 증상 치유만 가져오고 장기적으로 부작용을 야기시키는 이런 약물들의 사용을 빨리 끊도록 권유하고 있다.

대신에 퇴행성 관절염을 "**몸속 대청소**" 프로그램을 통해 근본적으로 치유하는 방법을 권하고 있다. 그 이유는 앞서 자주 언급했듯이 퇴행성 관절염을 전신 대사성 질환의 일부로 보고 **몸 속 환경**을 변화시켜 문제를 근본적으로 해결하는 방법을 선호하기 때문이다. 이를 위해 환자들에게 식생활 스타일에 혁명적인 변화를 줄 것을 강조하고 이와 더불어 연골의 파괴를 막고 손상된 부분을 재생시키는데 필요한 영양보충제들을 섭취하면서 "**몸속 대청소**" **프로그램**을 적극 실천하라고 권하고 있다. 이 점에 대해서는 **제3부 '양생 관절염 치유 프로그램**'을 참조하길 바란다.

4) 관절에 대한 국소적 치료 : 운동 및 물리 치료, PRP및 줄기세포 치료

적절한 휴식과 운동을 균형 있게 시행하여 증상의 경감을 기대해 볼 수 있다. 휴식이 증상의 호전에 중요하지만, 지나친 휴식은 관절 주변 근육의 위축을 가져와 관절 운동 범위의 감소를 초래할 수 있으므로 주의해야 한다. 필요하면 부목이나 보조기를 일정 기간 착용하여 관절을 쉬게 해 줄 수도 있다.

근육 위축이 나타날 경우 다시 관절염의 증상이 재발될 수 있기 때문에 근육 강화 운동을 병행시켜주어야 한다. 예를 들면 무릎의 퇴행성 관절염에서는 대퇴부 앞쪽 근육을 강화시켜주는 운동이 동통 감소와 기능 향상에 도움이 되고, 목이나 엉덩이 관절의 경우 간헐적인 견인 요법이 도움이 될 수 있다. 또한 온열요법, 마사지, 경피 신경자극 요법, 체외충격파 등의 물리 치료가 증상 완화와 근육 위축 방지에 효과적일 수 있다.

히알루론산은 관절의 윤활, 보호 작용이 있는 것으로 알려져 있어 관절강내 주사로 수개월간 효과적일 수 있다. 그래서 퇴행성 관절염의 치료에 보조적으로 사용된다.

최근에 PRP(혈소판 풍부 혈장)나 줄기세포를 사용하여 관절강내 주사를 하는 방법이 널리 사용되고 있다.

이는 손상된 연골 및 관절 조직들을 재생시키고자 사용하는 방법으로 나 역시 이 방법을 필요한 사람들에게 사용하고 있다. 그 이유는 퇴행성 관절염의 진행을 막고 관절 조직을 재생시키는 것이 근본적인 치료의 목적이기 때문이다. 특히 이와 같은 재생치료는 **"몸속 대청소" 프로그램**과 같이 시행하면 매우 뛰어난 효과를 볼 수 있다.

수술적 치료

비수술적 치료 방법에도 불구하고 더 이상 증상의 호전이 없으며, 관절의 변화가 계속 진행하여 일상 생활에 지장이 극심한 경우에는 수술적 치료 방법을 선택하게 된다. 일반적으로 사용되는 수술 방법으로는 관절경을 이용한 관절 내 유리체의 제거, 활막 절제술, 골극 제거술, 절골술, 관절 성형술 및 관절 고정술, 인공관절 삽입술 등이 있다.

그러나 본 양생 프로그램의 목적은 이와 같은 수술을 가능한 피하고 특히 인공관절 삽입술과 같은 파괴적인 수술을 막고 자기 관절을 살려서 계속 사용할 수 있도록 지도하는 것이기 때문에 수술에 대해서는 이 책에서 더 이상 언급하지 않기로 한다.

본 양생 관절염 치유 프로그램에서는 자기 관절의 염증 진행을 막고 이를 수리하여 다시 사용할 수 있도록 다음과 같은 5가지 항목에 중점을 두어서 프로그램을 운영하고 있다.

- 몸속 대청소 프로그램
- 영양 프로그램
- 운동 프로그램
- 교육 프로그램
- 스트레스 관리 프로그램

남아프리카에서 발표된 한 연구에서는 경제적인 이유로 인공관절술을 기다리던 환자들에게 통증에 대한 신경학적 교육, 자가 조절 방법들, 스트레스 관리, 영양 섭취 및 체중 감량 전략, 능동적인 운동 계획 등을 모두 종합적으로 실천하도록 유도한 결과 53%에서 통증이 줄어들고 일상 생활에서 이를 극복하며 살 수 있을 정도까지 회복되는 성과를 달성하였다고 밝히고 있다. 내 생각으로는 퇴행성 관절염 환자들의 수술 예방 및 치유 프로그램을 위해서는 운동이나 교육 프로그램같이 어느 한 프로그램만 시행하는 것 가지고는 효과가 없고 이런 것들을 종합적으로 실시해야만 호전될 수 있다고 생각한다. 그래서 만든 것이 바로 "**양생 관절염 치유 프로그램**"인 것이다. (참고 : 제3부)

지금까지 퇴행성 관절염 환자들에게 제공된 프로그램들을 보면 전부 운동 또는 교육 프로그램뿐이었다. 교육도 주로 약물을 사용하는 방법에 대한 교육 그리고 수술을 준비하는 과정에 대한 교육이 전부였다. 나는 이 점이 관절을 보존하는 치료 프로그램이 실패한 주된 이유라고 생각한다. 그래서 나는 모든 관절염 환자에게 운동과 교육만을 강조하는 것이 아니라 영양과 "**몸속 대청소**" 부분을 더욱 강조하고 있다. 그 이유는 퇴행성 관절염이 "**몸 속 환경**"의 변화로 인해 생긴 대사성 질환의 한 종류라고 생각하기 때문이다.

다시 한 번 말하지만 퇴행성 관절염의 기본은 관절 조직에 생긴 염증과 그로 인한 산화적 스트레스다. 그러므로 이를 진정시켜주는 조치를 취하는 것이 치유 프로그램 구성의 가장 중요한 핵심 요소라 할 수 있다. 그래서 나는 이 프로그램에서도 염증을 다스리는 "**몸속 대청소**"를 늘 강조하고 있다. "**몸속 대청소**"에는 장내환경을 최적의 상태로 만드는 내용이 포함된다. 그리고 몸 속의 각종 대사 노폐물과 쓰레기들을 제거하는 작업도 여기에 가세하게 된다. 이를 위해 음식을 조절하고 필요하다면 몇 가지 영양보충제(예 : 오메가 3 지방산) 등을 사용할 것을 권장하고 있다.

한편, 퇴행성 관절염과 관련하여 언급하고 싶은 영양보충제로는 글루코사민과 콘드로이틴이란 영양 물질이 있다. 이들은 관절에서 손상된 부위를 재생하는데 필요한 성분을 제공한다. 물론 나도 퇴행성 관절염 환자들에게 이들을 권하고 있는 편이지만 그 효과를 보면 일부 환자들에서만 나타나는 것을 목격할 수 있다. 그래서 이들이 별 효과가 없다고 주장하는 사람들도 많이 있다. 실제로 이론적으로 들여다보았을 때에도 이들이 통증을 줄여주고 퇴행성 관절염의 진행을 막아주는 그런 물질은 아니라는 단점을 발견할 수 있다. 그렇지만 다행스럽게도 큰 부작용이나 독성 반응은 일으키지 않는 것이라서 나의 프로그램에 참여하는 환자들에게 모두 권하고 있다. 왜냐하면 그 중에는 이를 먹고 증상이 좋아졌다고 말하는 사람들도 간혹 있기 때문이다.

또 다른 영양보충제로 언급할 만한 것은 변성되지 않은 제2형 콜라겐이다. 연골이나 뼈와 같은 관절 구조를 이루는 조직들은 콜라겐이란 단백질로 구성되어 있다. 그래서 콜라겐이 파괴되면 곧 퇴행성 관절염이 더 잘 진행될 수밖에 없다. 비변성 단백질(undenatured protein)이란 자연 상태 그대로인 단백질로 열에 의해 파괴되지 않은 단백질을 말한다. 몇 몇 연구에서 퇴행성 관절염 환자들에게 다른 동물에서 얻은 비변성 제2형 콜라겐을 하루 10mg씩 섭취시킨 결과 관절의 염증을 줄이고 통증도 완화시킬 수 있었다는 주장을 하고 있다. 게다가 몸이 연골에 대해 자가면역성 반응을 보이는 일도 줄일 수 있었다고 밝히고 있다. 그래서 나도 최근에 이를 모든 관절염 환자들에게 권하고 있는 실정이란 점도 기억해 두길 바란다.

Chapter

3

류마티스 관절염

5년전 아는 사람의 소개로 52세 된 여성이 휠체어를 타고 찾아왔다. 이 분은 지난 10여년 동안 류마티스 관절염을 앓아온 사람으로 거의 모든 희망을 포기하고 살던 사람이었다. 손가락 통증이 심해 집안 일은커녕 병마개를 돌리거나 머리를 빗거나 옷도 혼자서는 제대로 입을 수 없는 상태였다. 병원에서 처방한 약 목록을 보니 프레드니존, 메쏘트렉세이트, 하이드록시클로로퀸을 먹고 있었고 이 밖에 수시로 비스테로이드성 진통소염제를 먹고 있었다.

그녀는 대학병원의 유명한 류마티스 전문의한테 다니다가 더 이상 차도가 없자 한 가족의 소개로 양생 통합의학을 전문으로 하는 내게 찾아온 것이다. 내가 **"몸속 대청소" 프로그램**을 통해 여러 난치병을 해결한다는 소문을 듣고 가족들의 손에 이끌려 나를 찾아온 것이었다. 나는 그녀와 가족들에게 염증성 질환의 특징을 설명하고 시간은 좀 걸리지만 "**몸 속 환경**"을 바꾸는 방법을 통해 근본적인 치료를 하자고 제안하였다. 그리고는 마침내 그녀와 가족들의 동의를 얻어 **양생 '몸속 대청소' 및 '관절염 치유 프로그램'**을 시행하기로 하였다.

그 결과 그녀는 3개월 뒤에 통증 없이 깊은 잠을 잘 수 있게 되었고 옷도 혼자서 입고 약간의 집안 일도 할 수 있을 정도로 상태가 호전되었다. 늘 피곤하고 무겁던 몸이 가벼워지고 에너지 레벨도 크게 증가하였다. 물론 그녀가 먹고 있던 독한 약들은 벌써 일찌감치 끊은 상태였고 간간히 먹던 소염진통제도 더 이상 먹지 않을 정도가 되었다. 더욱 놀라운 점은 그녀가 본 양생 프로그램을 마치고 나서도 본인이 자신의 건강을 챙기는 법을 배워 이를 꾸준하게 실천함으로써 더 이상 다시 과거의 상태로 돌아가지 않고 건강한 상태를 계속 유지하고 있다는 사실이다.

내가 처음부터 류마티스 환자의 실제 이야기를 꺼내는 이유는 이와 같은 불쌍한 환자들이 많이 있고 그들이 아직도 큰 대학병원에서 약만 먹으며 자신의 인생을 허비하고 있기 때문에 그렇다. 물론 나는 류마티스를 전공한 사람이 아니다. 그렇지만 나는 류마티스와 같은 염증성 질환이 약으로 증상만을 다스리고 억제하는 방법으로는 더 이상 해결될 수 없다는 사실을 알고 있는 사람이다. 그래서 전공에 상관없이 각종 염증성 질환을 그들보다 더 잘 고칠 수 있게 되었다. 그런 점에서 나는 현대 의학을 배운 사람들에게 약에만 의존하는 시각을 버리고 문제의 근본을 해결할 수 있는 새로운 접근 방법을 과감히 받아들일 것을 촉구하는 바이다.

사실 류마티스 관절염은 모든 관절염 중에서 가장 특징적인 '관절염의 왕'이라 할 수 있다. 이는 류마티스 관절염이 그만큼 관절 손상을 마음대로 많이 일으킬 수 있는 대표적인 질환이기 때문에 그렇다.

그래서 류마티스 관절염은 예측 불허의 아주 다양한 증상을 일으키며 모든 관절에 염증을 일으키는 능력을 가지고 있다. 이것에 걸린 관절은 만성 염증으로 심한 통증과 부종, 관절 손상 및 운동 장애와 같은 증상들을 보이게 된다. 게다가 근육과 주변 조직의 통증까지 동반되는 일이 흔해 전신성 염증 질환으로서의 뚜렷한 소견을 보여주고 있다. 보통은 손과 발의 작은 관절들, 손목 관절에 잘 나타나고 다발성 관절염의 형태로 나타나는 특징을 가지고 있다. 그대로 방치하면 연골과 뼈가 부식되어 관절 파괴가 일어나고 인대와 건이 늘어나서 관절의 변형을 만들게 된다. 최악의 경우에는 아예 해당 관절이 관절로서의 기능을 완전 잃게 만들기도 한다. 이렇게 관절의 염증이 빠르게 진행되면서 심한 증상을 유발하기 때문에 의사들은 아주 독한 약을 써서라도 이를 막으려 하고 환자들도 자신의 관절이 변하는 것을 보고 두려워서 이를 참고 버티려고만 하고 있다.

류마티스 환자들이 겪는 고통은 이것만이 아니다. 환자들은 공통적으로 극도의 피로감을 호소한다. 밤에 충분한 시간 동안 쉬었는데도 불구하고 아침에 자리에서 일어나기 힘들어 하고 낮 시간 동안에도 일상 생활을 이어가는데 매우 고통스러워 한다. 그래서 점점 더 자신의 일에 집중할 수가 없고 집안일이나 사회 생활에서 위축되고 스스로 소외되어 가는 과정을 밟게 된다. 그로 인해 정서적으로 심한 우울감 및 자신감 결여 상태로 빠져드는 과정을 밟게 된다. 이들이 만약 주변의 가족이나 친지들로부터 지원을 받지 못한다면 더욱 더 비참한 삶을 살게 될 것이다.

그래서 나는 이런 환자들에게 약에만 의존하여 문제 해결을 차일피일 미루지 말고 분연히 일어나 자신의 문제점을 근본에서부터 해결하는 당당한 태도를 가지라고 말해주고 있다. 류마티스 관절염은 관절을 포함하여 전신 근골격계와 중배엽에서 기원한 조직들의 만성 염증성 질환이고 최근에는 이런 염증을 일으키는 원인으로 몸 속 세균에서 유래한 독소가 관여하고 있는 것으로 밝혀지고 있기 때문에 **"몸 속 환경"**의 개선을 통해 **몸 속 염증을 근본적으로 해결하는 차원에서의 전략을 취하는 것이 올바른 방법**이라고 생각한다. 그래서 나는 이 책을 통해 류마티스 관절염 및 기타 염증성 관절염 환자들에게 몸 속 염증을 근본적으로 해결하는 해결책을 제시하고자 한다.

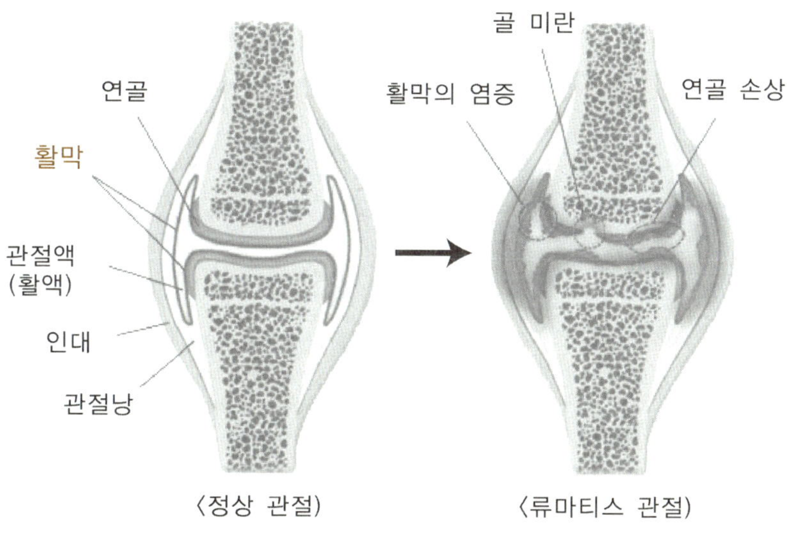

그림. **정상 관절과 류마티스 관절염의 비교**

사진 제공 : 보건복지부, 대한의학회

류마티스 관절염의 원인

류마티스 관절염은 전체 인구의 약 1%에서 발생하는 만성 염증성 질환으로 주로 50세 이상 노인들에서 많이 발생하지만 최근에는 젊은 연령층, 특히 청소년이나 소아층에서도 그 발생이 늘고 있다. 주로 관절을 침범하지만 내부 장기에도 침범할 수 있으며 초기에 발견하여 치료하면 관해율이 60%에 이르지만 2년 이상 경과한 다음에 치료하면 관해율이 10-30%로 떨어진다. 현재까지 알려진 위험 인자로는 여성, 흡연자, 비만, 유전적 소양 등이 있다.

류마티스 관절염의 정확한 원인은 아직까지 확실하지 않지만 현재 추세로 보아 저강도 세균 감염에 따른 면역 반응의 결과로 보고 있다. 다시 말해 유전적으로 류마티스 관절염에 취약한 사람들 중에서 특정 미생물의 감염으로 몸 안에서 자가면역성 염증 반응이 일어나 발생되는 질환으로 간주되고 있는 것이다. (참고 : 이와 같은 **세균 원인론**은 최근에 다른 자가면역성 질환에서도 마찬가지로 속속 밝혀지고 있다.)

프로테우스 미라빌리스(Proteus mirabilis)란 세균은 이를 일으키는 세균들 중 하나로 이것이 위장관 속에서 우세하게 증식하여 감염을 일으키면 그로 인해 류마티스 관절염이 발생하는 것으로 알려져 있다. 물론 이 세균 말고 다른 미생물들도 이런 기전에 관여할 수 있는 것으로 추정되고 있다. 그래서 호주에서 나온 한 연구에서는 류마티스 관절염을 예방하고 치료하는 가장 좋은 방법이 이와 같은 세균들이 위장관 속이나 다른 몸 속 서식처에서 그 양이 늘어나지 않게 제한시키고 이들이 위장관 또는 비뇨생식기 계통의 감염 같은 것을 일으킬 때 즉시 치료하는 것이라고 주장하고 있다.

프로테우스 미라빌리스라는 세균이 위장관 속에 살고 있는데 이것이 몸 안으로 침투하여 면역시스템을 자극하면 이에 대한 항체가 만들어지면서 이들이 일련의 자가면역반응 기전을 작동시켜 마침내 류마티스 관절염을 일으키게 되는 것이다. 그러므로 면역세포들이 자가항체를 만들어 자가 관절 조직을 공격하는 일이 벌어지게 만드는 원천은 바로 이와 같은 세균들의 체내 증식 및 침투라고 요약할 수 있다. 이런 상황에서 우리가 식이요법과 식물성 약초를 사용하여 위장관 속에서 이런 세균들을 죽이거나 억제시키게 되면 항-프로테우스 자가항체 생산량이 줄어들면서 관절의 염증 증상도 상당히 감소하게 되는 것을 목격할 수 있다. 그러므로 우리는 류마티스 관절염과 같은 염증성 질환을 다루는데 있어 장내세균들을 치료하고 관리하는 것이 얼마나 중요하고 과학적 근거가 있는 올바른 방법인지 알 수 있다. (참고 : 이런 이유로 '**양생 관절염 치유 프로그램**'에서는 장내 환경을 관리하는 일을 매우 중요시 하고 있다.)

세균 감염 중에는 구강 세균의 역할도 빠질 수 없다. 2018년 유럽 류마티스 연례 모임에서 발표된 한 연구에 따르면 류마티스 관절염에 걸릴 위험성이 높은 사람들(항시트룰린단백질 항체 ACPA 레벨이 높은 그룹)이 일반 대조군에 비해 치주질환 유병율이 더 높다는 조사 결과를 내놓았다. (73% vs. 38%, p=0.02) 이들에서는 구강내 병원성 세균들의 수적 우세가 존재하는데 그 중에서 포르피로모나스 진지발리스(Porphyromonas gingivalis)라는 균이 시트룰린을 함유한 단백질을 만드는 효소를 생산하기 때문에 가장 의심받는 균으로 지목되었다. (**참고** : 최근 연구에서 치주염을 일으키는 포르피로모나스 진지발리스라는 균이 P. gingivalispeptidyl-arginine deiminase (PPAD)라는 효소를 만들어 방출하면 단백질의 아지닌 잔기(residue)를 시트룰린으로 변환시키는데 이렇게 단백질의 잔기 일부가 시트룰린으로 바뀌게 되면 해당 단백질의 구조와 기능이 달라져서 이에 대한 자가 항체가 만들어져 류마티스 관절염이 시작되게 된다는 기전이 보다 자세하게 밝혀졌다.)

이 밖에 류마티스 관절염을 일으키는 미생물들로 여러 세균, 곰팡이(진균), 바이러스 등이 조사되었다. 그 결과 아주 강력한 증거는 못되지만 Coxiella burnetiid, 구강내 혐기성 세균들, Staphylococcus와 Streptococcus, Neisseria, Haemophilus, Mycoplasma 같은 세균들이 류마티스 관절염을 일으킬 수 있는 잠재적 원인들로 지목되고 있다.

또한 이란에서 나온 한 연구에서는 류마티스 관절염 환자의 관절내 활액에서 Mycoplasma의 다른 여러 종들을 찾는 연구를 하였다. 그 결과 어느 한 종(species)이 23%, 다른 종이 17.5%, 또 다른 종이 10% 식으로 발견되었다고 발표하였다. 이는 류마티스 관절염이 모두 한가지 미생물에 의해 일어나는 것이 아니고 서로 다른 종들에 의해서도 일어날 수 있다는 점을 시사해주고 있으며 감염증이 류마티스 관절염의 확실한 유발 요인 중 하나임을 확실하게 뒷받침해 주는 증거가 되고 있다. 따라서 감염증을 치료하거나 또는 장내세균을 잘 조절하여 감염증과 싸우는 면역시스템을 강화시키는 방법이 이 질환을 근본적으로 해결하는 효과적이면서도 포괄적인 전략임을 다시 한 번 깨달을 수 있다.

물론 이 과정에도 유전적 취약성은 어느 정도 개입된다고 말할 수 있다. 비록 이런 미생물들에 감염이 되었다고 해도 모든 사람이 전부 류마티스 관절염에 걸리는 것이 아니기 때문이다. 그래서 이 질환에서 유전적 영향은 약 20% 정도로 추정되고 있다. 나머지 80%는 외부적인 유발 요인들이 관여하여 류마티스 관절염 발현에 영향을 미치는 것으로 생각되고 있다. 여기에는 앞서 말한 감염증 말고도 흡연, 설탕, 튀김 음식, 적색육, 유제품, 술과 같은 친염증성 식사, 심한 지속성 스트레스, 갑작스런 외상(너무 갑작스레 몸에 가해진 충격), 신체적 손상, 생선 속의 수은, 농약이나 플라스틱 속의 독성 화학물질 같은 환경 독소들에 대한 노출 등도 포함된다. 다른 만성 염증성 질환에서도 그렇지만 이런 여러 외부적 환경 요인들이 유전적으로 취약한 사람의 몸에서 서로 상호작용을 하면서 병을 유발시키는데 기여하고 있는 것으로 이해되고 있다.

한편, 일부 연구자들은 류마티스 관절염과 관련이 있는 유전자 패턴을 찾는 연구를 하고 있다. 이를 통해 류마티스 관절염에 잘 걸리는 사람을 미리 찾아내겠다는 의도에서다. 그러나 이런 잠재 유전자들이 너무나도 많은 것으로 드러나고 있다. 그래서 유전자를 겨냥한 특별한 치료법이 개발되기 전까지는 외부 환경적 유발 요인들에 집중하여 치료 전략을 세우는 것이 올바른 접근법이라고 생각한다. 그렇지만 한가지 잊지말아야 할 점은 류마티스를 일으키는 특정 유전자가 무엇인지는 몰라도 이들이 관절염 발생에 어느 정도 기여하고 있는 것만은 사실이고 그것에는 개인적인 차가 많이 있다는 사실이다. 이런 차이 때문에 실제 임상에서 매우 다양한 경우를 경험하게 된다. 즉, 누구는 이혼과 같은 스트레스를 겪고도 류마티스 관절염에 안 걸리는데 다른 사람은 같은 상처만으로도 류마티스 관절염에 걸리게 되는 일이 생기고 또 걸려도 누구는 아주 약한 관절염에 걸리지만 다른 사람은 아주 심한 관절염에 걸리는 등의 다양한 개인적 차이를 보이게 된다. 이는 앞서 말한 여러 잠재적 유발요인들이 다양한 정도로 상호작용을 하여 결과를 만들어 내기 때문이 아닌가 생각된다.

자가면역반응과 산화 스트레스

류마티스 관절염은 자가면역질환의 하나로 알려져 있다. 이 말은 외부에서 들어온 적을 공격하도록 되어 있는 면역시스템이 자신의 관절 조직을 공격하여 염증을 일으키는 질환임을 의미하는 것이다.

정상적인 관절에서는 관절 내부를 덮고 있는 활막(synovial membrane)에서 활액이 분비되어 관절 내부에서 윤활작용을 하고 있다. 그러나 류마티스 관절염에서는 이 조직이 염증으로 인해 과성장(hyperokasia)되고 두꺼워진다. 그러면서 이런 염증성 변화가 연골과 뼈까지 이어져 침범된 조직들의 파괴를 만들어낸다. 이 과정은 관절 속으로 몰려온 여러 면역세포들에 의해 일어나는데 면역세포들 중 일부는 항체를 만들어 이것이 자가 조직을 공격하기 때문에 이것이 자가면역반응으로 진행되어버리는 것이다. 또한 면역세포들은 친염증성 사이토카인을 분비하여 관절은 물론 전신에 염증 레벨을 증가시키는 역할을 한다. 이 때 만약 몸 속 환경이 깨끗하고 건강하다면 면역 반응을 조절하는 T 조절세포(T regulator cell)들에 의해 이 염증 반응이 조절되고 종료될 것이다. 그러나 류마티스 관절염 환자에서는 이 T 세포의 기능이 손상되어 있어 염증이 종료되지 않고 계속 진행되어 통증, 부종, 열감, 변형 등의 증상을 일으키게 되는 것이다.

염증 반응은 우리 몸 속에서 산화 스트레스를 유발시켜 옥석을 가리는 일을 하는 과정으로 생각해 볼 수 있다. 따라서 염증이 활발할 때에는 당연히 몸 속의 산화 스트레스 레벨이 증가하게 된다. 산화 스트레스는 분자 레벨에서 자유기(free radical)란 활동성이 강한 분자들이 생성되어 이들이 다른 분자들의 전자를 빼앗는 반응을 일컫는 말이다. 이 과정은 파괴적인 불(火)과 비슷하고 이를 적당한 선에서 제지시키는 역할을 하는 것이 바로 항산화제 또는 그와 관련된 시스템이다. 모든 것이 정상적이라면 염증불과 이를 진정시키는 항산화 작용에 의해 염증 반응의 균형이 늘 유지된다. 마치 해가 뜨면 낮이 되고 해가 지면 밤이 되듯 자연스럽게 국면 전환이 일어나게 되는 것이다. 그러나 만약 염증불을 일으키는 면역세포들의 기운이 우세하여 자유기를 계속 방출하거나 또는 이를 진정시키는 항산화 방어시스템의 힘이 약하면 산화 스트레스가 진정되지 않고 계속 가중되어 몸을 망치는 악순환의 고리를 만들게 된다. 그렇게 되면 면역세포들의 활성은 적당선에서 그치지 않고 계속 이어지게 된다. 그래서 일반인들의 말로 "시끄럽다. 이제 그만해라"라는 말이 잘 통하지 않는 불행한 상황이 연출되는 것이다.

이는 비단 류마티스 관절염에서만 그런 것이 아니다. 다른 염증성 질환 특히 자가면역성 질환에서는 모두 이와 같은 상황이 몸 안에서 벌어지고 있다고 생각해야 한다. 그래서 이런 상황을 종료시키기 위해 염증 유발 요인을 제거하고 항산화 능력을 배가시켜주는 조치들을 취해 주어야 한다.

각종 연구에서 류마티스 관절염 환자들에서 산소유래 자유기인 활성산소(일명 반응성 산소종 ROS) 레벨이 증가되어 있다고 밝히고 있다. 이들은 몸 안의 지질, 단백질, DNA 같은 구조물 분자들을 공격하여 산화작용을 일으킨다. 이들은 활성화된 면역세포들로부터 만들어져 방출되는 것으로 이 때 몸 안에 내재된 항산화 방어시스템이 충분하지 못할 경우에는 이들의 공격으로 인해 관절, 연골, 뼈 조직들이 계속 파괴되는 나쁜 결과를 맞이하게 된다. 그래서 류마티스 관절염 환자들을 조사해 보면 항산화 방어작용을 하는 가장 중요한 두 가지 성분인 글루타치온과 비타민 C 복합체가 매우 낮은 레벨로 있음을 알 수 있다. 이런 이유로 나는 류마티스 관절염 환자들에게 양질의 천연 식품을 통해 글루타치온과 천연 비타민 C 복합체(주의 : 아스코르빅 산이 아님. 아스코르빅산은 항산화제가 아니라 산화제에 해당됨.)를 많이 섭취하도록 권하고 있다.

류마티스 관절염을 앓은 기간이 길수록 그 환자에서 산화 스트레스로 인한 피해가 크고 항산화 방어 시스템은 고갈되어 있다. 항산화 시스템이 낮은 레벨로 떨어진 것이 염증의 결과인지 아니면 이것이 원인이 되어 산화 스트레스와 염증을 불러온 것인지는 확실하지 않다. 그렇지만 확실한 점은 이런 환자들에서 항산화 시스템의 수준이 매우 낮은 상태이기 때문에 이를 보강시켜 주어야만 한다는 사실이다.

우리 몸의 항산화 시스템은 항산화 작용을 하는 효소들과, 비타민, 미네랄, 아미노산 등으로 구성된다. 그러므로 평소 양질의 영양 섭취를 통해 이런 구성 요소들을 완벽하게 갖추고 있는 것이 중요하다. 이런 이유 때문에 나의 **양생 관절염 치유 프로그램**에서는 항산화제를 보충하는 영양 교육에 많은 역점을 두고 있다. 영양 교육 프로그램에서는 산화 스트레스를 촉발시키는 다른 환경 독소들의 유입을 차단하는 교육도 함께 하고 있다. 그래서 모든 것이 먹는 것으로부터 시작된다고 말하는 이유를 새삼 실감할 수 있게 프로그램을 운영하고 있다.

앞서 염증을 일으키는 원인에 대해 설명하였듯 우리 몸 안에 염증 반응을 일으키는 면역세포들을 자극하는 것들은 주로 외부에서 들어온 환경 유발요인들이다. 그 중에는 세균 같은 미생물, 신체적 정신적 스트레스 같은 요인들로 있지만 먹는 음식물 속에 함유된 각종 독성 성분들도 있다는 점을 알아야 한다. 중금속, 농약, 할로겐화물, 플라스틱 첨가제, 흡연 독소들이 그런 것들이다. 이들이 자신도 모르게 음식이나 음료를 통해 몸 속으로 들어와 면역세포들을 자극하면 염증이 발생하며 자유기 생산이 늘어나 그로 인한 산화 스트레스로 세포 및 조직 파괴가 진행되는 코스를 밟게 된다. 이 때 만약 장점막 방어벽에 손상이 있어 이들 염증 유발인자들이 쉽게 몸 속으로 들어오는 상황을 방치하면 원인 제거량보다 원인 유입량이 더 크기 때문에 도저히 상황을 반전시킬 수 없게 된다. 그래서 "**몸 속 환경**"이 계속 악화되는 상태가 초래되므로 이를 바로 잡기 위해서는 빨리 장점막 방어벽과 같은 몸의 방어선을 먼저 바로잡아주는 조치를 취해야 한다. 이런 이유로 류마티스 관절염과 같은 염증성 질환에서는 장점막 방어벽을 복원하고 장내 유해 환경을 없애 주는 **장 청소 프로그램**을 반드시 빠지지 않고 실시해 주어야 한다. 이는 더 나아가 몸 전체를 청소하는 "**몸속 대청소**" 프로그램의 실천으로 이어져 '**몸 속 환경**'을 개선시키는 방향으로 진행되어야 한다.

장-뇌 연결성

흡연과 류마티스 관절염 사이에 직접적인 인과 관계가 밝혀져 있지는 않으나 많은 상관성이 있다는 연구 결과들이 나와 있다. 이는 흡연을 통해 많은 독소들(예 : 카드뮴 같은 중금속)이 유입되어 "**몸 속 환경**"을 악화시키고 산화 스트레스를 증가시키기 때문에 당연한 결과라고 생각한다. 심지어 한 연구에서는 흡연으로 류마티스 관절염과 관련 있는 자가항체 중 하나가 생겨난다는 주장까지 하고 있다. 분명한 점은 흡연이 류마티스 관절염의 발생 위험을 높이고 이 질환에 걸리게 되면 그 정도를 심화시키고 치유를 방해하는 요인이 될 수 있다는 사실이다. 이런 점에서 류마티스 관절염 환자들은 흡연을 중단하고 간접 흡연도 피하는 것이 좋다.

또한 류마티스 관절염 환자를 치료하면서 느낀 점은 그들이 생활 속에서 스트레스를 많이 받게 되면 이를 감당하지 못하고 몸 속의 염증 사인으로 표현하는 경향을 갖고 있다는 사실이다. 주부들 같으면 가족들과의 갈등, 직장인 같으면 직업상의 문제 등으로 정신 및 감정적 상처를 받게 되었을 때 증상이 악화되거나 잠잠하던 상태가 다시 재발되는 양상을 띠게 되는 경우를 자주 목격할 수 있다. 이는 스트레스가 장 환경에 영향을 미쳐서 궁극적으로 "**몸 속 환경**"까지 악화시키기 때문이라고 생각된다. 그 과정에 우리 몸의 뇌와 장이 연결되어 있어 이런 상황에서 장내환경이 급격하게 나빠지고 이것이 "**몸 속 환경**"에 바로 영향을 주어 다시 염증이 재발하거나 악화되는 과정을 밟게 되는 것이라 추정해 볼 수 있는 것이다. 지금까지는 뇌와 장의 연결성에 있어서도 뇌가 (미주신경을 통해) 장에 영향을 주어서 그렇게 된다고 생각해 왔지만 최근 endocannabinoid system의 연구를 통해 밝혀진 바로는 장이 뇌에 영향을 주어 식욕, 감정, 면역 상태 등을 변화시키는 측면도 상당히 강하게 존재한다는 사실이 밝혀지고 있다. 그래서 스트레스를 받게 되면 자신도 모르게 보상 작용을 위해 흥분성 식품들을 섭취하게 되는데 이들이 직접 또는 장내세균을 통해 간접적으로 친염증성 작용을 하기 때문에 몸에서 염증 반응 레벨이 함께 증가되는 것이라는 설명이 더 많은 호응을 받고 있다. 그러므로 우리는 환자들에게 항상 자신의 스트레스 레벨을 잘 조절하는 교육을 시킬 필요가 있다.

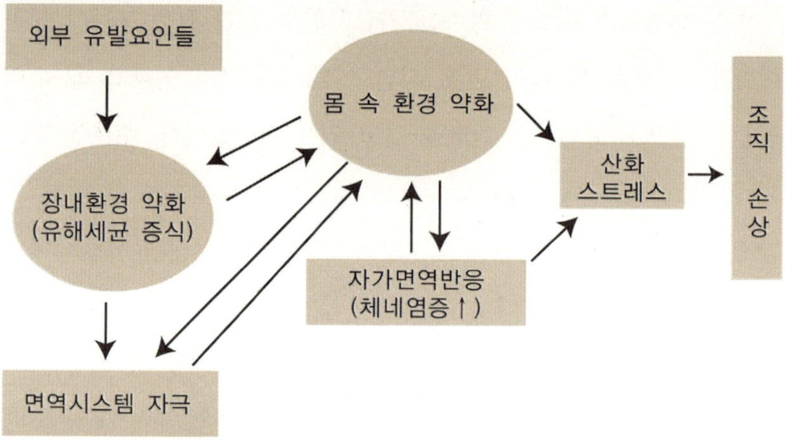

그림. 류마티스 관절염 같은 염증성 자가면역반응의 진행 과정

이상을 종합해 보면 류마티스 관절염 환자들이 관절의 통증과 더불어 심한 피로감을 호소하는 이유가 자가면역성 염증 반응의 기전에 의해 "**몸 속 환경**"이 계속 악화되는 상태로 떨어져 있기 때문에 그런 것이라는 점을 알 수 있다. 이로 인해 점차 정신적인 우울증, 자존감의 상실 등을 경험하며 아주 열악한 환경 속으로 내몰리는 특징을 갖게 됨을 이해할 수 있다.

류마티스 관절염의 진단

1987년부터 2010년까지는 류마티스 결절, 관절 손상, X-ray 소견 등을 종합하여 진단하는 방법이 사용되었다. 다음은 그 방법을 설명한 내용이다.

아래 7개 항목 중 4개 이상을 만족하고 1)~4)의 항목의 증상이 6주 이상 지속될 때 류마티스 관절염의 진단을 내리게 된다.

1) 이른 아침에 관절의 강직 : 관절이나 관절 주변의 뻣뻣함이 1시간 이상 지속됨
2) 3 부위 이상에 나타나는 관절염 : 의사의 진찰로 3개 이상의 관절에서 붓기와 삼출이 동시에 관찰됨
3) 손 관절의 관절염 : 손목, 손가락 중간마디 관절, 손바닥 관절 중 한 관절 이상의 종창
4) 대칭성 관절염 : 좌우측의 같은 관절에 증상이 나타남
5) 류마티스 결절 : 뼈가 튀어나오거나 관절의 한쪽에 만져지는 피하 결절
6) 혈액 검사에서 류마티스 인자 양성
7) X-선 검사에서 발견되는 뼈의 침식 징후

상기 진단 기준을 사용하면 초기 류마티스 관절염은 증상이 애매모호하기 때문에 평균 9개월 정도 진단이 지연되는 경향을 갖게 된다.

그래서 2010년 미국 류마티스 학회에서는 새로운 진단 기준을 만들었다. 여기에는 새로운 항체와 염증 검사들 그리고 관절통과 부종 같은 관절의 염증 증상들이 모두 포함되어 들어가 있다. 그래서 이를 점수로 표시하게 되어 있다. 따라서 1987년 기준과 달리 관절의 손

상이 없어도 진단이 내려질 수 있다. 이런 이유로 새롭게 만들어진 진단 기준은 의사들로 하여금 류마티스 관절염을 훨씬 쉽게 조기에 진단할 수 있게 만들어 주었다. 이 기준을 사용하면 류마티스 관절염을 초기 단계에서 찾아내는데 큰 도움을 준다. 최대 5년 먼저 찾아낼 수 있다고 한다.

표. 2010년 새롭게 만들어진 류마티스 관절염의 진단 기준

만약 1개 이상의 관절에 다른 질병으로 인해 발생한 염증이 아닌 관절염이 있고 아래 진단표에서 6점 이상 나온 경우에는 류마치스 관절염이라 진단할 수 있다.

항목	점수	환자의 점수
관절 : 1개만 **선택한다.**		
큰 관절 하나 침범 (어깨, 팔꿈치, 히프, 무릎, 발목)	0	
큰 관절 2-10개 침범	1	
작은 관절 1-3개 침범(손목, 손가락, 엄지, 발가락) 손에서는 중수지관절(MCP joint), 근위지절간관절(PIP), 손목 관절 발에서는 중족지관절(MTP joint)-단 제1 중족지관절은 제외	2	
작은 관절 4-10개 침범	2	
작고 큰 관절 10개이상 침범	5	
혈액 항체 검사 : 1개만 **선택한다.**		
혈액에서 류마티스 인자(RF) 와 항시트룰린펩타이드 자가항체(ACPA) 모두 음성	0	

항목	점수	환자의 점수
RF 또는 ACPA 어느 쪽이든 낮은 양성	2	
RF 또는 ACPA 어느 쪽이든 높은 양성	3	
혈액 염증 검사 : 1개만 선택한다.		
C 반응성 단백(CRP)과 적혈구 침강속도(ESR)가 정상일 때	0	
CRP 또는 ESR이 비정상일 때	1	
증상의 기간(관절 통증, 부종, 압통) : 1개만 선택한다.		
6주 이내	0	
6주 이상	1	
총점		

점수 계산 :

- 총점이 6 이상이면 류마티스 관절염 상태
- 총점이 6 미만이면 류마티스 관절염이 아니거나 현재 관해기 상태에 있음.
- 총점이 6 미만이라고 하더라도 X-ray, 초음파, MRI, CT 스캔 등으로 진단을 할 수 있다.

*RF 또는 ACPA가 높은 양성이라 함은 정상 범위 상한치의 3배를 넘는 경우를 말한다.

요즘 임상에서 보면 류마티스 관절염 진단을 받는 사람들이 부쩍 늘어난 듯한 인상을 받는다. 이것이 실제로 환자가 늘어나서 그런 것인지 아니면 일찍 발견되어서 그런 것인지는 확실치 않다. 어느 경우가 됐든 2010년 이후 새롭게 적용되는 진단 기준이 관절 손상이 발생되기 이전에 환자들을 치료하고 이를 역전시킬 수 있도록 도와주고 있기 때문에 긍정적인 방향으로 발전한 결과라고 평하지 않을 수 없다. 우리는 이 표를 사용하여 류마티스 관절염 환자들을 진단하는 것은 물론이고 이 책에 적힌 내용대로 환자들을 치료하여 총점이 6점 미만으로 떨어져 **관해기**(remission period)로 들어가도록 만드는 것을 목표로 삼아야 한다.

참고적으로 부연 설명하자면 류마티스 관절염을 진단하는데 사용되는 혈액 항체 검사에는 류마티스 인자(RF)와 항시트룰린 펩타이드 자가항체(ACPA) 두 가지가 있다. 이 두가지는 종종 관절의 통증이나 부종이 발생하기 이전에 일찍부터 혈액에 나타나곤 한다. 그래서 이를 통해 환자를 조기에 발견하여 치료함으로써 관절의 변형이나 기능저하를 예방하고 이 질환의 진행을 조기에 차단시킬 수 있다. 그러나 반대의 경우도 있을 수 있음을 알고 있어야 한다. 즉, 혈청 검사에서 음성으로 나왔는데도 다른 기준들이 충족되어 류마티스 관절염의 진단을 받게 되는 경우도 있을 수 있다. 이런 경우를 **혈청검사 음성인 류마티스 관절염**(seronegative RA)라고 부른다.

문제는 일부 류마티스 전문의들이 이런 혈청검사 음성인 류마티스 관절염 환자들에게 메쏘트렉세이트(MTX)와 같은 독한 약을 처방한다는 사실이다. 그들은 이런 약들이 이 질병의 진행을 막아주는 역할을 한다고 주장한다. 그러나 내 생각은 이런 혈청검사 음성인 류마티스 관절염 환자들은 이 질병의 진행 코스 중 비교적 초기 단계에 있기 때문에 그런 것이라서 굳이 독한 약물을 사용하지 않고 본 **양생 관절염 치유 프로그램**에서 제공하는 비약물적 치료 방법으로도 충분히 호전될 수 있다고 생각한다.

특히 류마티스 진단을 받고 처음부터 독한 약물을 사용하지 않는 환자들의 경우에는 본 **양생 관절염 치유 프로그램을** 통해 아주 빨리 회복될 수 있다. 그래서 나는 대학병원에서 류마티스 관절염 진단을 받은 환자들에게 무조건 독한 약부터 사용하는 일을 삼가고 빨리 **"몸 속 환경"**을 개선하는 양생 프로그램을 실천해 보라고 권하고 있다.

실제로 대학병원에서 류마티스 관절염 진단을 받고 독한 약 먹기를 거부하고 본 **양생 관절염 치유 프로그램**을 하겠다고 찾아온 용기 있는 환자들 볼 때마다 나는 정말로 뿌듯함을 많이 느낀다. 왜냐하면 이런 환자들은 독한 약을 사용하여 **"몸 속 환경"**을 망쳐 놓지 않은 상태라서 양생 프로그램을 통해 아주 쉽게 그리고 빨리 정상으로 회복될 수 있기 때문이다. 이에 반해 독한 약을 많이 사용한 환자들이나 질병이 오래되어 **"몸 속 환경"**이 엉망인 경우에는 이를 청소하고 주요 장기들의 기능을 회복시키는데 많은 시간이 걸리게 된다. 따라서 류마티스 관절염 진단을 받았다고 무조건 독한 약을 먹어야 한다는 등식은 이제 통하지 않고 잘못된 생각이라는 인식을 새롭게 가질 필요가 있다. 도리어 상기 언급한 새로운 진단 기준에 입각하여 비록 관절에 증상이 나타나기 전에 일찍 발견하여 양생 프로그램으로 치료하면 마치 관절에 아무 일도 없던 것처럼 정상으로 회복될 수 있다. 그러므로 나는 류마티스 관절염 증상이 의심되는 환자나 또는 다른 관절의 염증 증세를 가지고 있는 환자들에게 무조건 **양생 관절염 치유 프로그램**을 할 것을 열심히 권하고 있다. 왜냐하면 양생 프로그램을 일찍 할수록 완전 정상으로 돌아갈 기회가 커지기 때문이다.

류마티스 관절염의 영상학적 진단

새로운 류마티스 관절염의 진단 기준에서는 총점에 상관없이 X-ray, 초음파, MRI, CT 스캔에서 관절의 염증이나 손상 소견이 발견되면 이를 류마티스 관절염(RA)의 확진으로 사용해도 좋다고 허락하고 있다. 이는 그만큼 조기 발견과 조기 치료가 매우 중요하기 때문이라 그런 것이다.

영상학적으로 의미 있는 소견들이 나타난다고 하면 관절염은 이미 시작된 것이고 이를 방치하면 더 큰 손상과 변형으로 이어질 것이 분명하다고 생각하는 것이다. 그래서 나도 이런 견해에 전적으로 동감하고 있다. 특히 양생 프로그램을 사용하면 아무런 해를 끼치지 않기 때문에 관절의 염증불을 그대로 후유증 없이 진화시킬 수 있다.

관절에 염증이 있는 경우 영상학적으로 관절강 내의 뼈 밀도가 감소하고(골감소증 소견) 관절 간격이 좁아지며, 뼈가 부식되어 표면이 매끄럽지 못한 소견 그리고 주변 연부조직이 부어오른 소견들을 보여준다. 이 때 염증을 즉각적으로 치료하지 않을 경우에는 관절을 이루는 뼈의 정렬이 틀어지는 변형된 소견으로 발전하게 된다.

또한 관절강 내를 덮고 있는 활막의 염증 소견들도 잘 보여준다. 이는 관절염 증상(통증과 부종)이 나타나기 이전에도 영상학적으로 쉽게 알 수 있다.
그러므로 나는 관절염 환자들에게 혈액 검사에만 의존하지 말고 적극적으로 영상학적 검사를 조기에 받아볼 것을 권하고 있다. 이는 류마티스 관절염이 마치 빙산과 같아서 수면 위로 증상들이 나타나기 이전에 수면 아래 진행되고 있는 과정을 조기에 발견하여 치료하고자 하는 의도 때문에 그런 것이다.

혈청검사 음성인 류마티스 관절염의 조기 진단

실제 병원에서 관절의 통증, 뻣뻣함, 부종 등이 있음에도 아직 류마티스 관절염의 진단 기준에는 미치지 못하는 경우에 해당되는 사람들이 종종 찾아오는 경우를 경험한다. 이 경우 나는 그 사람들에게 류마티스 관절염의 조기 단계에 해당된다고 말해준다. 이 말은 이대로 방치하면 나중에 류마티스 관절염으로 확실하게 넘어가게 된다는 뜻을 내포하고 있다. 앞서 이런 경우 **혈청검사 음성인 류마티스 관절염**(seronegative RA)이라고 부른다고 했다.

실제 조기 류마티스 관절염 환자들을 조사해 보니 60% 정도가 염증성 마커인 C 반응성 단백(CRP)과 적혈구 침강속도(ESR)가 정상이고 70%에서는 류마티스 인자(RF)도 정상이고 또 70%에서는 X-ray 검사도 정상으로 나온다고 밝히고 있다. 이런 경우 우리가 류미티스 관절염이라고 진단하기 위해서는 배제 진단법(exclusion diagnosis)을 사용할 수밖에 없다. 즉, 관절염을 일으키는 다른 원인들을 전부 조사하여도 그 원인을 찾을 수 없고 관절염 증상은 계속 될 때 **조기 류마티스 관절염 또는 혈청검사 음성인 류마티스 관절염**(seronegative RA)**이라**고 진단하게 되는 것이다.

다음 표는 **조기 류마티스 관절염**을 진단하기 위한 배제 진단법을 요약한 것이다.

표. 각종 관절염의 진단 기준

(참고 : 류마티스 관절염의 배제 진단법을 위해 사용할 수 있다.)

관절염의 진단 기준
염증성 관절염
류마티스 관절염(RA) ● 주로 손과 발의 작은 관절들을 침범하고 양측 대칭성이다 ● 진단 검사 : 혈액에서 RF, ACPA, CRP, ESR. 이 중 ACPA가 류마티스 관절염에 가장 특이한 검사다.
척추 관절염(SA) ● 강직성 척추염과 건선 관절염이 여기에 속한다. ● 다른 증상으로 건선, 염증성 장질환, 등배통 등이 있고 가족력이 있는 경우도 있다. ● 진단 검사 : 피부에서 건선 존재 여부, 혈액에서 HLA-B27
자가면역성 관절염 ● 전신성 홍반성 난창(일명 루프스), 쇼그렌 증후군, 피부근염, 다발성 근염, 피부경화증 ● 진단 검사 : 혈액에서 루프스 항체 검사 ANA, anti-dsDNA / 쇼그렌에서는 anti-SSA, anti-SSB 항체
염증성 장질환(IBD)**에서의 관절염** ● 염증성 장질환 진단을 받은 경우(복통, 설사, 혈변 등 증상이 있는 경우)

관절염의 진단 기준

혈청검사 음성 염증성 관절염(seronegative inflammatory arthritis)

- 조기 류마티스 관절염 또는 미분화 관절염이라고도 한다.
- 류마티스 관절염이나 다른 관절염 검사에서 정상일 때 이 진단을 붙인다.
- 어느 관절에든 염증이 있을 수 있지만 특히 손/발가락에 관절염이 있을 때 해당된다.
- [참고] Polymyalgia rheumatica는 양측이 아닌 몸의 한 쪽에만 생기는 경우를 말하고 근육통이 심하다.

퇴행성 관절염

- 진단 검사 : X-ray가 가장 좋다.

감염성 관절염

바이러스 또는 세균

- 보통 6-8주 정도 지속한다.
- 진단 검사 : 혈액에서 parvovirus, 간염 바이러스, 풍진, 볼거리 검사 또는 세균이나 mycoplasma 검사

반응성 관절염

- 최근에 요로 감염이나 다른 인체내 감염을 앓은 사람은 그에 대한 반응으로 관절 주변에 통증이나 부종을 경험할 수 있다.
- 진단 검사 : 혈액, 소변, 정액에서 균 검사

라임 관절염

- 라임병은 진드기에 물려서 걸리는 병이다. 그러나 진드기에 물린 자국이 없는데도 걸리는 일이 흔하다.
- 주로 큰 관절을 침범한다. 손/발가락 같은 작은 관절을 침범하는 일은 드물다.
- 진단 검사 : 라임병 진단을 위한 검사

패혈성 관절염

- 감염된 관절이 있어야 한다.
- 진단 검사 : 관절액을 뽑아서 균을 배양하는 검사를 실시한다.

관절염의 진단 기준
기타 관절염
통풍성 관절염 ● 관절안에 요산 결정이 침착. ● 진단 검사 : 혈액에서 요산 수치, X-ray 검사, 관절액에서 요산 확인
섬유근막증 ● 관절염이나 활막염은 없다. ● 관절 바깥 부분, 근육, 인대와 건 부분에 압통점이 있다. ● 진단 검사 : 특별한 혈액 검사는 없고 의사의 이학적 검사로 진단이 내려진다.
사르코이드증(유육종증)의 관절염 ● 진단 검사 : 혈액에서 ACE(angiotensin-converting enzyme) 검사, 흉부 X-ray에서 사르코이드(sarcoid) 확인, 몸의 여러 장기 특히 폐를 침범하는 염증성 질환

다시 한 번 말하지만 류미티스 관절염의 조기 진단이 매우 중요하다. 이를 방치하여 나중에 완전 발현된 상태에서 독한 약물로 치료하는 것보다는 조기에 **양생 프로그램**을 통해 치료하고 진행을 막는 것이 천양지차의 결과를 가져오기 때문에 그렇다. 그러므로 어느 날 갑자기 손가락이 뻣뻣해지는 증상을 느끼는 사람이나 관절의 통증이 몇 시간 또는 몇 일 있다가 사라졌다가 하는 경험을 하는 사람들은 자신의 몸 안에 염증 물질이 있다고 생각하고 일찍부터 조기 류마티스 관절염 등을 의심하고 식이요법과 더불어 "**몸속 대청소**"를 시작하여 그 싹을 일찌감치 없애 버리는 것이 정말로 현명한 선택이 될

수 있다.

실제로 올바른 항염증성 식이요법과 "**몸속 대청소**"를 시행하면 꼭 류마티스 관절염이 아니더라도 다른 모든 관절염을 조기에 예방하고 치유할 수 있다. 이런 점에서도 나는 많은 사람들에게 정기적으로 이를 사전에 실천하는 것이야 말로 건강을 지키고 장수할 수 있는 유일한 방법이라고 설명해 주고 있다.

그렇지만 아쉽게도 어리석은 사람들은 내 말의 이 의미를 깨닫지 못하며 살고 있다. 그리고는 꼭 나중에 병이 심해지고 나서 나를 찾아온다.

류마티스 관절염의 치료

나는 이 글을 통해 여러분들에게 분명히 말해주고 싶다. 이 세상의 어느 약도 류마티스 관절염을 고치지 못한다는 사실을 말이다. 이는 의학 교과서에도 명백하게 나와 있고 류마티스 전문의들도 인정하고 있는 사실이다. 그런데도 많은 의사들과 환자들이 약에 의존하고 있다. 그 이유를 물어보면 다른 대안이 없으니까 그렇게 한다는 소리다. 다시 말해 아프고 괴로우니까 약을 먹는다는 것이다. 나는 이런 소리를 들을 때마다 정말로 기가 차서 할 말을 잃고 만다. 아니 왜 대안이 없는가?

그 대안은 다름이 아니라 환자들의 "**몸 속 환경**"을 바꿔 주는 일을 하면 되는 것인데도 말이다.

이 책에서 말한 대로 “**몸속 대청소**”를 통해 몸 안에 쌓인 노폐물과 쓰레기들을 제거하고 염증을 억제시키고 산화 스트레스를 줄여주는 항염 및 항산화 영양 식단을 실천하면 문제가 해결될 수 있다. 그런데도 이런 기본적인 일을 내팽겨치고 약만 먹으려하니 문제가 해결되지 않는 것이다. 병을 고치려면 그 병을 치유하는 음식부터 골라 먹는 일을 시작해야 한다. 그리고 병이 나을 때까지 치유 음식만 먹어야 한다. 그런데도 많은 사람들은 이런 기본 원칙을 지키지 않고 아무 것이나 먹으면서 몸 안의 염증을 약물로 다스리려 하고 있다. 그래서 병이 안 낳는 것이다.

류마티스 관절염 치료도 마찬가지다. 이 병의 근본 원인이 몸 속의 염증이기 때문에 이를 진정시키는 치료부터 하는 것이 올바른 순서인데도 많은 사람들이 증상을 없애 주는 약물 치료만을 선호하고 있다. 참으로 안타까운 일이 주변에서 너무 많이 벌어지고 있어 그런 사람들에게 어리석음에서 깨어나는 방법을 알려주기 위한 사명감에서라도 이 책을 쓰게 된 것이다.

물론 내가 이렇게 말한다고 해서 약물의 사용을 전적으로 부정하는 것은 아니다. 약도 나름대로 쓰임새가 있다. 특히 통증과 부종이 심한 경우에는 그것을 사용하는 것이 유용할 때가 있다. 그러나 이는 어디까지나 한시적으로 가능한 짧은 기간 동안에만 사용해야 한다. 왜냐하면 약이 이 병을 고치는 역할을 하는 것이 아니기 때문이다. 우리는 이 병을 고치기 위해서는 몸 안에서 진행되는 염증불을 빨리 소화시키는 일을 해야만 한다. 이것이 바로 치료의 궁극적인 목적이

되어야 하는 것이다.

이런 점을 명심하고 류마티스 관절염의 현행 약물 치료에 대해 하나씩 살펴보면서 내 의견을 말하고자 한다.

류마티스 관절염의 약물 치료

류마티스 관절염 치료에 사용되는 약물로는 스테로이드와 비스테로이드성 항염제, 질환을 변화시키는 항류마티스약(DMARDs)과 TNF 차단제 등이 있다.

(1) 스테로이드

매우 강력한 항염증 효과를 갖고 있다. 스테로이드는 복용 후 24시간 내에 항염증 효과가 나타나 증세를 호전시켜준다. 그러나 증상을 완화시켜줄 뿐 질병의 경과가 변하거나 완치되게 만들지는 못한다. 따라서 고용량을 장기간 복용할 경우 부작용(골감소증, 근육감소증, 부신 기능저하, 탈모, 체중 증가, 면역 억제 등)이 발생할 수 있으므로 가급적 소량을 증상이 심해지는 기간에만 짧게 사용하는 것이 바람직하다.

스테로이드의 효과는 마법과 같아서 통증을 바로 사라지게 만들어 버리므로 환자들이 이에 의존하는 경향을 보이기 쉽다. 특히 스트레스가 많은 사람의 경우에는 그런 환경을 피하려 들지 않고 스테로이드에 의존하여 계속 그런 환경 속에서 버티려 한다. 그래서 이런 사람들이 약을 끊지 못하고 약물에 의존하다 몸을 더욱 망가뜨리는 코스를 밟게 된다.

(2) 비스테로이드성 항염(소염)제(NSAIDs)

통증을 감소시키고 염증을 가라앉히는 목적으로 사용하지만 스테로이드와 마찬가지로 질병의 경과에 영향을 미치지 않는다. 진통 효과는 24시간 이내에 나타나지만 항염 효과는 7일 정도 지나서 나타난다. 류마티스 관절염 환자가 비스테로이드성 항염제를 오랫동안 복용하지 못하는 가장 큰 이유는 약물로 인한 위장 장애다. 그래서 이를 막기 위해 위장벽을 보호해주는 약물을 함께 복용하거나 소화기계 부작용이 적은 항염제를 선택하여 쓰기도 한다.

(3) 질환을 변화시키는 항류마티스약
(DMARDs; disease modifying anti-rheumatoid drugs)

이 용어는 약 이외의 다른 방법을 사용할 줄 모르는 사람들이 만들어낸 그럴듯한 용어로 내가 보기엔 그저 다같이 똑 같은 약일 뿐이다. 류마티스 관절염 초기에 이런 약제를 사용하면 관해(병의 증상을 발견할 수 없는 상태)를 유도하거나 진행 속도를 늦추는 효과를 얻을 수 있다고 주장하는데 내 생각으로는 이것보다 "**몸속 대청소**"가 훨씬 효과적이라고 생각한다. 따라서 이런 용어를 사용하여 환자들을 현혹시키는 제약회사와 일부 어용 의사들의 잘못된 행태는 즉시 중단되어야 한다.

아무튼 이 그룹에 속하는 약으로 메쏘트렉세이트(methotrexate), 하이드록시클로로퀸(hydroxychloroquine), 설파살라진(sulfasalazine), 레플루노마이드(leflunomide) 등이 있다.

메쏘트렉세이트는 항암제의 일종으로 세포 증식에 장애를 주어 세포 사멸을 일으키는 약이다. 목표는 면역세포들이지만 실제로는 다른 세포들에도 이런 영향을 미친다. 이 약을 사용하면 몸에서 엽산(folate)을 사용하는 능력에 지장을 초래할 수 있다. 그래서 반드시 엽산을 보충해 주어야 한다. 엽산은 비타민 B 군의 하나로 몸안에서 매우 중요한 작용을 한다. 유전 정보를 풀거나 적혈구와 에너지를 생산하거나 기분을 안정시키고 독소를 대사시켜 배출하는 과정 및 메틸화 과정에도 관여하는 등 그 역할이 매우 많은 비타민이다. 메쏘트렉세이트 부작용으로는 구강내 궤양, 혀가 불에 타는 듯한 느낌을 주고 염증이 생김, 치주염, 구역, 구토, 설사, 식욕저하, 인후통, 피곤 등이 있다. 메쏘트렉세이트를 장기간 사용하면 그 효과도 떨어져 다른 약물들을 추가로 같이 사용하게 되는 수가 발생하게 된다. 즉, 6개월 이상의 치료에서도 반응이 좋지 않은 경우에는 2가지 이상의 약물을 함께 투여하는 병용 요법을 시행하곤 하는 것이다.

하이드록시클로로퀸은 항말라리아 약으로 나온 것인데 류마티스 관절염에 메쏘트렉세이트를 보조하기 위한 목적으로 함께 사용하고 있다. 그 작용기전으로는 항체 반응을 억제시키고 면역세포 중 어느 하나의 활성을 저하시킨다고 주장되고 있으며 장내세균총에도 유리한 영향을 끼친다고 알려져 있지만 그 어느 하나 확실하게 밝혀진 기전은 없는 상태다. 그런데도 현행 주류의학에서는 이를 사용하고 있는데 나는 이것도 정말로 잘못된 처사라고 생각한다. 다시 한 번 말하지만 자세한 기전이나 효과도 명백하지 않은 약을 왜 쓰는지 도무지 그 이유를 알 수가 없다. 차라리 독을 먹으라고 권하는 편이 더 솔직한 태도가 아닐까 생각한다. 이 약의 부작용으로는 구역, 구토, 두통, 어지럼, 안절부절, 근육 약해짐, 망막에 대한 손상 가능성 등이 있다고 한다. 그래서 이 약을 먹는 사람들은 정기적으로 안과 진찰을 받아야 한다.

(4) 생물학적 제제들 : TNF-α 차단제 등

질환을 변화시키는 항류마티스약(DMARDs)의 생물학적 제제라는 거창한 이름으로 새로 나온 것들이다.

유전자 공법을 이용하여 염증을 일으키는데 관여하는 TNF alpha와 IL-2와 같은 염증성 사이토카인들의 작용을 차단할 수 있는 생물학적 제제를 만든 것이다. 이들은 기존의 DMARDs 보다 면역시스템을 더 많이 억제시키기 때문에 부작용을 더 많이 일으킨다. 감염 기회를 증가시키고 몸 안에 내재중인 홍역 바이러스를 다시 활성화시켜서 대상포진을 일으키는 일이 매우 잦다. 또한 다른 균들도 활성화시킬 수 있기 때문에 이런 약제를 사용하기 전에는 반드시 몸 안에 결핵균이나 B형 또는 C형 간염 바이러스 등이 잠재하고 있는지 여부를 검사하고 나서 사용해야 한다.

이런 약제들을 메쏘트렉세이트 등과 병용하여 사용할 경우 류마티스 관절염 환자들의 약 50%에서 증상 개선 및 관절의 퇴행을 막아 줄 수 있다고 기존 주류의학계는 주장하고 있다. 그럼 나머지 50%는 어찌 된단 말인가?

그래서 그들은 나머지 50%를 위해 또 다른 약제들을 계속 개발하고 있다고 말한다. NF-κB와 같은 염증성 물질들을 겨냥하고 항체를 만드는 B 림프구 형질세포를 파괴시키는 proteasome 억제제 같은 것이 그런 것이라 주장한다. 그러나 이런 새로운 약제들 역시 많은 부작용을 일으키고 있다는 점은 피할 수 없다. 특히 면역을 억제시킴으로써 추가 감염의 기회를 증가시키는 일은 어찌할 수 없어 보인다. 이런 이유로 나는 염증성 질환을 앓고 있는 환자들에게 제발 새로운 약에 기대를 걸지 말고 "**몸속 대청소**"를 열심히 하고 항염증 식단을 시작하는 것이 훨씬 안전하고 확실한 길이라고 늘 역설하고 있다. (참고 : 이런 독한 약제들은 유효하지도 않지만 설사 유효하다고 해도 안전성 측면에서 매우 위험하다는 점을 꼭 기억해 주길 바란다.)

류마티스 관절염의 치료 목표 : 관해(remission)

류마티스 관절염은 환자에 따라 경미한 관절염에서부터 심각한 관절 외 침범으로 인한 주요 장기 손상까지 그 정도가 매우 다양하게 나타날 수 있다. 침범된 관절은 시간이 지나면서 관절을 둘러싸고 있는 활막, 관절의 피막 등이 두꺼워지면서 점차 움직임이 제한된다. 그래서 관절 변형이 일어날 수 있다. 일반적으로 치료하지 않은 류마티스 관절염은 2년 이내에 관절에 돌이킬 수 없는 손상을 일으킨다. 관절 외의 폐, 심장, 신장 등 주요 장기를 침범한 경우에는 병의 경과 및 치료 결과가 좋지 않으므로 관절 외 증상이 있는 환자는 그렇지 않은 환자에 비해 전반적인 사망률이 5배가량 증가하는 것으로 알려져 있다. 다만, 관절에만 증상이 있는 환자들의 수명은 일반인과 비슷하다.

따라서 류마티스 관절염의 치료 목표는 이런 관절의 변형이 나타나지 않고 관절 외 다른 장기로 염증이 침범되지 않게 만드는 것이다. 이는 몸 안에서 진행 중인 염증 반응을 진정시키는 일로 해결된다. 그래서 몸 안의 염증 진행을 중단시키고 **관해 상태(병의 증상이나 검사 상 양성 소견이 나타나지 않는 상태)**로 들어가게 만드는 것이 류마티스 관절염 치료의 목표라고 할 수 있다.

우리는 항상 잘못된 식생활과 환경 독소에 대한 노출로 인해 언제든지 몸 속에서 다시 염증불이 재발할 수 있는 환경 속에서 살고 있기 때문에 완치라는 표현 대신에 관해(remission)란 단어를 사용하는 것이다.

류마티스 관절염에서 치료에 따른 반응과 증상을 모니터하면서 자신의 상태가 관해기에 들어갔는지 여부 등을 판단하기 위해 사용하는 방법이 있다. 바로 DAS28이란 것이다. DAS는 disease activity score의 약자다. 이것은 다음 3가지 기준에 대해 질병 상태를 평가한다.

- 손, 손목, 팔꿈치, 어깨 무릎 등에서 총 28개 관절 중 붓고 아픈 관절의 수에 대한 의사의 평가
- 자신의 증상에 대한 자기 자신의 전반적인 평가(VAS scale 사용)
- 이학적 검사 당일 실시한 염증에 대한 검사 마커들(ESR 또는 CRP)

이 검사는 병원을 방문하여 담당 의사와 함께 진행하는 것이다. 다음과 같이 복잡한 공식에 의해 계산된다. 그래서 인터넷에 이를 계산해 주는 계산기가 있으니 이를 활용하면 된다.

(참고 : 구글 검색기에 DAS28을 치면 다음 사이트로 안내된다.
https://www.das-score.nl/das28/DAScalculators/dasculators)

계산기로 나온 점수에 따른 류마티스 관절염의 활성도 평가

- 점수가 2.6 이하일 때 : 낮은 질병 활성도 즉, 관해기 상태
- 점수가 2.7-3.2 일 때 : 중등도 질병 활성도 상태
- 점수가 3.3-5.1 일 때 : 높은 질병 활성도

당연히 DAS28 점수가 낮을수록 좋은 상태다. 그래서 이 점수가 2.6 이하로 나오게 만들어야 관해 상태로 들어갔다고 볼 수 있다. 그럼 이 점수가 낮다고 류마티스 관절염이 완전히 사라진 것인가? 그건 절대 아니다.

한 연구에서는 DAS28 계산으로 관해기에 들어갔다고 판정된 환자들 중 33%가 류마티스 관절염의 2010년 진단 기준에 의해 아직도 류마티스 관절염에서 벗어나지 못하는 상태라고 밝히고 있다. 또 다른 연구에서도 DAS28 계산으로 관해기에 들어갔다고 판정한 사람들의 MRI 소견을 보니 96%가 아직도 계속 진행중인 관절 염증을 가지고 있다고 밝히고 있다. 실제로 DAS28에 의해 관해기에 들어갔다고 생각한 사람들 중에서 약을 줄이거나 끊은 사람들 중에서 44%가 일년 안에 재발하였고 그래도 불안해서 계속 약을 복용시킨 사람들 중에서도 15%가 같은 기간 안에 재발하였다고 한다. 이 말은 현행 류마티스 관절염의 치료 판정 기준으로 DAS28이 매우 부정확하다는 것을 의미한다. 그래서 나는 차라리 이보다 혈액에서 ACPA(anti-citrullinated peptide antibody)를 검사하는 것이 관해 여부를 판정하는데 더 정확하다고 생각한다. ACPA 레벨이 높으면 아직 몸 속에 염증불이 꺼지지 않은 상태로 보아야 한다는 의견이다. 그리고 환자 자신의 느낌에 의존하는 것도 역시 더 중요한 기준이라고 생각한다. (**참고** : 이 점에 대해서는 조금 뒤에 다시 설명하기로 한다.)

그리고 더욱 문제가 되는 점은 현행 주류의학이 이와 같은 연구를 근거로 류마티스 관절염 환자의 상태가 좋아졌는데도 재발할까 두려워 독한 약을 끊지 않고 계속 복용시키는 명분으로 사용하고 있다는 사실이다. 정말로 만약 몸 속에서 관절의 염증이 계속 진행중이라고 한다면 이를 과연 약으로 억제시키는 것이 올바른 일인가? 그리고 언제까지 이를 독한 약으로 억제시킬 수 있는가? 약이 아니라 몸 속의 염증을 근본적으로 억제시키는 또 다른 방법은 없는가?

바로 이런 의문들이 내가 현행 주류의학에서 류마티스 관절염을 치료하는 방식과는 다른 **양생 관절염 치유 프로그램**을 만드는 계기를 제공해 주었다고 말할 수 있다. 나는 약물보다는 "**몸속 대청소**"와 식생활스타일의 변화를 통해 "**몸 속 환경**"을 바꿔주는 전략을 통해 몸 속 염증을 근본적으로 해결해 줄 수 있다고 믿는다. 그리고 이런 식생활스타일을 환자에게 교육시킴으로써 염증이 재발되는 것을 영구적으로 막을 수 있다고 생각한다. 이런 점에서 나는 관해를 평가하는 기존 주류의학의 방법이 잘못되었고 대신에 이를 환자의 느낌을 통해 의사가 판단하는 방식을 사용하는 것이 훨씬 정확하다고 생각하고 있다.

어차피 본 **양생 관절염 극복 프로그램**을 하면 약보다 "**몸속 대청소**"와 **항염증 식단**을 우선으로 사용하기 때문에 환자가 자신의 몸 속에서 일어나는 변화를 가장 먼저 그리고 정확하게 느끼게 된다. 그래서 약을 먹지 않아도 된다는 자신감을 갖게 된다. 나는 다소 증상이 남아 있다고 하더라도 약을 먹지 않고 지낼 수 있다면 그것이 곧 관해 상태라고 생각하는 내 나름대로의 새로운 정의를 만들어 가지고 있다. 이는 약을 무조건 사용하려고 하는 입장에 서 있는 의사와 완전 다른 반대 입장이다. 나는 약을 사용하지 않고 지낼 수 있으면 그것이 곧 치료의 목적을 달성한 것이고 향후 재발을 방지하기 위해 철저한 환자 교육에 전념하는 것이 올바른 방법이라고 생각한다.

이런 관점에서 나는 현행 주류의학에서 관해를 평가하는 방법이 잘못되었다는 점을 지적하기 위해 DAS28을 소개한 것이지 그것에 전적으로 매달리라고 소개한 것이 아니다. 여러분도 내용이 무엇이고 자초지종이 어떤지 알고는 있어야 내가 주장하는 류마티스 관절염의 치료법이 기존 치료법보다 훨씬 근본적인 해결책이라는 사실을 평가할 수 있기에 그렇게 한 것이란 점을 이해해 주길 바란다.

류마티스 관절염의 비약물적 치료

내가 강조하는 것은 류마티스 관절염의 비약물적 치료다. 이 점에 대해서는 이 책의 제2부와 제3부에 자세히 적혀 있다. 여기서 이를 간단히 소개하면 다음과 같다.

- 몸속 대청소
- 장청소 프로그램
- 간세정 프로그램
- 혈액세정 프로그램
- 식생활/영양 프로그램
- 보충제 프로그램
- 운동 프로그램
- 생활스타일 개선 프로그램
- 스트레스 조절 프로그램
- 국소적 관절 치료 프로그램
- 교육 프로그램

최근 류마티스 관절염이 구강 및 장관 속의 세균 또는 그들이 내는 독소들에 의해 유발되는 것으로 밝혀지고 있다. 이런 세균 원인설에 근거하여 혈액을 오존으로 정화시키는 치료법이 많은 각광을 받고 있다. 이 방법은 효과도 뛰어날 뿐 아니라 불필요한 약물 부작용도 막을 수 있는 장점을 지니고 있다.

Chapter 4

척추 관절염(spondyloarthritis)

척추 관절염이란 척추의 염증과 관절염을 가장 핵심 내용으로 가지고 있는 질환 상태를 말하는 것이다. 여기에 속하는 것으로 가장 잘 알려져 있는 것이 강직성 척추염(AS; ankylosing spondylitis)이다. 그러나 이것 말고도 건선 관절염(PsA; psoriatic arthritis), 소아 척추 관절염(juvenile spondyloarthritis), 반응성 관절염(reactive arthritis), 급성 전포도막염(acute anterior uveitis) 등이 있다. 이 그룹에 속하는 질환들은 관절을 침범하는 것 말고도 인대와 건이 부착하는 부위를 침범하는 특징을 가지고 있다. 게다가 이런 질환을 가지고 있으면 염증성 장질환(궤양성 대장염 또는 크론병)에 걸릴 위험이 증가하고 마찬가지로 염증성 장질환을 가지고 있는 사람들은 이런 유형의 관절염에 걸릴 위험성이 높다.

이 책에서는 강직성 척추염과 건선 관절염에 대해서만 알아보기로 한다.

강직성 척추염(AS; ankylosing spondylitis)

강직성 척추염은 척추 관절 사이에 새로운 골조직이 형성되어 척추 움직임을 제한시키는 염증성 질환으로 만성적인 등배통과 척추의 뻣뻣함을 특징으로 하는 질환이다. 그래서 질환 초기에 빨리 치료하지 않으면 척추들이 서로 붙어버리는 끔찍한 일이 발생하게 된다. (**참고** : 이를 대나무 척추라고 부른다.) 여자보다는 남자에서 2-3배 정도 더 많이 발생한다.

나이가 45세 이하면서 다음 3가지 양상을 가지고 있으면 강직성 척추염 진단을 내릴 수 있다.

(1) 3개월 이상 지속되는 만성 요추 또는 엉덩이 통증
(2) X-ray 또는 MRI 상에 천장 관절(sacroiliac joints)의 염증 소견이 보일 때
(3) 혈액에서 HLA-B27 이란 유전단백질 검사가 양성으로 나올 때

그러나 여기서 마지막 3 번째 HLA-B27 유전자 검사는 꼭 양성이 아닌 경우도 있다. 이 검사는 강직성 척추염 환자의 약 90% 정도에서만 양성으로 나온다. 그래서 이 검사가 음성으로 나오는 경우에는 강직성 척추염이 아닐 가능성이 높기 때문에 다른 원인을 찾아보려는 노력을 해야 한다. 그러나 이 검사가 양성일 경우에는 두 번째 영상학적 진단을 확보하면 바로 확진을 내릴 수 있다. 그렇지만 어느 경우가 됐든 확실한 진단을 내릴 때까지 기다리는 것보다 조기에

"몸 속 대청소"를 실시하면서 몸 속 염증을 치유하는 프로그램을 시작하는 것이 현명한 처사라고 할 수 있다. 이는 특히 유전적으로 깊은 관련이 있는 질환일수록 그리고 그런 사람일수록 더욱 필요하다. 왜냐하면 이같은 상황에서 아무리 유전적 소인을 가지고 있다고 하더라도 후천적 환경 요인을 변화시켜 해당 유전자의 발현을 얼마든지 억제시킬 수 있기 때문이다. 따라서 유전자 탓을 하지 말고 자신의 주어진 환경에서 후천적 선택을 잘못하여 병이 생기게 된 것을 탓해야 맞는다.

강직성 척추염의 주요 증상은 척추 증상이지만, 절반 이상의 환자에서 팔다리 관절염이 먼저 나타나는 경우도 있다. 통증은 인대나 건(힘줄)이 뼈에 붙는 부위에서 염증이 생기는 골부착부염으로 인해 발생하게 된다. 류마티스 관절염과 달리 말초 관절 침범이 비대칭적으로 나타나고 무릎이나 발목 관절을 잘 침범하는 특징을 가지고 있다. 관절 외 증상으로 포도막염, 만성 전립선염, 폐섬유화, 아밀로이드증, 대동맥 판막부전증, 심전도 장애, 염증성 장질환 등도 나타날 수 있다. 혈액 검사에서는 적혈구 침강속도(ESR), C 반응성 단백(CRP) 같이 일반적으로 염증 레벨을 반영하는 수치들이 증가되어 있는 경우가 많다.

끝으로 내가 경험한 강직성 척추염 환자 한 명의 이야기를 소개하기로 한다. 37세 남자 환자로 해외 선교 활동을 하고 들어와서 5년 전부터 복부에 가스가 차고 복통과 설사가 심해 병원을 방문하여 내시경을 통해 크론병이란 진단을 받았다. 그리고는 6-MP와 같은 약을 처방받아 복용하였다. 그는 이 약과 병 때문에 극도로 피곤하여 자신의 일도 제대로 수행할 수 없을 정도로 몸이 많이 쇠약해졌다. 그래서 한약도 지어먹고 온갖 노력을 다 하였음에도 불구하고 증상이 더 심해지며 허리와 엉덩이 통증으로 걸음조차 걸을 수 없게 되어 나를 찾아왔다. 그가 다른 병원에서 찍은 X-ray와 MRI 검사 결과가 담긴 CD를 나에게 건네 주었는데 그것을 보니 거기에는 분명하게 천장관절의 염증 소견이 확실하게 나타나 있었다. 그래서 HLA 검사를 해보니 HLA-B27이 양성으로 나왔다. 그래서 나는 이 환자에게 "**몸속 대청소**"와 철저한 식이요법을 실시하자고 권했다. 그리고 처음 얼마 동안은 통증 주사를 통해 그의 허리 및 엉덩이 통증과 기타 말초관절의 통증을 매일 관리해 주었다. 그 결과 우선 그의 장 관련 염증 증상들이 호전되면서 서서히 관절 통증들이 사라지기 시작했다. 먼저 작은 말초 관절들의 통증이 사라지고 그 다음으로 요통이 사라지며 엉덩이 통증이 가장 마지막까지 남아 있다가 사라졌다. 이렇게 되기까지 약 3개월이란 시간이 걸렸다.

물론 이 환자는 척추 관절끼리 융합되는 매우 심한 케이스로 진행된 상태는 아니었다. 그런 경우는 환자를 잘못된 방향으로 치료하였을 때나 발생하는 일이지 이 환자처럼 조기에 진단하여 빨리 올바른 치료를 한 경우에는 절대 그런 일이 일어나지 않는다. 또한 이 환자의 예에서도 알 수 있듯이 염증성 관절염 환자들의 경우에 몸의 다른 장기나 시스템에도 다른 염증성 질환들이 같이 또는 전후로 동반된다는 사실을 꼭 알고 있어야 한다. 이 말은 이런 질환들이 비록 생기는 부위가 달라서 이름이 다른 병명을 가지고 있다고 하더라도 그 본질은 몸 속의 염증 질환이라는 기전을 공통으로 가지고 있다는 사실을 분명하게 보여주고 증거라고 할 수 있다.

이런 까닭에 나는 염증성 관절염 환자들에게 관절의 염증만 치료하려는 생각을 가지고 접근하지않고 몸 속 전체의 염증을 동시에 치료하겠다는 생각으로 접근하고 있다. 이런 이유 때문에 내가 이런 질환들을 약으로 치료하지 않는 것이다. 약으로는 절대 몸 속에서 일어나는 염증을 근본적으로 치료할 수 없다. 약은 염증의 증상만을 치료하는 수단이지 그 원인까지 치료하는 수단이 아니기 때문이다. 그런데도 많은 의사와 환자들이 약으로만 문제를 해결하려 하고 있다. 아마도 통증을 포함하여 불편함을 견디지 못해 그런 선택을 하게 되었을 것이라고 판단된다. 그렇지만 그 길은 임시방편 코스에 불과하다. 근본 치유를 위한 길이 될 수 없다. 그래서 증상이 나타날 때마다 약으로 그것을 억누르니까 병이 속으로 깊어져 마침내 여러 관절에 비가역적 변형이 일어날 때까지 이를 방치하는 꼴이 되는 셈인 것이다.

진짜 현명한 의사나 환자들이라면 관절의 염증이 해당 관절을 완전 파괴시킬 때까지 약만 사용하여 기다리지 말고 "**몸 속 환경**"을 개선하여 염증의 원인 자체를 제거해주려는 노력을 해야만 옳지 않을까 생각해 본다.

건선 관절염(PsA; psoriatic arthritis)

건선 관절염은 그리 흔한 관절염은 아니다. 건선 자체가 자가면역 질환으로 단순히 피부만 침범하는 질환이 아니라 다른 조직이나 장기에도 얼마든지 침범할 수 있기 때문에 관절염을 포함하여 다른 조직의 염증과도 많은 관련성을 가지고 있는 질환이란 점을 우선 알아 둘 필요가 있다.

건선 관절염은 류마티스 관절염보다는 좀 더 큰 관절인 척추 관절을 잘 침범한다. 그렇다고 손가락이나 발가락 같은 작은 관절을 침범하지 않는다는 것은 아니다. 몸 속의 어느 관절이라도 침범할 수는 있다. 그리고 눈에 포도막염이나 홍채염 같은 염증성 질환을 가지고 있는 사람들이 이런 건선 관절염에 잘 걸리고 이와 마찬가지로 건선 관절염을 가진 사람들에서는 눈의 염증성 질환이 잘 생기게 된다.

건선 관절염의 진단은 표에 나온 것처럼 점수 시스템에 의해 결정된다. 특정한 혈액 검사나 진단 수단이 있는 것은 아니란 뜻이다. 그래서 일단 의심을 하고 관절을 영상학적으로 관찰하는 것이 진단을 내리는데 가장 효과적인 방법이라고 생각한다. 물론 X-ray가 기본이지만 최근에 MRI가 더 정확한 관절 및 주변 조직의 염증 소견을 잘 보여주기 때문에 이를 활용해 볼 수 있다. 또한 초음파로도 진단할 수 있으며 치료에 대한 반응을 모니터링 하는데 이를 유용하게 사용할 수도 있다.

표. 건선 관절염의 진단 기준

건선 관절염의 진단 기준 (CASPAR; classification criteria for psoriatic arthritis)
염증성 관절염, 관절주변의 염증성 인대염 또는 건염 또는 등배부의 통증(특히 요통)을 가지고 있으면서 다음 사항 중 3점 이상에 해당될 때 ● 현재 피부 건선을 가지고 있다 : 2점 ● 과거에 피부 건선을 앓은 적이 있다 : 1점 ● 건선을 가지고 있지는 않지만 가까운 가족 중 건선 환자가 있다 : 1점 ● (어느 손가락이든) 손톱이 바닥으로부터 들려져 있는 상태다 : 1점 ● 손/발가락의 염증을 경험하고 있거나 경험한 적이 있다 : 1점 ● 혈액 검사에서 류마티스 인자(RF)가 음성이다 : 1점 ● X-ray에 골 증식 소견(골극은 아님)이 보여 관절 주변이 흐릿하게 보인다 : 1점

건선은 피부에 붉은 염증이 발생하고 그 위에 은빛 각질층이 두껍게 덮혀있는 특징적인 병변을 보여주는 자가면역질환으로 심한 가려움증, 작열감, 당기는 느낌, 고통스런 통증 등을 호소한다. 이런 건선을 가진 환자 중 약 20-30% 정도가 건선 관절염도 함께 가지고 있을 수 있다. 그러므로 건선이 있는 사람이 관절염 증상이 있을 때에는 우선적으로 건선 관절염(PsA)을 의심해 보아야 한다. 이런 이유로 나는 관절염으로 병원에 오는 사람들에게 전신 피부 검사 특히 두피까지 철저히 조사하여 작은 건선이라도 존재하는지 살펴본다. 또한 과거에 건선을 앓은 적이 있는지 여부도 꼭 물어본다. 왜냐하면 건선과

관절염이 동시에 존재하지 않고 시차를 두고 나타나는 경우도 많기 때문이다. 어느 경우에는 과거에 건선이 있었던 사람이 지금 관절염을 증세로 병원에 올 수도 있고 반대로 현재 관절염으로 온 사람에서 몇 년 뒤에 건선이 나타나는 경우도 있을 수 있다.

어째서 이런 일이 가능할까? 그것은 바로 "**몸 속 환경**"이 병을 만들기 때문에 그런 것이다. 다시 말해 몸 속에 독소가 들어가서 면역시스템을 자극하여 각종 염증을 일으키기 때문에 이와 같은 일이 생기게 되는 것이다. 그러므로 우리는 전체적인 큰 그림을 볼 줄 알아야 한다. 이런 모든 현상들이 "**몸 속 환경**"이 나빠져서 면역시스템이 흥분하여 일어나는 것이라는 점을 깨달을 필요가 있다.

건선 관절염에는 다음과 같이 5가지 아형이 있다고 알려져 있다. (Moll and Wright Classification System)

(1) 몇 개의 관절에 비대칭적인 관절염이 있는 경우

5개 이하의 중간 또는 큰 관절을 침범한 경우. 예를 들어 한쪽 손목이나 무릎 관절만 침범되는 경우다. 류마티스 관절염이 양측 대칭성으로 오고 큰 관절 이전에 손과 발의 작은 관절들을 먼저 침범하는 것과 대비된다.

(2)많은 관절에 대칭적인 관절염이 있는 경우

이 아형은 양측에 작은 관절들을 다발성으로 침범한다는 점에서 류마티스 관절염과 비슷하다. 이들의 50% 정도에서는 X-ray 상 관절내 뼈 손상 소견이 보이고 있다. 그러므로 이런 소견을 가진 사람은 류마티스 관절염이 있는지 혈액 검사를 받아볼 필요가 있다.

(3) 원위지절간관절염(DIP arthritis)

손/발가락 끝 관절에 통증이 있는 유형으로 손발톱 부위가 붓고 손발톱이 바닥으로부터 들떠 있는 모양을 나타낸다. 만약 피부 건선 병소가 존재하지 않는다면 퇴행성 관절염의 양상과 비슷하여 그것으로 진단하기 쉽다. X-ray를 보고 잘 감별해야 한다.

(4) 척추관절염(spondyloarthritis)

이것은 척추 또는 천장골 관절(척추와 골반뼈를 이어주는 부분)에 염증이 생기는 유형이다. 그래서 하부 요통이 있을 경우 강직성 척주염과 혼동하기 쉽다. 강직성 척추염은 혈액에서 HLA-B27 검사를 해서 양성으로 나와야 한다. 이것이 음성이면 건선 관절염일 가능성이 높다.

(5) 단절성 관절염 또는 파괴성 관절염(arthritis Mutilans)

건선 관절염의 아주 심한 형태로 육안적으로 뼈와 연골의 파괴와 변형이 심해 관절 기능이 소실되는 현상을 초래한다. 이런 이유 때문에 건선 관절염을 가볍게 볼 수 없고 류마티스 관절염처럼 조기에 발견하여 빨리 치료해야 하는 이유가 되기도 한다.

물론 모든 사례에서 이처럼 명확하게 아형이 구분되는 것은 아니다. 약을 사용하는 현행 주류의학의 입장에서는 이를 구분할 필요가 있을지 모르지만 약보다는 "**몸속 대청소**"와 영양 식단을 위주로 하는 **양생 관절염 치유 프로그램**에서는 이런 구분이 별 의미가 없다. 왜냐하면 어느 아형이든 간에 모두가 "**몸 속 환경**"이 열악하여 염증불이 일어난 상황이기 때문에 몸 속 염증을 진정시키는 방향으로 치료를 하면 모든 문제가 근본적으로 해결된다.

실제 사례 한 예를 들어보자. 54세 여자가 심한 피로감과 더불어 목과 등, 손가락, 손목, 팔꿈치, 무릎 등 온 몸이 쑤시고 아파서 찾아왔다. 특히 등배통은 첫째 아이를 낳고 난 뒤부터 거의 이십 년간 계속되어 왔다고 말했다. 그녀의 통증 점수는 1에서 10까지 스케일 중에서 5점 중간 정도였다. 좌측 손가락의 통증은 2달 전부터 발생한 이른바 방아쇠수지증후군(trigger finger)으로 인해 4번째 손가락이 굽어져 잠겨 있는 모양을 나타내고 있었다. 과거 병력 상 20-30대에 건선을 앓은 적이 있다고 했다. 양측 무릎과 팔꿈치 피부에서 발생하여 약 1달 동안 발현되었다가 국소 스테로이드 크림을 바르면 사라지고 하는 일이 수 차례 반복되었다고 하였다. 내가 진찰할 때 보니 목과 두피 그리고 유방 사이의 흉부 전면에도 건선성 피부 병변을 가지고 있는 상태였다. 그녀는 지금까지 관절이 쑤실 때 마다 약국에서 약을 사다 먹고 피부 연고제를 바르곤 하였다고 말했다. 나는 그녀가 건선 관절염을 알고 있다고 판단하여 "**몸속 대청소**"를 포함한 **양생 관절염 치유 프로그램**을 실시할 것을 권하였다.

동시에 나는 그녀가 일견 과체중으로 대사증후군을 가지고 있음을 직감할 수 있었다. 대사증후군이란 당분의 과다 섭취와 같은 원인이 기반이 되어 몸에서 인슐린 저항성을 발생시켜 각종 에너지 대사 능력이 저하되고 염증성 질환이 발생하는 몸 속 상태로 한마디로 하면 각종 성인병이 발생할 수 있는 토양을 제공하는 몸 속 조건을 일컫는 말이다. 따라서 이런 "**몸 속 환경**"을 가지고 있는 사람은 꼭 건선과 같은 자가면역성 질환을 가지고 있지 않더라도 관절에 각종 대사

노폐물과 쓰레기가 축적되어 관절염을 일으킬 수 있다.(참고 : 제2장 퇴행성 관절염) 그리고 이런 사람들은 건선 병변이 아니어도 몸이 자꾸 가렵다는 불평을 하곤 한다. 이는 건선에서 몸 속에 자가면역성 질환을 일으키는 독소가 들어와서 피부 염증을 일으킨 것과 매우 유사한 상황이다. 그래서 나는 면역시스템을 자극하여 자가면역성 염증 반응이 일어났건 또는 몸 속 노폐물에 의해 저강도의 비특이적 염증 반응이 일어났건 간에 그 기전은 같다고 보고 독소와 몸 속 노폐물 쓰레기들을 거의 대부분 제거하는 치료를 통해 이런 문제들을 근본적으로 해결하는 방법을 제시하였다. (참고 : 제3부 **양생 관절염 치유 프로그램**)

이런 환자들은 혈액에서 류마티스 인자, ACPA, ANA 등 자가항체 검사가 음성으로 나오고 CRP, ESR도 대부분 정상 소견을 보이는 경우가 많다.

치료 방법

이 장에서 언급한 척추 관절염의 치료 역시 그 원인이 염증이기 때문에 류마티스 관절염에서처럼 염증을 진정시키고 제거하여 주는 것을 목표로 해야 한다. 다시 말해 관해(remission) 상태를 가져오도록 만들어주어야 한다는 의미다.

이런 질환에서의 관해 판정여부는 전적으로 환자의 주관적 느낌에 의존할 수밖에 없다. 왜냐하면 질환을 특징짓는 뚜렷한 검사 마커가 존재하지 않기 때문이다. 그래서 몸 안의 비특이적 염증 소견의 수치가 객관적으로 개선되는 것도 중요하지만 무엇보다 환자 자신이 자신의 몸에서 느끼는 느낌으로 판정하는 것이 더욱 정확하다. 특히 나는 환자가 약을 먹지 않아도 된다고 말할 때부터 관해기에 들어갔다고 판정하고 있다.

그 때까지 다음과 같은 약물을 일시적으로 사용하기도 하지만 그것이 절대 주된 치료 수단이 되지는 못한다는 점을 분명히 밝혀 둔다.

약물 치료

(1) 스테로이드

류마티스 관절염과 비슷하다. 일반적으로 스테로이드에 대한 반응 여부에 따라 더 강력한 면역 억제제를 사용해야할지 여부를 정하게 된다.

(2) 비스테로이드성 항염(소염진통)제 (NSAIDs)

두 가지 종류가 있다.

- 비선택적 NSAIDs : 아스피린, 이부프로펜, 나프록센 등
  너무 많이 복용하면 위장관에 손상을 줄 수 있다 위염, 속쓰림, 위궤양, 위출혈 등. 또한 장점막 기능을 약화시켜 장누수를 일으키고 장내 환경을 나쁘게 만들 수 있다.
- 선택적 NSAIDs : COX-2 억제제(디클로페낙, 셀렉콕시브, 인도메싸신)
  위장관 부작용과 합병증을 일으킬 가능성이 적고 통증 완화 효과가 훨씬 뛰어나다. 그러나 심장발작과 뇌졸중을 일으킬 위험성이 크기 때문에 단기간으로만 사용해야 된다. 특히 심장병이 있는 사람에게는 사용하지 말아야 한다.

(3) 메쏘트렉세이트(MTX; methotrexate)

특별히 뛰어난 효과를 가지고 있지 못하다. 그나마 효과를 보려면 일주일에 15mg 이상을 사용해야 한다고 한다. 그리고 다른 생물학적 제제들과 같이 사용하는 것이 효과가 있다고 한다. 그러나 나는 이런 독한 약제를 사용하여 면역 세포들을 억제시키는 생각에 처음부터 동의하지 않는다.

(4) 설파살라진(sulfasalazine)

이것은 주로 염증성 장질환(IBD)에 사용하는 약이다. 염증성 장질환이 척추 관절염과도 밀접한 관련이 있기 때문에 이를 사용하지만 그 효과는 미미한 편으로 질환의 진행 과정 자체를 멈추게 하지는 못하는 것으로 판명되었다.

(5) 레플루노마이드(leflunomide)

이 약물도 치료 효과가 있다고 주장되나 간 독성 같은 부작용을 일으킬 수 있으므로 조심스럽게 사용해야 한다. 특히 MTX와 병용할 때 주의해야 한다.

(6) 생물학적 제제 : TNF-α 억제제들

기존 약제에 반응이 없는 난치성 관절염에 쓸 수 있는 약물이다. 염증 반응에서 중요한 역할을 하는 TNF-α란 사이토카인을 차단하여 면역 기능을 억제시키는 것으로 류마티스 관절염 등 다른 관절염의 치료에도 쓰이고 있다. 그러나 강력한 면역 억제 작용을 하기 때문에 그만큼 부작용도 크다는 점을 명심해야 한다. 아직까지는 비싼 가격으로 인해 척추염의 증상이 심하고 기존 약제에 반응이 없는 환자들에게만 보험 혜택이 적용되고 있다. TNF-α 차단제는 주사제로 피부 밑이나 정맥으로 약물을 주입하기 때문에 의료인의 처치와 도움이 필요하며, 주사 부위의 부작용, 상기도 감염, 잠복 결핵의 발현과 같은 부작용도 발생할 수 있으므로 반드시 전문의와 상의한 후 투여를 결정해야 한다.

다시 한 번 말하지만 나는 위와 같은 이유로 약물 사용을 별로 선호하지 않는다는 점을 밝혀둔다.

(7) 기타 신약 : Janus kinase(JAK) 억제제

강력한 면역 억제작용을 하여 효과도 있을 수 있지만 그만큼 부작용도 크다는 점을 알아야 한다.

(8) 사이클로스포린(cyclosporine)

T 림프구를 강력하게 억제시키는 면역억제제다. 관절염 및 건선 증상을 좋게 만들 수 있다고 하나 역시 부작용으로 신장 손상 등을 일으킬 수 있으므로 주의해야 한다. 특히 MTX, TNF-α 차단제와 병용으로 사용할 때 그럴 수 있다.

여기서도 다시 한 번 강조하지만 이상과 같은 약물들이 질환의 근본적인 문제인 염증을 직접 해결해주는 수단이 아니란 사실을 알아야 한다. 이들은 염증과 관련된 면역세포들의 기능을 억제시키는 방법을 통해 간접적으로 증상만 일부 해결해 준다. 그런데도 의사들은 환자들에게 이런 이야기를 해 주지 않고 있다. 그저 염증으로 인한 증상만 해결해 주고 시간만 끌면 된다고 생각을 하고 있는 것이다. 물론 여러분이 아주 심한 상태로 병원에 왔을 때에는 여러분이 고통의 절벽으로 떨어지지 않게 이런 약들을 쓸 수가 있다. 그러나 이런 약들은 쓴다고 해도 오래 사용하면 안된다. 그래서 한시적으로만 사용해야 하고 그 동안에 여러분은 자신의 "**몸 속 환경**"을 개선시켜 염증의 원인을 근본적으로 제거하는 노력을 부단히 해야만 한다. 또

한 가능한 이런 노력을 좀 더 일찍 시작하여 이와 같은 독한 약을 쓸 정도까지 몸 속에서 염증을 방치해 두면 안된다. 자가면역질환들은 특히 관절을 침범하는 자가면역질환들은 일찍 조기에 염증을 없애는 치료를 할수록 정상으로 회복될 수 있다는 점을 잊어서는 안된다.

이런 이유로 나는 관절이 아프고 몸이 쑤시는 증상을 가지고 오는 사람들에게 항상 "**몸속 대청소**"부터 시작하라고 말해주고 있다. 그러나 내 말 뜻을 알아듣고 이를 실천하는 사람이 별로 없어 무척 서운하다. 아마 다른 의사들도 나와 같은 입장을 견지하다가 하도 환자들이 말을 안들어서 통증만 치료해주는 방향으로 진료 패턴을 바꿨을 것이라 생각된다. 그래서 각종 약물과 통증 주사로만 그들의 문제를 일시적으로 해결해 주려는 방식이 현재 표준 치료로 자리잡게 되지 않았을까 생각해 본다. 참으로 안타까운 일이 아닐 수 없다.

Chapter

5

기타 염증성 관절염

미분화 관절염(undifferentiated arthritis)

이것은 관절염이 아직 초기 상태라서 완전히 류마치스 관절염, 강직성 척추염, 건선 관절염, 기타 자가면역성 관절염(루푸스 관절염, 쇼그렌 관절염) 등으로 분명하게 발현되기 이전의 상태라서 이런 이름이 붙게 된 것이다. 따라서 이 관절염은 관절의 염증이라는 특징만 있을 뿐 다른 어떤 특징도 가지고 있지 않은 상태다. 만약 관절의 염증이 6-12주 정도 지속되고 있지만 아직 다른 관절염의 진단 기준에는 들어가지 못하고 있다면 그 때 우리는 이 진단명을 사용할 수 있다.

이 진단명이 중요한 이유는 병원에 관절의 통증이 있어서 오는 환자들 중에 약 30%는 아직 다른 뚜렷한 소견들이 나타나지 않고 단지 관절염 소견만 가지고 오는 초기 환자들이기 때문이다. 그래서 이들을 지칭해서 부를 수 있는 명칭이 필요하게 되었다. 이들을 치료하지 않고 방치하면 약 30%는 나중에 류마티스 관절염으로 발전하고 나머지 70%는 퇴행성 관절염 또는 다른 자가면역성 관절염으로 발전하게 된다. 이런 진행의 관점에서 보더라도 이 그룹에 속하는 관절염 환자들을 우리가 소홀히 다룰 수 없다. 그래서 나는 이런 관절염 환자들을 그냥 방치하지 말고 적극적으로 조기 치료하여 더 악화된 관절염으로 넘어가지 않도록 만드는 조치를 시행할 필요가 있다고 주장한다. 이렇게 일찍 관절염을 근본적으로 치료하면 관절의 염증뿐 아니라 몸 전체의 염증 레벨을 낮출 수 있어 다른 질환을 예방하는데도 매우 탁월한 효과를 가져다 준다. 이런 의미에서 여러분도 자신의 몸에서 관절염 증세가 나타나면 그것이 계속 진행되어 어떤 모습으로 나타날지 궁금해하지 말고 관절염을 더 큰 질병의 진행을 알리는 전령으로 받아들여 빨리 몸 속에 쌓인 노폐물을 제거하여 해당 관절염이 더 이상 악화되지 않고 조용히 아무 일도 없던 것처럼 사라지게 만들어야 한다. 그러면 관절염뿐 아니라 몸 속의 다른 질병까지도 이 과정을 통해 완벽하게 예방할 수 있다.

실제 나는 이런 방법으로 많은 사람들에게 큰 병이 오는 것을 막아주었고 이를 통해 큰 만족감과 희열을 느끼고 있다.

실제 예를 들어보자. 58세 김씨는 건강 검진에서 콜레스테롤 레벨이 높다고 의사와 상의해 보라는 말을 듣고 나를 찾아왔다. 그의 총 콜레스테롤 레벨은 258mg/dL로 그리 높은 편은 아니었다.(**참고** : 나는 콜레스테롤 레벨을 낮추기 위해 좀처럼 약을 사용하지 않는다. 그리고 콜레스테롤 레벨이 330mg/dL 이상이 아닌 한 조금도 신경도 쓰지 않는다. 좀더 자세한 내용을 알고 싶으면 본인의 다른 저서인

“**콜레스테롤과 포화지방에 대한 오해풀기**”와 “**건강한 지방을 먹자**”를 참조해 주길 바란다.)

그는 또한 자신의 전립선 문제에 대한 걱정을 나한테 늘어놨다. 자신의 부친이 전립선 암이 있었고 심장발작으로 스텐트를 삽입하였기 때문에 자신도 걱정이 된다고 말하였다. 그래서 나는 그의 전립선을 검사해보고 암은 아니고 약간의 비대가 있을 뿐이라고 말해주었고 심장 검사에서도 아직은 이상 소견이 보이지 않는다고 말해주었다. 그리고 만약 콜레스테롤 레벨이 걱정스럽다면 지금부터라도 식사 조절을 하고 “**몸속 대청소**”를 시작해보라고 말해주었다. 그래서 그는 1달 동안 나와 함께 “**양생 몸 속 대청소 프로그램**”을 시행하였고 그 결과 체중을 7.5Kg 정도 감량하고 콜레스테롤 수치도 200mg/dL 정도로 낮춰 놓았다.

그리고 나서 약 6개월 후에 그가 다시 양측 손가락의 관절염 때문에 내원하였다. 나는 그에게 X-ray를 포함하여 각종 혈액 검사를 받아보게 하였다 그러나 결과는 모두가 정상으로 나왔다. X-ray와 초음파에서도 아직까지 관절의 손상 소견은 보이지 않았다. 그래서 나는 그에게 그동안 어떻게 지냈는지 물어보았다. 그랬더니 그가 그동안 양생 프로그램을 통해 배운 식사와 생활스타일을 유지하려고 애썼지만 그것이 잘 안되어서 최근 두 달 동안 다시 과거처럼 가공식품과 외식을 많이 하였다고 말했다. 특히 밀가루와 유제품을 많이 먹어 예전처럼 과민성 대장 증상이 나타났다고 말하는 것이었다. 그러면서 이렇게 된 이유가 사업이 잘 안풀리고 아버님도 돌아가시고 이사도

하게 되는 등 신변에 여러 변화가 많았기 때문이라고 실토하였다. 그래서 나는 그에게 다시 스트레스를 조절하는 법과 더불어 식사 조절을 시키고 짧은 기간이나마 몸속 대청소를 다시 하자고 설득하였다. 그후 1달 안에 그의 손가락 통증은 사라지고 장 기능도 다시 정상을 회복할 수 있게 되었다.

이처럼 우리는 자신의 몸 속 염증이 어떤 시나리오를 거쳐 자신의 몸에 손상 또는 해를 끼치게 되는지 이해하고 미리 대처를 하는 것이 중요하다. 염증이 있다고 이를 약으로만 대처하려고 하면 그것은 염증의 원인을 그대로 방치해 두는 것과 같다. 제발 그렇게 하지 말고 자신의 몸 속에서 염증의 근원을 찾아 이를 제거해 버리는 조치를 취하도록 해야 한다. 나는 이 길만이 우리가 건강하게 사는 가장 확실한 방법이라고 생각한다. 그러나 내가 이런 말을 하면 거의 모든 사람들이 아직은 그런 시기가 아니라고 생각하고 내 말을 들으려 하지 않는다. 심지어 그들은 내가 과장된 위협으로 공갈하고 있다고 생각한다. 그리고는 몇 년이 지나서 병이 완전한 모습으로 발현되면 그때가서 후회를 한다. 나는 이런 사람들을 너무나도 많이 보았다. 그렇지만 어쩌란 말인가? 이것이 인간의 어리석은 본성이니 말이다.

자가면역성 질환으로 인한 관절염

자가면역성 질환에는 그 기전이 전신에 걸쳐 진행되어 전신 자가면역 질환으로 오는 경우가 있고 어느 특정 조직에만 국한되어 오는 그런 경우도 있다. 전자에 해당되는 것으로 가장 대표적인 것이 전신 홍반성 난창(일명 루푸스), 쇼그렌 증후군, 전신 경화증(피부경화증) 등이 있고 후자에 속하는 것으로는 하시모토 갑상선염, 류마티스 관절염 같은 것이 있다.

이중에서 전신 자가면역 질환의 경우에는 피부 발진, 구강 및 점막 건조, 눈의 염증, 근육통, 신장염 등 다른 부위를 침범한 염증 증상들이 함께 나타나게 된다. 당연히 관절염도 그런 전신의 여러 염증 증상들 중 하나로 나타날 수 있다. 바로 이 점이 류마티스 관절염과 차이나는 점이다. 또한 류마티스 관절염은 그에 특정한 염증 마커들이 존재하여 이들이 혈액에서 양성으로 나온다. 그러나 다른 자가면역성 질환의 일원으로 관절염이 나타나는 경우에는 이런 소견들이 정상이거나 있어도 약간만 증가된 상태로 나타나게 된다. 또한 류마티스 관절염의 특징이라 할 수 있는 아침에 관절이 뻣뻣한 점, 양측 관절이 대칭적으로 침범되고 변형되는 점 등이 여기서는 보이지 않는다. 그러므로 여러분은 자신의 관절염 증상이 전신 자가면역성 질환의 일원으로 나타난 것인지 아니면 염증성 류마티스 관절염 때문에 생긴 것인지 먼저 파단해야 한다. 이것을 잘 모르겠으면 의사에게 가서 정확한 컨설팅을 받아보길 권한다.

전신 자가면역 질환일 때에는 공통적으로 혈액에서 ANA(anti-nuclear antibody)라고 하는 자가항체가 양성으로 나온다. 물론 아주 드물게 이 항체 검사가 음성으로 나오는 사례도 있기는 하지만 그런 경우는 매우 드물기 때문에 진단을 위한 첫 번째 단계로 ANA 검사를 해보는 것이 좋다. 그래서 이것이 양성으로 나오면 그 다음 구체적으로 어떤 자가면역질환인지 구분하기 위한 검사로 들어가면 된다.(**참고** : 표) 예를 들어 전신 홍반성 난창의 경우 추가적으로 Anti-double-stranded DNA, Anti-Smith antibody(anti-Sm) 검사를 통해 확진을 할 필요가 있는 것이다.

표. 자가면역질환을 구분 진단하기 위한 검사들

자가면역질환을 구분 진단하기 위한 검사들	
일반 스크리닝 검사	ANA 혈액 검사
전신홍반성난창 (루푸스)	Anti-double-stranded DNA, Anti-Smith antibody(anti-Sm)
쇼그렌 증후군	Anti-SSA antibody Anti-SSB antibody
전신경화증/피부경화증	Scleroderma antibody(Scl-70) Anti-centromere antibody(ACA) Anti-RNA polymerase III antibody
다발성근염및피부근염	Creatine kinase and aldolase Anti-Ro/SSA Anti-La/SSB Anti-RNP, anti-Sm, anti-Jo-I antibody
혼합결합조직질환	Anti-U1 RNP antibody

(**참고** : ANA 검사가 양성이라고 모두 자가면역질환이라 할 수는 없다. 엡스타인-바 바이러스, 단핵구 바이러스, 진드기에 의해 전파되는 라임병의 원인균인 보렐리아(Borrelia burgdorferi) 감염 때에도

ANA 검사가 양성으로 나온다. 그래서 이런 감염에 걸리면 장기간에 걸쳐 몸이 계속 피로하고 기력이 떨어지는 증상을 나타내곤 하는 것이다.)

전신 홍반성 난창(루푸스)

모든 전신 자가면역질환에서는 관절염 또는 관절의 통증이 전체 질환의 일부로 나타날 수 있다. 전신의 모든 장기를 침범할 수 있는 루푸스에서도 환자의 90% 정도가 관절염 또는 관절의 통증을 경험한다. 때론 이것이 질병의 초기 증상으로 나타날 때도 있다.

루푸스와 같은 전신 자가면역질환에서의 관절염은 여러 관절을 침범하는 양상이 류마티스 관절염과 비슷하지만 일반적으로 관절의 침식이나 변형을 일으킬 정도로 심하지는 않는 편이다. 그러나 만약 루푸스 환자라도 ACPA 검사 결과가 양성인 환자에서는 관절의 침식이 일어날 수 있다. 그래서 자가면역질환자들 중에서는 두가지 이상의 자가면역질환들이 서로 동시 병합적으로 나타나는 수가 종종 있다.

쇼그렌 증후군

전신에 걸친 외분비샘(침샘, 눈물샘 등과 같이 액체를 인체 밖으로 분비하는 조직)을 침범하는 자가면역질환으로 구강 건조, 안구 건조, 질 건조, 피부와 호흡기 건조증을 일으킨다.

약 50%의 환자에서 관절염 증상을 나타내는데 이들을 실제로 관찰해보면 그 중에서 활막염과 골 침식 소견을 보이는 경우에 나중에 류마티스 관절염으로 진행하는 코스를 밟는 환자도 있다. 특히 ACPA 항체가 양성일 때 더욱 그러하다. 그렇지 않은 경우는 골침식 소견이 나타나지 않는다.

피부경화증

피부경화증은 진피 내에 콜라겐 같은 아교질의 과다한 축적으로 인해 피부가 딱딱해지고 두꺼워지는 자가면역질환이다. 두 가지 형태가 있다. 피부만 침범하여 딱딱해지는 국소 피부 경화증과 피부만 아니라 폐, 소화기, 신장과 심장 등의 내부 장기 속의 결합조직에도 아교질이 증가하여 섬유화 증상을 나타내는 전신경화증이 있다.

피부경화증의 공통적인 증상들로는 관절통, 손이 부음, 아침에 나타나는 경직감, 피로 등이 있다. 관절은 보통 붓지는 않고 X-ray에도 활막의 비후나 골 침식 소견은 보이지 않는다. 그러나 드물게 류마티스 관절염과 동시에 병합되어 나타나는 수도 있다. 이른바 **자가면역질환의 병합**(overlap) 현상이다.

다발성근염 및 피부근염

근육을 침범하는 염증성 질환으로 주된 증상이 근육 약화와 통증이고 관절은 잘 침범되지 않는다. 그렇지만 결합조직을 침범하는 염증성 질환이라서 여기에 소개하는 것이다. 피부까지 침범된 경우에는 피부근염(dermatomyositis)이라고 부른다.

혼합결합조직질환(MCTD; mixed connective tissue disease)

한 사람에게서 루푸스, 전신경화증, 다발성근염이 병합되어 나타나는 경우에 붙이는 진단명이다. 이 경우에는 anti-U1-RNP(ribonucleoprotein) antibody가 아주 높은 농도로 존재한다. 이 질환에 속하는 환자는 몇 년 뒤에 위의 3가지 질환 중 하나로 최종 판결 나게 된다.

어느 경우가 됐든 현행 주류의학에서는 이들을 개별적으로 분류하여 약물로 치료하려고 한다. 그 때마다 서로 다른 독한약물들을 혼합하여 사용하게 되는데 나는 이런 약물들이 염증성 질환을 근본적으로 해결하는 약물들이 아니고 그 질환의 경과 과정을 변화시키는 역할만 하는 것이기 때문에 큰 도움이 안된다고 생각한다. 더구나 부작용이라도 없으면 괜찮겠지만 부작용도 만만치 않다. 그래서 나는 이런 약물들을 응급이나 급성용으로 잠시만 사용하고 환자들에게 "**몸속 환경**"을 개선시키는 프로그램을 먼저 실시하라고 권하고 있다.

Chapter

6

감염성 관절염

지금까지 살펴본 퇴행성 관절염 또는 염증성 관절염과 달리 감염성 관절염은 직접 관절 속으로 침투한 미생물(세균, 바이러스, 진균 등)에 의해 관절의 염증이 일어난 경우를 말한다. 이는 프로테우스 미라빌리스(Proteus mirabilis)나 포르피로모나스 진지발리스(Porphyromonas gingivalis) 또는 마이코플라즈마(Mycoplasma) 같은 미생물들이 몸 안에서 면역 반응을 유도하고 이로 인해 면역세포들과 항체들이 관절로 모여 염증을 일으키는 류마티스 관절염의 발생 기전과는 분명 차이가 있다. 류마티스 관절염과 같은 염증성 관절염의 경우에는 비록 미생물들이 면역 반응을 촉발시키는 역할을 했을지언정 이들이 직접 관절염을 일으키는 주체가 아니고 흥분된 면역 시스템이 염증을 일으키는 주체이기 때문에 다른 것이다. 따라서 감염성 관절염에서는 관절을 침범한 미생물들과 직접 싸우는 전략을 택해야 한다. 즉, 항생제나 다른 항미생물제를 사용하여 관절로 침투한 미생물들을 직접 죽이는 일을 해야 하는 것이다. 그렇지만 이 경우에도 역시 몸의 방어력을 길러주는 "**몸 속 환경**" 개선법은 반드시 필요하다. 예를 들어 항생제를 사용할 때 프로바이오틱스와 같은 보충제를 함께 복용하여 장내 환경을 잘 가꿔주는 것이 관절에서 균을 몰아내는 싸움에도 많은 도움을 주게 된다.

또한 염증성 관절염의 경우에는 여러 관절을 다발성으로 침범하게 되지만 감염성 관절염의 경우에는 어느 한 관절에만 감염으로 문제가 생기게 되는 차이점을 가지고 있다.

감염성 관절염은 노인뿐 아니라 젊은이와 유아에게도 얼마든지 생길 수 있다.

세균

세균이 관절강 속으로 침투하게 된 경우를 이른바 화농성 관절(septic joint) 또는 감염성 관절이라 부른다. 이것은 세균 감염시 해당 관절에 갑작스런 통증, 열감, 부종, 붉은 색으로 변함, 관절 움직임의 제한 등의 감염 소견이 나타나기 때문에 쉽게 진단할 수 있다. 그리고 전신적으로 아주 높은 열이 동반된다. 따라서 바로 즉각적인 진단과 조치가 취해져야 하는 응급 질환으로 간주되고 있다.

무릎 관절이 가장 흔히 감염되고 그 다음으로는 히프, 어깨, 손목, 발목 관절의 순이다. 손가락 관절은 감염되는 일이 거의 없기 때문에 류마티스 관절염과는 쉽게 구분된다. 감염된 관절강 속에는 오염된 관절액이 차서 관절을 부풀게 만드는데 병원에서 이를 뽑아 세균 배양검사를 보내면 약 1/3 정도에서만 원인균을 찾을 수 있다. 그래서 원인균을 좀 더 잘 찾기 위해 관절액 뿐 아니라 혈액 배양검사도 같이 실시하게 된다. 그러면 전체의 2/3 정도에서 원인균을 찾을 수 있다. 최근에는 관절액의 DNA 검사를 통해 원인균을 좀 더 확실하게 찾는 방법도 사용되고 있다.

감염성 관절 발생시 대부분 세균들이 관절강 속으로 들어가게 되는 경로가 혈액을 통해 들어가는 것으로 추정되고 있다. 어느 세균이든 관절에 감염을 일으킬 수 있지만 가장 흔한 원인균으로는 Streptococci, Staphylococci, Yersinia, Chlamydia, Ureaplasma species와 Neisseria gonorrheae, Borrelia burgdorferi(라임병의 원인균), Mycoplasma hominis 등이 있다. 마이코플라즈마 균은 발견되지 않고 그대로 지나칠 경우 나중에 류마티스 관절염을 일으키는 유발 요인으로 작용할 수도 있다.

감염된 균이 약하거나 완전히 사라지지 않는 경우에는 만성 감염성 관절염으로 넘어가게 된다. 이 경우 원인균으로는 Treponema pallidum(매독의 원인균), Mycobacterium tuberculosis(결핵의 원인균), Mycobacterium leprae(한센병의 원인균), Brucella(열처리하지 않은 우유로부터 감염)등이 있다.

균 배양 후 적절한 항생제를 사용하여 치료하는 것을 원칙으로 하고 있다.

진균

드물지만 여러 곰팡이 균들도 관절의 감염을 일으키는데 기여할 수 있다. Candida, Blastomyces, Coccidioides 등이 대표적이다. 이런 진균 감염은 주로 외상 후 피부를 통한 침투 경로를 통해 감염을 일으키게 된다. 균 배양 검사를 통해 적절한 항진균제를 선택하여 치료한다.

바이러스

바이러스 질환을 앓고 나서 관절염 증세를 경험하는 것을 종종 목격할 수 있다. 보통 풍진 바이러스, 파보 바이러스 B19, 볼거리 바이러스, B형 간염 바이러스 등의 감염 후에 잘 나타난다. 이 밖에 lymphocyte choriomeningitis 바이러스, 모기에 물려서 감염되는 바이러스 질환(예 : 호주의 Ross River agent, Barmah Forest 바이러스, 스웨덴의 Ock-elbo agent, 인도와 동아프리카의 chikungunya, o'ntong-nyong) 등도 관절염 증세를 일으킬 수 있다.

바이러스 관절염은 관절의 통증 외에 바이러스 감염 증세들이 동반되기 때문에 의심을 하고 혈액 검사를 통해 확진을 내려볼 수 있다. 풍진이나 파보 바이러스이 경우 열과 피부 발진이 나타나고 볼거리의 경우 열과 두통, 이하선염의 팽대가 나타난다. B형 간염의 경우에는 두드러기, 황달 등과 함께 20% 정도에서 관절염이 나타난다.

바이러스 질환에 의한 관절염은 보통 6-8주 이상 지속되는 일이 없다. 따라서 2달 이상 지속되는 관절염은 다른 원인을 찾아보아야 한다. 물론 염증성 관절염을 앓고 있는 사람이 바이러스 질환에 걸릴 수도 있다. 그런 경우에는 류마티스 관절염과 같은 염증성 질환의 증세가 확 악화되는 일이 발생하게 된다. 그러므로 이런 상황에서는 약의 용량을 더 올리는 것이 답이 아니라 바이러스 질환을 청소하거나 면역력을 증대시키는 방법을 강구하며 6-8주 간의 시간을 버텨보는 것이 필요하다.

Chapter 7

통풍성 관절염

통풍성 관절염은 대사성 관절염의 대표격으로 만성 질환인 통풍의 특징적인 증상으로 발생하게 되는 급성 관절염을 말한다. 체내에 요산 레벨이 증가하면 요산 결정들이 관절강내와 주변 조직에 축적되면서 염증을 일으키게 되는데 다른 관절염보다 통증이 매우 극심하여 관절 부위에 바람만 스쳐도 아프다는 느낌을 갖게 만들 정도로 심한 통증을 일으킨다. 보통은 밤에 잠든 사이에 급성 통증 발작이 발생하여 잠에서 깨어나게 만든다. 또는 아침에 첫 걸음을 디딜 때 통증 발작을 일으키기도 한다. 반복적으로 재발되는 특성을 가지고 있으며 심한 경우에는 관절의 변형 및 불구가 생길 수도 있다. 가벼운 발작은 몇 시간 이내에 사라지거나 하루 이틀 정도만 지속되지만 심할 경우에는 몇 주간 지속될 수도 있다.

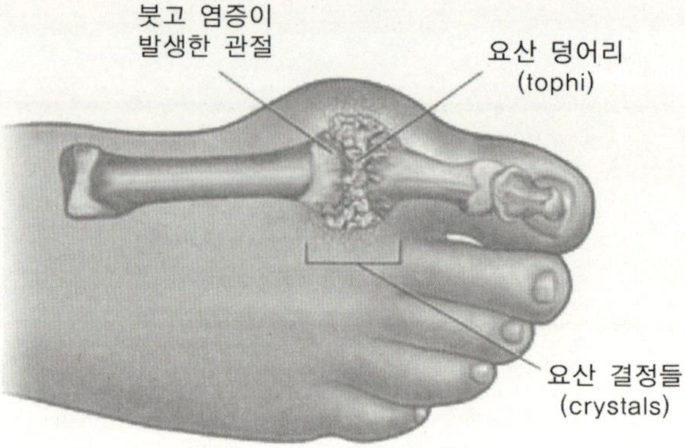

그림. **통풍성 관절염**

급성 통증이 없는 시기가 중간에 있을 수 있지만 요산 수치가 높은 한 관절염은 계속 반복된다. 진단은 혈청 요산 농도가 높고(7 mg/dL 이상) 관절의 윤활액을 추출하여 현미경 하에서 백혈구가 바늘 같이 생긴 요산 결정을 탐식하고 있는 것을 확인하면 내릴 수 있다.

원인은 체내 요산 레벨이 높아서 일어나는 것이다. 요산 레벨이 높으면 관절염은 물론 신장에 돌이 생길 가능성과 혈압이 증가할 가능성도 높아지게 된다. 요산은 음식을 통해 섭취한 퓨린 단백질이 대사되면서 생겨나는 노폐물로만 알려져 있다. 그러나 최근에 과당 섭취가 많을 경우에도 체내에 요산이 레벨이 증가하게 된다는 기전도 밝혀져 있다.(참고 : 본인의 다른 저서인 "**탄수화물의 함정**"에 좀 더 자세한 내용이 나와 있다.)

그러므로 근본적인 치료는 요산 레벨을 올리지 않는 식이 요법을 하고 몸 속의 요산을 청소하여 몸밖으로 배출시키는 일을 하는 것이다. 만약 이를 제대로 실천하지 못해 급성 관절염이 발생한 경우에는 단기적으로 항염(소염진통)제를 사용하여 통증을 다스리는 수밖에 없다. 첫 번째 심한 통증 발작을 경험한 뒤에 즉시 식이 요법과 "**몸속 대청소**"를 하지 않는다면 재발은 막을 수 없다. 나는 많은 통풍성 관절염 환자들에게 이런 점을 강조하며 이 병을 약으로 고치려 하는 생각이 얼마나 어리석고 부질없는 일인지 항상 열심히 설명해 주고 있다.

다음은 내가 경험한 실례이다. 42세 회사원 박씨는 우측 엄지 발가락의 중족지관절의 관절염으로 내원하였다. 그는 새벽에 우측 발가락에 너무 심한 통증을 느껴 응급실을 방문하여 통풍성 관절염이란 소리를 듣고 치료받은 후 다시 통증이 가라앉지 않아 회사 출근을 포기하고 나의 진료실을 찾아왔다. 그는 평소 자신이 통풍 환자인지 몰랐다고 말했다. 건강 검진에서 혈압이 높고 콜레스테롤 레벨이 높은 정도였지 요산 수치가 높다는 소리는 듣지 못했다고 말했다. 그러나 응급실을 방문하여 검사한 결과 요산 수치가 9.8로 높게 나왔다는 말을 들었다고 전했다. 내가 언뜻 보기에도 그는 심한 비만 상태였고 지방간도 심한 상태였다. 나는 통증을 없애기 위해 진통소염 주사를 놓고, 요산 배출을 촉진시키는 약과 먹는 소염진통제를 처방해 주었다. 그리고 그 사람에게 통풍이란 병에 대해 설명해주면서 빨리 과당 섭취를 줄이라고 말해주었다. 그는 자신은 고기를 별로 좋아하지 않는다고 말하면서 술도 마시면 안되느냐고 물었다. 그래서 술은 간 기능을 저하시켜 간에서의 과당 처리 능력이 저하되면서 과당이 요산으로 전환되는 비율을 늘려주기 때문에 계속 술을 마시면 당연히 통풍성 관절염이 좋아질 수 없고 또 술 중에 일부가 과일과 설탕으로 담근 것들이어서 더욱 나쁜 영향을 미친다고 말해주었다.

이처럼 요즘 통풍성 관절염 환자들이 부쩍 늘고 있다. 원래 통풍은 나이가 많을수록 그리고 요산 레벨이 높을수록 또한 남자들에게서 많이 생기는 대사성 질환이다. 이는 나이가 들수록 남자들에서 신장에서 요산을 배출하는 능력이 감소하기 때문에 그런 것이다.(**참고** : 여성에서는 에스트로젠의 영향으로 요산 제거 능력이 남성보다 잘 유지되고 있음.) 그런데 최근에는 이런 통풍이 젊은 사람들 사이에서도 급격히 늘고 있다. 나는 그 이유가 사람들이 과당을 너무 많이 섭취하고 있기 때문이라고 생각한다. 그래서 과당에 취약한 사람들이 신장에서 배출하는 양보다 더 많은 요산을 몸에서 만들기 때문에 이런 일이 생긴다고 생각한다.

그런데도 현행 주류의학은 이 문제를 식이요법이 아닌 약으로만 해결하려 하고 있다. 즉, 통증과 염증을 줄이는 약과 요산 배출을 늘리는 약들을 사용하여 이 문제를 임시방편적으로만 대응하려 하고 있는 것이다. 그렇지만 이런 식으로는 아무리 많은 약을 사용한다고 해도 몸 안에서 요산 쓰레기가 더 많이 생겨나느 상황을 방치한다면 무슨 소용이 있겠는가?

따라서 통풍성 관절염을 예방하기 위해서는 식사를 조절하여 요산 레벨이 올라가지 않도록 막고 지나치고 잦은 음주를 삼가고 비만과 지방간 같은 불필요한 몸 속 쓰레기들을 미리 사전에 청소해 주는 작업을 먼저 또는 병행하는 것이 꼭 필요하다. 그러면 약을 사용하지 않더라도 얼마든지 통풍과 통풍성 관절염을 예방할 수 있다.

치료하지 않는 통풍의 진행 코스

통풍은 먹는 것이 잘못되어 생기는 대사성 질환이다. 그러므로 적극적인 식이요법을 하지 않는 한 계속 다음과 같은 단계로 진행하게 되어 있다.

(1) 증상이 없는 고요산혈증의 단계

혈중 요산 레벨만 높고 증상은 없는 상태,
평생 이런 상태로만 지내는 사람들도 있다.

(2) 급성 통풍성 관절염 발생 단계

갑자기 관절에 통증발작이 발생하는 단계. 어느 관절이나 다 침범할 수 있으나 보통은 엄지 발가락 관절에 가장 흔히 발생한다. 침범된 관절은 열감으로 뜨겁고 붉게 변하면서 부어오른다. 통증이 심하고 살짝 만지기만 해도 아파한다.

(3) 중간 증상이 없는 기간

통증 발작이 있고나서 다음 번 통증 발작이 나타나기 전까지의 기간.
이 기간에도 해당 관절의 염증 및 압통 그리고 묵직한 불편함은 계속 남아 있을 수 있다.

(4) 만성 결절성 통풍

몇 차례 통풍 발작이 재발하다 보면 만성화되어 해당 관절에 결절이 형성된다.

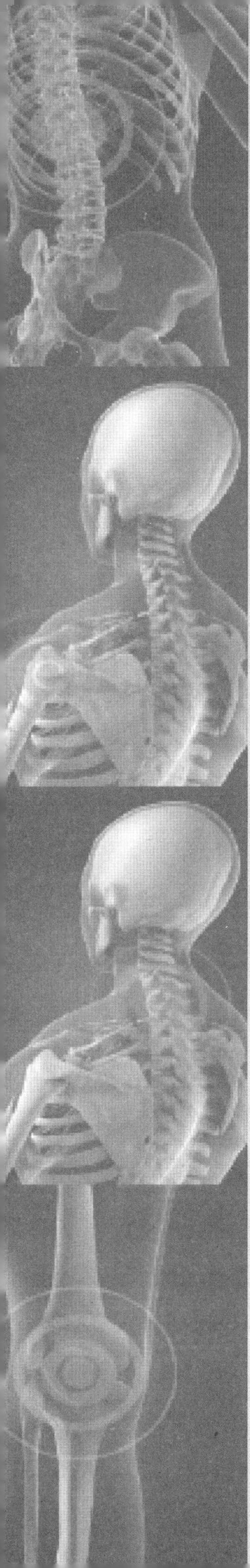

제 2 부

몸 속 환경의 중요성

관절염 치유하기

Chapter

8

만성질환이 생기는 이유

잘못된 질병 프레임

관절염은 외상, 감염 등의 분명한 원인이 있어 급성으로 발생할 수도 있지만 대부분은 특별한 원인이나 계기가 없는 상태에서 만성적으로도 발생하게 된다. 이 책은 급성 관절염이 아니라 만성적으로 발생한 관절염을 치유하는 내용을 다루고 있다.

현행 주류의학은 급성질환을 치료하는데 탁월한 능력을 가지고 있다. 이는 급성질환을 치료하는데 있어 효과가 있는 치료만을 인정하고 이를 표준 치료라고 강조하여 왔기 때문이다. 그래서 현행 주류의학에서 사용하는 각종 약물과 첨단기술을 동원한 진단 및 치료 기술들은 모두 급성질환에서 효과를 발휘하는 것들이라 말할 수 있다.

그렇지만 이런 기술과 방법들을 만성 관절염에 적용하면 많은 문제점이 발생하는 것을 경험하게 된다. 도리어 관절의 염증과 손상이 더 심해지고 관절의 경직이 고착화되는 경우도 있다. 왜 그럴까? 그것은 급성질환에 사용하는 방법들이 대부분 증상을 치료하는데 중점을 두고 있는 방법들이기 때문에 그렇다. 이 때 많은 사람들은 혼란을 느끼게 된다. 그 이유는 급성질환을 치료하는 방법을 만성질환에 적용하면 왜 효과가 없는지 그 차이를 모르고 헷갈려 하기 때문이다. 많은 사람들은 자신의 관절염이 수시로 상태가 악화되어 만성 상태에서 급성 상태로 변할 수 있다는 사실을 모르고 있다. 그래서 평소 만성이던 상태가 급성질환의 양상을 띠게 될 때마다 약과 수술과 같은 급성질환을 치료하는 방법을 적용받게 된다는 사실을 제대로 깨닫지 못하고 있는 것이다.

현행 주류의학이 말하는 표준 치료는 바로 이렇게 만성이던 관절염이 급성질환의 성격을 띠게 되었을 때만 치료하라고 정해 놓고 있다. 그래서 이 기준에 따르면 관절염이 만성일 때 이를 바로잡으려고 하는 방법들에 대해서는 의료 행위로 인정하지 않고 그것이 늘 급성질환의 영역으로 진행 또는 악화되어 들어왔을 때에만 그들이 인정한 방법으로 치료를 받으라고 강요하고 있는 것이다. 이런 암묵적 풍토 때문에 현행 의료가 늘 예방은 뒷전이고 급성질환이 발생해야만 그 때부터 부랴부랴 치료하는 잘못된 프레임을 갖게 되었다고 생각한다. 나는 이런 프레임이 정부(중재자), 보험회사, 의사들이 자신들만의 편의를 위해 만든 프레임이지 결코 환자들을 위해 만든 프레임은 아니라고 생각한다. 그래서 이는 영원한 진리가 될 수 없다고 믿는다. 만약 사람들이 편의를 위해 사회적 합의하에 만든 이런 프레임 속에 갇혀버린다면 자신의 건강을 스스로 책임지고 질병을 예방하려는 태도를 전혀 갖출 수 없게 된다고 생각한다. 그래서 내 생각으로는 이런 프레임이 전체주의적 발상이지 결코 자유주의적 발상이 아니라는 점을 깨달을 필요가 있다고 생각한다. 왜냐하면 이는 우리가 언제든지 잠재적 환자라는 가정하에 그것을 자연스레 받아들이라는 묵시적 순종을 강요하는 제도이기 때문이다.

그러므로 건강 자유인이 되길 원하는 사람은 이런 프레임에서 벗어나야 한다. 관절염 같은 경우에도 그것이 급성질환으로 진행되길 기다리지 말고 염증을 조기에 치유시키고 조직의 상태를 다시 원상으로 회복시키는 다른 길을 선택해야 한다. 이것은 또 한편으로는 진정으로 염증의 긍정적인 의미를 되살리고 이를 이용하는 방법이라 할 수 있다.

그렇지만 아쉽게도 많은 사람들이 건강보험제도가 만든 잘못된 질병 프레임에 갇혀 진정한 건강 자유인이 될 수 있는 기회를 한 번도 경험하지 못하고 보험제도의 노예로 전락하고 있다. 참으로 안타까운 일이지만 이는 본인의 자각이 필요한 부분이라 나도 어쩔 수 없다. 다만 내가 할 수 있는 일은 많은 사람들에게 기존의 프레임을 탈피하여 새로운 시각을 가져보라고 열심히 계몽 활동을 펼치는 길밖에는 없다고 생각한다.

현대인들은 대부분 만성질환으로 죽는다. 이 말은 건강 측면에서 급성질환보다는 만성질환이 훨씬 더 큰 비중을 차지하고 있다는 사실을 우리에게 말해주는 단적인 소견이다. 그러므로 건강은 만성질환을 어떻게 관리하느냐에 따라 그 결과가 결정된다고 말할 수 있다. 문제는 건강 관리가 본인이 하는 것이지 의사나 타인이 해주는 것이 아니란 사실이다. 그래서 우리는 자신의 건강 관리를 남에게 맡기려 하지 말고 스스로 해결하려고 노력하고 그것에 투자해야 한다. 그러다가 간혹 방향을 잃고 판단을 할 수 없을 때에는 전문가의 컨설팅을 받으면 된다. 그렇지만 이 때에도 주체는 어디까지나 자기 자신이 되어야 한다는 점을 잊으면 안된다.

그러므로 나는 여러분이 이 책을 통해 건강보험제도가 만든 프레임에서 벗어나 진짜로 많은 건강 자유를 만끽해보라고 권하고 싶다. 그러기 위해서는 여러분이 새로운 지식을 접하고 식견을 넓히려는 노력을 열심히 해야 한다. 왜냐하면 그런 노력을 하는 사람에게만 건강 자유에 대한 신개념의 지평이 열리게 될 것이기 때문이다.

만성질환의 발생 원인

만성질환은 급성질환과 달리 몸 속 환경이 나빠져서 생기는 질환이다. 세포는 항상 그 주변 환경의 영향을 받는다. 주변 환경이 쾌적하고 이상적일 때에는 세포의 기능도 최적의 상태를 이루게 된다. 이런 상황에서는 질병이 생길 가능성도 거의 없다. 면역력이 최상이라 감염증에 잘 걸리지도 않는다. 반대로 몸 속 환경이 나빠지면 세포가 자기 기능을 상실하고 때론 악성 세포로 변하는 일이 생기게 된다. 따라서 우리는 몸 속 환경을 깨끗하게 가꾸는 일을 항상 열심히 해야만 한다. 그리고 그것이 곧 건강을 지키는 길임을 알아야 한다. 이런 이유 때문에 나는 많은 사람들에게 내가 말하는 양생의 의미가 바로 몸 속 환경을 최적의 상태로 만들라는 의미와 같다는 점을 늘 강조해서 말해주고 있다.

우리는 보통 급성질환일 경우 그런 상황을 만든 원인을 쉽게 찾을 수 있다. 다시 말해 인과 관계 또는 구체적 악화 요인을 지목하기가 어렵지 않다. 예를 들어 각종 외상이라든가 아니면 미생물의 감염 같은 것을 구체적인 급성질환의 원인으로 쉽게 지적할 수 있다. 그러나 만성질환에서는 이와 같은 인과관계를 뚜렷하게 설정하기가 어렵다. 그 이유는 원인이 한두 가지가 아니고 그것도 명확하지 않을 뿐 아니라 이들이 시간적 차이를 두고 작용하면서 그런 상황을 만들기 때문에 전후 관계도 모호한 상태다. 그래서 만성질환에서는 인과관계라고 말하기보다는 기여요인들의 종합이라고 말하는 것이 더 타당한 표현이라 할 수 있다. 구태여 인과관계라는 단어를 사용하길 원한다면 다인성 다차원적 인과관계라고 말할 수 있다. 여러 원인들이 시공간 차이를 두고 작용하면서 그런 상황을 만들었다고 한다면 그것은 다른 말로 환경이 바뀌어서 그렇게 된 것이라 말할 수 있는 것이다. 그러므로 우리는 여기서 **만성질환은 몸 속 환경에 의해 생기는 질환**이란 생각을 분명히 깨달을 수 있는 것이다.

이는 앞서 말한 대로 급성질환에서 질병 발생의 원인을 단일 또는 특정 요인으로 설정하고 그것에 모든 책임을 돌리고 있는 견해와는 확실히 다르다. 그래서 나는 만성질환에서 어느 특정 원인 한가지에만 모든 책임을 지우려는 패러다임을 부정한다. 잘 알다시피 염증은 몸 속 어디에든 생길 수 있다. 염증이 생기는 부위마다 병명을 붙이는 현행 의학의 질병 명명법은 급성 시기에 의사 소통을 원활하게 하기 위해서는 편리할지 모르지만 만성질환의 치료 측면에서는 오히려 방해적 요소를 많이 가지고 있다. 그 이유는 그렇게 하면 할수록 '**몸 속 환경**'이란 더 큰 요소를 보지 못하기 때문이다. 내 생각은 염증이 어느 특정 부위에 생긴 것이 중요한 것이 아니라 그런 염증으로 인해 **몸 속 환경**이 나빠지게 되었다는 사실이 더 중요한 포인트라 생각한다. 비록 염증이 어느 특정 장소에 집중되어 활발하게 진행되고 있다고 해도 그 시작은 몸 속 일차 방어선에서부터 문제가 생겨 염증 유발원인이 그 곳까지 침투해 들어온 것이기 때문에 문제의 시발점을 찾아서 이것에서부터 원천적으로 해결하려는 시각과 견해를 완전 가려버리는 아주 나쁜 속성을 가지고 있다고 생각한다. 그래서 나는 만성질환을 각 병명으로 나눠 부르는 것을 별로 좋아하지 않는다.

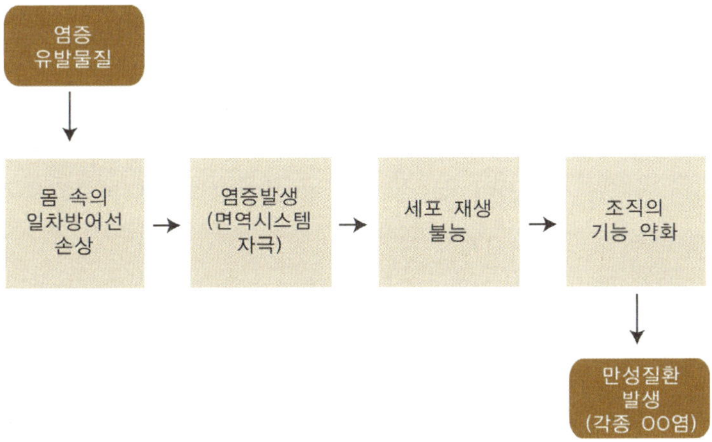

그림. 만성질환의 발생 과정. 여러 단계의 요인들이 다차원적으로 기여하여 발생하는 것임을 보여준다.

관절염도 마찬가지다. 관절 조직에 염증이 있다고 하더라도 그것은 몸 속의 일차방어선인 장점막 또는 구강점막 등의 약화로 인해 각종 염증 유발요인들이 몸 속으로 들어와 면역시스템을 자극한 결과이다. 그러므로 염증에 의해 몸 속 환경이 혼란스러워진 상황이란 점에 초점을 맞춰야한다. 그리고 이점은 다른 염증 질환에서도 마찬가지다. 다만 그 부위가 관절이라서 관절염이라고 부르는 것이란 사실을 알아야 한다. 이런 이유로 나는 관절염이란 병명에 사로잡혀 그곳의 문제만을 해결하려고 하는 생각은 매우 얄팍하고 근시안적이며 일시적인 증상 치료에 불과하다는 점을 깨달았다. 그리고 그런 식으로 접근해서는 전혀 문제가 해결될 수 없음을 절감했다. 대신에 내가 깨달은 점은 근본적으로 문제를 해결하기 위해서는 염증으로 어지러워진 '**몸 속 환경**'을 바로잡아 주는 것이 핵심이 되어야 한다는 사실이었다.

이런 점에서 나는 모든 염증질환 특히 만성적 염증질환은 몸 속 환경을 바로잡는 방법을 우선적으로 실시해야 한다고 강력히 주장한다. 나는 만성질환은 그것이 암, 당뇨, 심장병 혹은 관절염이든 어느 것이든 병명에 상관없이 '**몸 속 환경**'을 최적으로 만드는 "**몸속 대청소**"를 우선적으로 실시해야 한다고 생각하는 사람이다. 만약 이렇게 하는데도 불구하고 몸 안의 국소적 염증이 해결되지 않으면 그 때에는 세포 재생에 있어 문제가 있음을 파악하고 그 다음 단계의 조치로 들어가는 수순을 밟고 있다.

세포 재생의 조건

앞서 나는 만성질환이 '**몸 속 환경**'이 염증으로 인해 엉망이 되어서 각종 세포, 조직, 장기가 제 기능을 발휘하지 못하는 상황이라고 말하였다. 이는 현행 주류 의학에서도 인정하는 내용이다. 그렇지만 대부분의 치료자들은 그들이 주류의학을 하건 또는 대체의학을 하건 간에 모두 염증을 진정시키는 방향으로만 초점을 맞추고 있다. 주류의학을 하는 사람은 약과 수술로 염증을 해결하려고 하고 대체의학을 하는 사람은 음식과 약초, 기타 자연의 에너지를 사용하여 염증을 해결하려고 한다.

나는 이 점을 충분히 인정하면서 관점을 조금 바꿔 만성질환에서 염증으로 인해 손상된 세포들이 다시 재생되는 측면을 들여다보고자 한다. 이 관점은 '**몸 속 환경**' 전체를 아우르는 포괄적 관점에서 빠져서는 안될 부분이다. 그럼에도 불구하고 실제 많은 치료자들이 흔히 간과하고 있는 부분이기도 하다. 나는 우리가 아무리 염증을 진정시킨다고 해도 그 자리에 새로운 세포들이 빨리 재생되어 손상된 세포들을 대체시켜주지 못한다면 해당 조직이나 장기는 자기 기능을 잃고 약화될 것이 뻔하다고 생각한다. 그리고 그 결과 당연히 '**몸 속 환경**'이 조금씩 서서히 나빠지는 악순환의 코스를 밟게 될 것이다. 그래서 나는 만성질환의 정의 속에 몸 안에서 새로운 세포들이 재생되지 못하는 상황이 지속되고 있는 경우라는 내용이 포함되어야 한다고 생각한다.

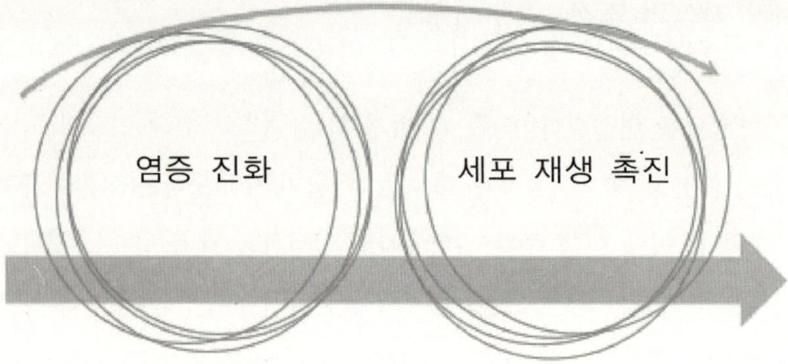

그림. 몸 속 환경 개선의 두 단계. 염증 진화만 중요한 것이 아니라 새로운 세포가 재생될 수 있는 조건을 만들어주는 것도 매우 중요함을 보여준다.

그리고 이런 측면에서 만성질환을 이해하고 해결책을 찾으려는 방향으로 접근하게 되면 (1)염증을 진정시키는 '**몸 속 대청소**'와 독소 제거, (2)새로운 세포 재생에 필요한 영양 성분의 공급, (3)세포가 분열하여 새로운 세포를 만들어 내는데 필요한 세포 안팎의 환경 조성 등이 이에 필요한 조건임을 깨달을 수 있다. 나는 '**몸속 대청소**'와 영양 공급 부분에 대해서는 이미 이 책의 다른 부분과 본인의 다른 책들에서 충분히 설명한 바 있다. 그래서 여기서는 위의 세 번째 조건인 세포가 분열하여 새로운 세포를 만들어내는데 알맞은 환경 조성에 대해서만 좀 더 자세히 살펴보기로 한다.

물론 세포가 분열하는 과정도 실상은 넓은 의미에서 '**몸 속 환경**'에 속한다고 말할 수 있다. 그렇지만 그 중에서 가장 핵심적인 대표 내용을 꼽는다면 그것은 세포가 살고 있는 체액의 상태라고 종합해 볼 수 있다. 보통 세포는 평상시에 pH 7.35~7.45 사이의 환경 속에서 기능하고 있다. 이를 전기적으로 표시하면 약 -20~-25mV 정도의 전하(볼티지)를 가지고 있는 액상 환경 속에서 살고 있다고 바꿔 말해 볼 수 있는 것이다. 그러다가 세포가 분열하여 자기와 닮은 새로운 세포를 만들어 내고자 할 때에는 체액의 조건이 pH -7.79~-7.88 정도로 더욱 알칼리성 환경으로 바뀌어야 한다. 그리고 이 때의 환경을 전기적으로 표현하면 세포 주변의 전압(볼티지)이 -45~-50mV로 더욱 전자를 많이 함유한 음성 상태로 바뀌어져 있어야 한다.

그러나 만약 염증으로 인해 세포 주변에 산화 작용이 과도하게 일어나면 전자들이 부족한 상태가 되어 세포 분열을 일으킬만한 에너지가 없는 상태로 전락하게 된다. 그래서 새로운 세포들이 못 만들어지고 염증으로 손상된 세포들만 존재하기 때문에 그 기능들이 저하되어 또 다시 염증 반응이 재발하게 되는 악순환의 덫에 걸리게 되는 것이다.

그러므로 이런 난국을 타개하기 위해서는 '**몸속 대청소**'도 해야 되고 세포 재생에 필요한 영양 공급도 충분히 해주어야 하지만 체액을 알칼리성 또는 전자가 풍부한 상태로 만들어 주기 위한 노력도 절대 빠뜨려선 안된다.

세포 재생을 방해하고 염증을 유발시키는 요소들

지금까지 우리는 염증을 진정시키고 세포 재생을 촉진시킬 수 있는 치유 환경의 조건에 대해 알아봤다. 게다가 염증을 진정시키는 방법으로 화학적인 약물을 사용하지 않고 몸을 청소하는 방법을 통해 염증을 진정시키고 가능한 양질의 음식을 사용하여 필요한 영양소들을 공급하는 방법들에 대해서도 언급하였다. (참고 : 이 두 가지 방법들에 대해서는 다음 장부터 이 책의 후반부에서 좀 더 자세한 설명들이 추가될 것이다.)

그래서 여기서는 이상과 같은 두 가지 교정 조치들에도 불구하고 '**몸 속 환경**'이 회복되지 못하고 계속 나빠지는 이유에 대해 살펴보기로 한다. 염증 환자들 특히 관절염 환자들은 이런 내용들을 잘 기억해두고 있어야만 자신의 염증 문제가 해결되지 못하고 자꾸 지속되고 재발되는 이유를 찾아낼 수 있다. 그리고는 그것을 해결해 줌으로써 염증 문제에서 근본적으로 벗어나거나 또는 이를 안정되게 관리하는 길로 접어들 수 있게 된다.

먼저 염증 치유를 방해하는 가장 큰 요인은 설탕, 과당, 정제 탄수화물 같은 단 성분을 많이 먹는 식습관이다. 이런 식품들을 많이 먹으면 인슐린 분비가 증가되어 인슐린 저항성이 발생하게 된다. 인슐린 저항성은 대사질환의 기본으로 지방간, 비만, 고혈압, 당뇨, 심장병, 암, 관절염 등이 줄줄이 발생하는 토양 역할을 한다. 또한 단 식품을 많이 섭취하면 구강 및 장 속에 서식하는 미생물 집단의 균형이 깨져 유해한 세균들이 증식하는 기회를 제공한다. 그 결과 면역시스템의 과부하 및 이상을 초래하여 궁극적으로 각종 감염성 질환, 자가면역질환 같은 염증성 질환들의 발생을 유도하게 만든다. 그러므로 염증성 질환 및 각종 성인병에 걸리지 않으려면 그리고 이런 질환으로부터 벗어나고 싶으면 하루 빨리 식탁에서 단 음식을 멀리하는 식습관을 들여야 한다. 관절염도 예외가 아니다. (참고 : 이 점에 대해서는 본인의 유튜브 강의 "**인슐린 저항성과 당뇨 이해하기**"와 다른 저서인 "**당뇨에서 빠져나오기**", "**탄수화물의 함정**" 등에 좀 더 자세한 내용이 들어 있다.)

다음으로 염증 치유 및 세포 재생을 방해하는 요인은 갑상선 기능 저하증이다. 갑상선 호르몬은 세포 레벨에서 에너지를 생산하는데 기여하는 중요한 호르몬이다. T3는 세포막에서, T2는 미토콘드리아에서 에너지를 생산하는데 도움을 주고 있다. 그러나 이런 작용을 하는 갑상선 호르몬이 세포 레벨에서 부족하게 되면 세포에서 에너지를 충분히 생산하지 못해 세포 안팎의 주변 환경이 점차 산성으로 변하게 된다. 그래서 실제 전체 인구 중의 약 절반 정도가 세포 레벨에서 활동하는 갑상선 호르몬이 부족한 것으로 추정되고 있다. 이렇게 세포 레벨에서의 에너지 생산이 원활하지 못하면 염증을 이겨내고 새로운 세포를 만들어 낼 힘이 부족하게 된다. 그 결과 염증으로 손상된 세포들이 자신을 대신할 새로운 세포들을 만들어 내지 못하게 되는 것이다. 그러므로 만약 염증성 질환에서 깔끔하게 벗어나지 못하고 자꾸 헤메이는 양상을 띠는 사람이 있다면 혹시 갑상선 기능 저하가 있어서 회복을 방해하고 있지 않은가 의심하여 갑상선 호르몬의 기능을 지원해주는 다양한 조치들을 다방면으로 강구해볼 필요가 있다. (참고 : 이 점에 대해서는 본인의 다른 저서인 "**갑상선 기능 저하 평생 관리하기**"에 좀 더 자세한 내용이 들어 있다.)

과도한 스트레스는 그것이 정신적인 것이든 신체적인 것이든 '**몸 속 환경**'에 나쁜 영향을 주어 염증 치유를 방해하고 새로운 세포가 재생되는 것도 막는다. 그러므로 염증 환경을 잘 정리하고 몸을 치유 모드로 전환시키기 위해서는 지나친 스트레스가 몸에 가해지지 않도록 항상 조절해야 한다. (참고 : 이 점에 대해서는 '제10장 스트레스와 염증'에서 좀 더 자세히 논하기로 한다.)

과거에 경험한 감정 또는 정서적 스트레스 중 강렬한 것은 뇌리에 남아 몸 속 에너지를 지속적으로 방전시키는 역할을 한다. 이들은 몸 속 에너지 회로 속에 자기장 형태로 남아 있다가 해당 회로가 재충전되는 것을 방해하고 계속 낮은 볼티지로 떨어지게 만드는 역할을 한다. 그래서 해당 회로와 연결된 장기나 조직의 세포 재생을 방해하는 작용을 하게 된다. 이와 비슷하게 몸에 남겨진 수술 자국이나 상처 자국 중에서 에너지 통로인 근막(fascia)까지 깊게 들어간 것들도 역시 에너지 흐름을 방해하는 일종의 단락(short) 역할을 한다. 그래서 해당 회로의 에너지 방전을 지속적으로 유도함으로써 세포 재생을 방해하는 작용을 한다. 이처럼 마음 속의 감정적 상처와 실제 몸에 남겨진 신체적 상처들은 모두 해당 회로의 에너지 흐름을 방해하고 전압을 떨어뜨리는 역할을 하여 그 회로와 연결된 조직이나 장기에서 새로운 세포들이 재생되는 것을 막는 결과를 초래한다. (참고 : 이 점에 대해서는 나중에 다른 책에서 자세히 설명하기로 한다.)

마지막으로 몸 속으로 계속 독소를 유입시키는 공급처가 남아있는 경우에는 염증이 만성화되고 새로운 세포 재생이 잘 일어나지 못하게 된다. 여기에 속하는 가장 대표적인 예가 바로 치아 또는 턱뼈의 감염증이다. 우리 몸의 치아는 신경 및 혈관을 통해 전신과 연결되어 있다. 일부에서는 에너지 회로인 경락을 통해 오장육부와도 연결되어 있다고 한다. 그래서 치아 또는 턱뼈 속에 숨은 감염이 있을 경우에는 그 속의 세균 및 그들의 독소들이 몸 안으로 방출되어 몸 속 환경을 산성 다시 말해 에너지가 방전되어 극성이 바뀐 상태로 변하게 만든다. 그렇게 되면 새로운 세포 재생은 잘 일어나지 않고 감염증과 암세포 발생 등과 같은 엉뚱한 합병증만 일어나서 몸이 약해지는 단초를 제공하게 되는 것이다. 이런 이유로 나는 치아 및 구강내 감염증을 절대 소홀히 다뤄서는 안되고 이를 예방하는데 총력을 기울여야 한다고 주장한다. (참고 : 이 점에 대해서는 다른 책에서 좀 더 자세히 논하기로 한다.)

같은 맥락에서 치아 감염증과 더불어 꼭 기억해야 할 사항이 바로 장내세균이상증과 장점막 주변 림프절의 만성 감염증이다. 이들도 모두 앞서 말한 기전과 비슷하게 세균 및 그들의 독소들이 몸 안으로 유입되어 체액을 산성으로 만들고 에너지 레벨을 저하시켜 몸 속에서 새로운 세포들이 재생되는 능력을 소진시켜 버리는 역할을 하게 만든다. (참고 : 장내환경 및 장내세균총의 역할에 대해서는 제11장과 제12장에서 자세히 설명하기로 한다.)

이 밖에 염증 환경을 유발하고 세포 재생을 방해하는 요인으로는 식품 속의 잔류 농약, 방부제, 각종 식품 첨가물과 생활 속에서 접하게 되는 각종 청결제, 가정용 세제, 플라스틱 제품, 합성 약물, 중금속, 가구 및 실내 인테리어 속의 화학물질, 미세먼지, 곰팡이 독소, 생활 방사선 등이 있다. (**참고** : 이 분야는 너무나도 광범위하고 개인 혼자만의 역량으로는 해결할 수 없는 내용들이기 때문에 나중에 다른 책에서 좀 더 자세히 다루기로 한다.)

이중에서 가장 중요한 먹거리와 스트레스 그리고 장내환경(구강환경 포함) 문제들에 대해서만 다음 장에서부터 집중적으로 살펴보기로 한다.

세포 재생을 방해하고 염증을 유발시키는 요소들

- 정제 탄수화물 위주의 식사
- 갑상선 기능저하
- 스트레스 : 과도한 정신적 또는 신체적 스트레스
- 감정 상처
- 육체적 상처
- 숨은 감염 : 치아 및 턱뼈의 감염, 장내세균이상증, 장점막 주변 림프절의 감염(예 : 만성 편도선염, 만성 충수돌기염) 등
- 독소 : 비유기농 식품들, 생활 환경 속의 독소들

Chapter

9

음식과 염증

음식의 중요성

서양 격언에 "우리는 자신이 먹는 대로 만들어진다(You are what you eat)"라는 말이 있다. 이 말은 꼭 건강 또는 생명 분야뿐 아니라 인생을 사는데 있어서도 각종 지혜를 알려주는 소중한 말이라 생각한다. 종교나 윤리에서 "뿌린 대로 거두리라" "자업자득"이란 말과 비슷하다고 볼 수 있다. 모두 원인 제공자가 자신이기 때문에 그 결과로 나타나는 것에 대해서도 남 탓을 하지 말고 스스로 책임을 지고 이를 받아들여야 한다는 자유주의적 철학의 의미가 담겨 있다. 그러면서 동시에 건강한 몸을 만드는데 있어 먹는 음식의 중요성을 전적으로 대변해 주는 말이라 인생을 살면서 가장 소중한 격언으로 여기고 있다.

우리는 먹는 것을 통해 생존에 필요한 영양을 얻는다. 모든 사람들은 이를 바탕으로 성장해 왔고 현재의 몸 상태를 만들며 유지해 왔다. 따라서 음식은 건강을 만드는데 있어 처음부터 마지막 순간까지 가장 중요한 위치를 차지한다고 볼 수 있다. 문제는 먹는 음식이 항상 우리에게 영양만을 제공하는 긍정적이고 밝은 측면만 가지고 있는 것은 아니라는 사실에 있다. 음식은 자신의 생존을 위해 다른 생명체를 희생시켜 얻게 된다는 전제가 포함되어 있기 때문에 약한 생명체들이 자신을 보호하기 위해 만들어 놓은 방어물질들을 불가피하게 섭취하게 될 위험성을 항상 지니고 있다. 우리는 이를 '음식 독소'라고 부른다.

음식 독소에는 거의 모든 사람들에게 나쁜 영향을 미치는 일반적인 독소가 있는가 하면 특정 개체에서만 문제를 일으키는 개인적 독소가 있다. 또한 음식 독소는 몸에 나쁜 영향을 미치는 기전에 따라 염증성 독소와 비염증성 독소로 나눌 수 있다. 염증성 독소는 몸의 방어 기전인 면역시스템이 관여하여 몸에 해가 되는 염증 반응을 일으키는 것으로 우리가 알고 있는 대부분의 독소들이 이에 해당된다. 특히 몸 안에서 직접 또는 면역세포들을 통해 간접적으로 산화 작용을 일으키는 독소들이 모두 여기에 해당된다고 할 수 있다.

한편 최근에 영양유전학(neutrogenomics)의 발달로 새로운 사실들이 계속 밝혀지고 있다. 그것은 음식물 속의 물질이 일종의 정보를 전달하는 메신저로 작용하여 세포 속의 유전자 발현에 어떤 식으로든 영향을 미친다는 사실이다. 이는 음식이 단순히 몸을 구성하는 재료와 인체 기계를 가동시키는 에너지 연료라는 차원을 넘어서 그 이상의 의미(정보 전달)를 가지고 있음을 시사하는 내용으로 매우 의미심장하여 소홀히 취급할 수 없는 내용이라 생각된다. 예를 들어 음식 속에 들어 있는 식물의 유전자 정보(예 : microRNA)들이 그것을 섭취한 개체의 세포들에 영향을 주어 유전자 발현 스위치의 위치를 변화시킬 수 있다는 주장 같은 것이 그런 예라 할 수 있다. 또한 곡물이나 콩류 속에는 렉틴이란 물질이 들어 있는데 이들이 비면역학적 기전을 통해 우리 몸의 건강 상태에 많은 영향을 미칠 수 있는 것으로도 밝혀져 있다. 그래서 우리는 음식 속의 잘 알려진 영양소 성분들만 중요하게 생각할 것이 아니라 잘 알려져 있지 않은 물질이나 구성 비율 등도 그 안에 정보를 담고 있어서 이들의 역할에 대해서도 마찬가지로 중요하게 생각해야 하며 그것에 따라 유전자 스위치의 방향이 달라진다는 사실도 분명히 알고 있어야 한다. 이 점이 바로 최근에 각광받는 후성유전학(epigenetics)에서의 핵심 요소로 음식이 그것을 섭취하는 사람에게 영양 물질로 작용할 수도 있고 잘못하면 비염증성 독소로 작용할 수도 있음을 최근의 과학은 우리에게 알려주고 있다. 이런 이유로 나는 우리가 자신의 유전자에 맞는 올바른 음식을 먹느냐 아니면 잘못된 음식을 먹느냐에 따라 몸에서 일어나는 반응들이 달라져 그 사람의 몸 속 환경 및 건강 상태가 결정된다는 확고한 신념을 갖고 있다. 그리고 같은 이유로 평소 내가 선택하여 먹는 음식에 대해 늘 높은 경외심과 동시에 경각심을 갖고 있다.

이 책에서는 후자의 이야기는 제쳐 두고 전자인 음식을 통한 체내 염증 발생 문제만을 집중 살펴보기로 한다. 왜냐하면 이 책의 주제인 관절염이 바로 몸 속의 염증으로 인해 생기는 질환이기 때문이다.

음식 속의 성분 중 염증을 일으키는 성분을 일반 용어인 독소라는 말 대신 반영양물질(anti-nutrients)이라고도 부른다. 그 이유는 대부분의 사람들이 음식을 먹을 때 그것이 독인줄 알고 먹는 사람은 없기 때문이다. 그래서 우리는 먹는 식품이나 음식 속에는 영양 성분들도 들어있지만 반영양물질들도 함께 섞여 있다는 점을 항상 기억하고 있어야 한다. 그리고 이들이 한 식품 속에 섞여 있기 때문에 조리과정을 통해 가능한 반영양물질을 최대한 줄이려는 노력을 해야만 한다는 점도 함께 명심하고 있어야 한다.

우리가 음식을 섭취할 때 그것으로 인해 몸 속에서 염증이 발생할 수 있는 잠재적 위험 요인들을 살펴보면 다음과 같다.

- **반영양물질** : 이들은 직접적으로 몸에 염증을 일으키는 것도 있고 간접적으로 영양 흡수를 방해하여 또는 장내세균들의 변화를 유도하여 몸에 염증을 일으키는 것도 있다. 이런 반영양물질의 예로 대표적인 것으로는 렉틴, 글루텐, 피틴, 옥살산 등이 있다.
- 음식을 통해 들어오는 농약, 방부제, 조미료, 색소 같은 식품첨가물들
- 식재료를 오염시키는 화학물질이나 중금속들
- 음식에 포함된 세균, 바이러스, 곰팡이 같은 미생물 또는 그들이 만든 독소들

인체 방어선의 중요성

다음으로 음식이 몸 속에서 염증을 일으키려면 염증을 일으키는 물질의 섭취 여부도 중요하지만 막상 그들이 몸 안으로 들어와 면역 시스템을 자극해야 염증 반응이 일어나기 때문에 이들의 출입을 통제하는 방어선의 완벽한 상태 여부도 그에 못지 않게 중요한 역할을 한다는 점을 알고 있어야 한다. 만약 이런 방어선이 제대로 갖춰져 있지 못하면 아무리 영양물질만을 골라서 먹는다고 해도 염증을 막는데 한계가 있을 수밖에 없다. 그래서 나는 음식이 염증을 일으키는 기전에서 또 하나의 중요한 구성 요소로 우리 몸의 튼튼한 방어선 역할을 늘 강조하고 있다.

우리 인체의 일차 방어선은 피부와 위장관, 기관지, 요로생식기 통로 등을 덮고 있는 점막층이다. 이중에서 먹는 음식과 관련된 방어선은 구강 및 위장관의 점막층이다. 위장관 점막층은 피부처럼 눈으로 그 상태를 늘 확인하는 것이 힘들고 섭취한 음식 자체의 영향은 물론 위장관 속에 서식하는 장내세균들의 상태에 의해서도 많은 영향을 받고 있기 때문에 그것의 건강 상태를 정확하게 판단하기 쉽지 않다는 특징을 가지고 있다. 그래서 의사들은 그 사람의 혀나 구강 상태를 보고 나머지 보이지 않는 위장관 점막층의 상태를 짐작하는 일을 하고 있다. (참고 : 물론 최근에 위장관 내시경을 통해 보다 정확한 정보를 얻을 수도 있지만 이는 침습적이고 수시로 가능한 일이 아니라서 여기서 더 이상 언급하지 않기로 한다.)

이처럼 음식은 그 자체적으로 몸 속 환경을 망가뜨리는 독소 역할을 할 수도 있고 장점막 방어벽에 손상을 주거나 장내세균들의 균형을 깨뜨려서 간접적으로 몸 속 환경을 어지럽히는 역할을 할 수도 있다. 그래서 우리는 항상 먹는 음식에 신경을 쓰고 항염증 식단을 먹도록 노력해야 한다. 만약 잘못해서 염증 조장 식품을 먹게 되면 그것이 일회성으로 끝나는 것이 아니라 이처럼 장점막 방어벽과 장내세균총에 영향을 미쳐서 지속적인 건강 악순환의 기폭제 역할을 할 수도 있다. 그러므로 처음 한두 번의 사소한의 실수를 저질렀을 때 이를 가능한 빨리 바로잡으려는 태도를 가져야 한다. 대부분의 만성질환 환자들은 이런 일을 하지 못해 나중에 '**몸 속 환경**'이 크게 망가져서 고생하는 사람들이란 점을 꼭 잊지 말길 바란다.

앞서 제1부에서 살펴본 바와 같이 많은 관절염들이 자가면역기전에 의해 발생되고 있다. 자가면역기전이란 면역시스템이 자가 조직을 공격하는 세포나 항체를 만들어 일탈된 행위를 저지르는 상황이다. 이런 일은 면역시스템이 지나치게 과부하에 걸려 피곤한 상황에 빠졌을 때 잘 생기게 된다. 그러므로 정상적인 상황에서는 잘 일어나지 않고 위장관 방어벽에 허점이 생겼다든가 또는 장내세균들의 불균형으로 많은 비정상적 독소들이 몸 안으로 유입되는 상황 또는 과도한 스트레스 호르몬의 분비로 면역시스템이 왜곡된 상황에서 잘 일어나게 된다는 점도 함께 기억해 둘 필요가 있다.

면역시스템의 안정

관절염과 같은 염증성 질환을 앓고 있는 환자들은 일단 면역시스템을 안정화시켜줄 필요가 있다. 면역시스템이 과도하게 흥분하거나 그로 인해 피로하게 되면 피아식별을 명확하게 하지 못해 각종 자가면역질환을 일으킬 수 있다. 자가면역질환은 면역시스템이 자가 조직에 대해 시비를 거는 것이다. 그래서 원래의 역할이라 할 수 있는 침입자를 청소하고 세포를 보호하는 작용을 넘어 몸 안에서 쓸데없는 분란(염증)을 일으키는 경우를 말한다.

그러므로 이런 환자의 치유를 위해서는 관절의 염증에만 집중하는 좁은 시각에서 벗어나 몸 속 전체의 환경을 친염증 환경에서 항염증성 환경으로 전환시켜주려는 큰 생각을 가져야 한다. 이를 위해 제일 먼저 우리가 할 일은 염증 유발 식품을 먹지 말고 항염증 식단만 먹으면서 위장관 점막층의 완벽성을 복원시켜주는 것이다. 나는 이를 간단하게 '**치유식만 먹어야 한다**'는 말로 표현하는데 여기서 내가 말하는 치유식이란 다음과 같은 조건을 모두 갖추었을 때를 말한다.

- 염증을 유발하는 식품이나 음식을 먹지 않을 것(이를 **배제 식단**이라 부른다.)
- 염증을 진정시켜주는 영양소를 공급해줄 것(이를 **항염증 식단**이라고 부른다)
- 장점막 방어층을 복원시켜주는 음식이나 영양소를 먹을 것(이를 **장재건 식단** 또는 **장누수 치유 식단**이라 부른다.)

관절염이든 무엇이든 우리가 음식을 통해 염증을 치유하기 위해서는 염증불이 완전 진화될 때까지 치유식만 먹어야 한다. 그래야만 면역시스템이 안정을 되찾을 수 있어 염증불이 스스로 꺼지게 된다. 그러나 이와 반대로 몸 안에 염증불이 있는데도 치유식을 먹지 않고 일반식을 계속 먹게 되면 염증불이 진정되지 않고 면역시스템은 과로에 휩싸이게 된다. 이런 상태에서 현행 주류의학에서 시행하듯 면역시스템의 기능을 억제시키는 약물들을 사용하면 그것은 정말이지 목표 과녁이 틀려도 너무 틀린 조준 사격을 하는 것과 같다. 음식으로 몸 안에 염증불을 만들어 놓고 음식이 아닌 약으로 그 문제를 해결하려고 하다니 이 얼마나 어처구니없고 어리석은 행동인가 말이다. 그런데도 현행 주류의학에서는 이런 일만 하고 있으니 정말 통탄할 일이다.

그래서 나는 음식으로 만든 염증 질환은 반드시 약이 아니라 염증을 진정시켜주는 음식을 통해 해결해야 한다고 항상 강력히 주장하고 있다. 이 문제를 절대 약으로 해결하려고 해서는 안된다고 말이다. 이 문제를 약으로 해결하려는 사람은 반드시 약 때문에 망하게 되어 있다. 여러분도 이런 문제를 가지고 있을 때 약에만 의존하게 되면 약을 만들고 처방하며 파는 사람들에게는 엄청난 이익을 가져다주지만 여러분 자신에게는 엄청난 불행을 안겨다 줄 것이다. 따라서 다시 한 번 강조해서 말하지만 음식으로 발생한 일을 음식이 아닌 다른 방법으로 해결하려고 하는 어리석고 얄팍한 생각은 제발 집어치우길 바란다. 이런 이유 때문에 내가 추구하는 양생 의학에서는 건강 문제를 해결하고자 할 때 항상 음식으로 해결하는 법을 기본 원칙으로 삼고 그 다음에 이것만으로 부족할 때 최후의 수단으로 약을 보조적으로 사용하는 전략을 세우고 있다.

제발 아무 음식이나 먹으면서 약으로만 치료하려는 생각을 내다버리길 바란다.

음식과 몸속 염증반응의 관계

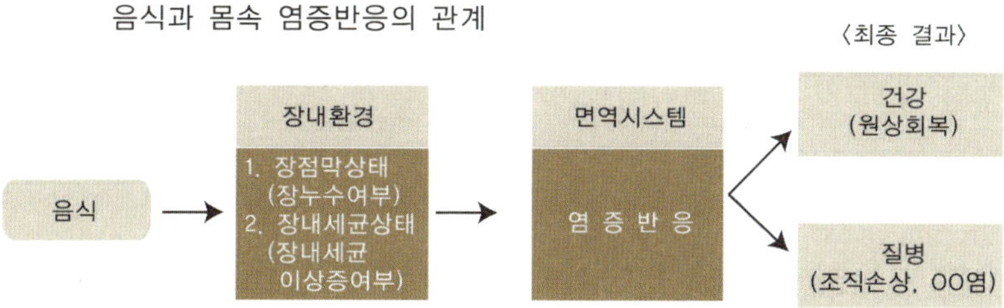

올바른 식사란

그럼 어떻게 하는 것이 음식으로 염증을 해결하는 올바른 식사인가?

올바른 식사란 자신의 몸에 맞는 음식을 올바른 방법으로 먹는 것을 말한다. 이를 실천하기 위해서는 현재 자신의 몸이 어떤 상태이고 무엇을 원하는지 알아야 한다. 아니 알려고 노력해야 한다.

사람은 모두가 다르다. 그리고 같은 사람도 수시로 시간과 장소에 따라 그 상태가 변하고 있다. 그러므로 모든 사람이 매번 먹는 식사가 일정할 수 없다는 사실은 너무나도 자명한 사실이다. 그런데도 사람들이 이런 기본적인 원칙조차 자각하지 못한 채 살아가고 있어 음식을 통한 건강 유지 및 질병 치유를 성공적으로 달성하지 못하고 도리어 음식의 가치를 약 또는 수술보다 못하다고 폄훼하는 생각들을 갖고 있다.

게다가 오늘날과 같은 현대 산업사회에서는 가공 식품업계의 번창과 언론의 무분별한 난립과 방종으로 말미암아 음식과 식사에 관한 올바른 정보들이 자꾸 왜곡되고 있다. 이들은 한 개인의 건강을 위해서 행동하는 것이 아니라 자신의 업을 번영시키기 위해 행동하는 경향을 갖고 있다. 그래서 이들은 한 개인의 건강이 잘못되어 망가지는 것에 전혀 개의치 않는다. 심지어 일말의 책임감이나 죄책감도 느끼지 않는다. 이들의 주장과 강변은 개인의 건강은 자신들의 선전이나 선동에 놀아난 각 개인의 책임이지 그런 선전이나 선동을 한 자신들의 책임은 아니라는 것이다. 그들은 자신들이 그저 식품이나 정보의 한 종류를 제공했을 뿐 그것을 선택한 것은 각 개인의 자유 선택에 의한 결정이라는 주장을 하고 있다. 이런 논리는 윤리적으로는 매우 비도덕적이지만 다양한 사람들이 모여사는 사회 속에서는 질서 있는 법칙으로 인정받고 있다. 그래서 사람들이 모여사는 사회 속에서는 항상 사기 사건이 그치지 않고 일어나고 있는 것이다.

이런 이유로 나는 올바른 식사를 하기 위해서는 우리가 항상 깨어 있어야 한다고 생각한다. 그렇지 못하면 그 모든 책임을 자기가 질 수밖에 없다는 냉엄한 현실을 깨달아야 한다. 위와 같은 여러 사실들을 기억하면서 내가 말하는 양생 건강 식단을 소개하기 전에 현재 우리가 겪고 있는 먹거리 환경에 있어서의 잘못된 변화에 어떤 것들이 있는지 알아보기로 하자.

먹거리 환경의 변화

오늘날 현대인들이 왜 과거에 비해 많은 알레르기 질환과 식품 민감성 질환에 걸리고 있는가? 이는 근본적으로 우리가 먹는 식품 공급체계에 있어 큰 변화가 일어났기 때문이다. 과거에는 전통적으로 지역에서 재배한 천연 농산물을 기본으로 가정에서 음식을 만들어 먹는 형태가 지배적이었다. 그러나 현대 산업사회가 되면서 가공식품들의 유통과 외식 및 집단 급식이 널리 퍼지게 되었다. 이것은 음식을 빨리 조리하기 위해 미리 가공하거나 대량 조리가 가능한 방법들이 발달했기 때문에 그렇게 된 것이다. 이로 인해 현대인들의 건강에는 많은 문제점들이 생겨나기 시작했다. (1)대사적으로는 인슐린 저항성의 형성으로 비만, 당뇨, 심혈관 질환이 늘어나고 (2)면역학적으로는 만성 염증성 질환과 자가면역질환들이 늘어나는 상황에 처하게 된 것이다. 이 책에서 말하는 관절염 역시 그 발생 기전의 원천을 추적하다 보면 먹거리가 잘못되어 (장내세균들의 불균형 등으로) 몸 속 환경이 나빠지면서 관절에 문제가 생기게 된 것이란 사실을 발견할 수 있다.

현대인들의 식사를 살펴보면 가공식품을 많이 섭취함으로써 칼로리는 증가된 채 비타민, 미네랄, 식이섬유 등이 부족한 식사를 주로 하고 있다. 이런 식의 식사는 대영양소 기준으로 보면 지방질보다 당질을 많이 먹게 만들어 인슐린 저항성이란 덫에 빠지게 만들고 조절 영양소 기준으로 보면 비타민 부족과 미네랄 불균형 그리고 식이섬유 부족으로 대사기능 억제, 호르몬 기능저하, 장내 미생물의 불균형 등에 잘 걸리게 만들고 있다. 여기에 정보 산업 사회에서 흔히 보게 되는 신체 활동의 부족이 가세하면서 인간의 건강은 점점 더 약해져만 가는 방향으로 변하고 있다.

이와 같은 먹거리 변화가 몸에서 제일 먼저 문제를 일으키는 곳은 장 속이다. 그래서 최근 장내환경의 변화가 매우 중요한 이슈로 대두되고 있다. 이 점에 대해서는 제11장과 제12장에서 좀 더 자세히 다루기로 하고 여기서는 현대인들이 과거 우리 조상들에 비해 어떻게 달라진 식품들을 공급 받고 있는지에 대해서만 알아보기로 한다.

먼저 6 25 전쟁 이후 정제된 곡물 섭취가 많이 늘었다는 점을 지적하고 싶다. 현재 소비되는 쌀과 밀의 95% 이상이 모두 가공 정제된 형태로 소비되고 있다. 그 다음으로 현대인들은 정제한 당분을 많이 섭취하고 있다. 가공 설탕과 액상 과당 같은 첨가당들이 각종 식음료 속의 주요 성분으로 사용되고 있다. 이 밖에 우리가 주목해야 할 또 하나의 중요한 변화는 정제 식용유의 범람이다. 식물의 씨앗을 가공하여 그것으로부터 정제한 식용유를 만들어내는 과정은 한마디로 천연식품을 파괴하는 과정이라고 표현할 수 있다. 그래서 이렇게 만들어진 식용유와 이를 가공하여 만든 인공 지방들 속에는 원래 식물성 재료 속에 존재하는 항염증 및 항산화 물질들이 거의 사라지고 친염증성 물질들만 가득차서 이들이 우리 몸 속에 들어오게 되면 도리어 더 많은 산화 스트레스를 일으키게 된다. (참고 : 본인의 다른 저서인 "**건강한 지방을 먹자**"에 좀 더 자세한 내용이 나와있다.)

또한 우리가 먹는 육류의 질도 많이 바뀌었다. 과거 방목하여 가축을 기르던 방식은 줄어들고 가축들을 좁은 축사에 가둬두고 가공한 (곡물)사료들만 먹이면서 키우는 공장식 가축 사육 환경이 늘어났다. 그래서 가축의 육류 품질이 저하되고 나쁜 지방 함량만 늘어나는 등의 문제점을 야기시키고 있다. 이는 양계, 양돈, 유제품 산업들에서도 마찬가지다.

게다가 가공식품업계에서는 수시로 새로운 인공 식품들을 만들어내고 있다. 이런 신제품들 속에는 유전자변형 식품들, 가공 유제품, 정제 곡물들, 정제 설탕, 액상 과당, 정제 식용유, 알코올, 정제 소금 등이 많이 들어 있고 신선한 채소와 과일, 견과, 씨앗 등은 거의 없는 상태다. 가장 큰 문제는 단체 또는 집단 급식이나 외식 산업의 증가로 이런 가공식품들의 비중이 점차 증가하고 있다는데 있다. 그 결과 현대인들의 식탁에서 식품 회사들이 만든 가공식품들이 차지하는 비율이 70%를 넘고 있으며 현대인들이 이런 가공식품들로부터 전체 칼로리의 절반 이상을 섭취하고 있다는 놀라운 통계까지 발표되고 있는 실정이다.

나는 만성질환이 자신의 유전자와 현재 살고 있는 환경 사이의 연결 코드가 맞지 않아서 생기는 부조화의 결과라고 생각하는 견해를 가지고 있다. 우리 몸 속의 유전자는 옛날 방식의 음식을 소화하고 처리하는데 적응해 있고 아직 새로운 형태의 음식이나 과도한 영양 섭취를 처리하는데에 있어서는 미처 적응하지 못한 상태라서 그 사이에 분명한 괴리가 존재하기 때문에 만성 질환이 많이 그리고 빨리 생겨나는 것이라 생각된다. 그래서 인간의 몸이 이런 새로운 환경 변화에 적응하려면 아마도 몇 십년 또는 몇 백년이 더 걸릴 것으로 예상되기 때문에 그 사이에 억울한 고통이나 죽음을 당하지 않으려면 우리가 자신의 유전자에 맞는 올바른 식사 패턴으로 되돌아 가는 길밖에 없다고 생각한다.

올바른 양생 건강식단

앞서 나는 **양생 건강 식단**의 조건으로 **배제 식단** + **항염증식단** + **장재건** 식단 3가지를 들었다.

그럼 이에 대해 좀더 구체적인 내용들을 가이드라인 형식으로 제시해보고자 한다.

1. 당부하가 높지 않은 식품 선택

당부하란 음식이 혈당을 올리는 능력을 말한다. 여러 연구에서 당부하가 많은 식사를 하면 당뇨와 당뇨 전단계(대사증후군, 비만,) 심장병, 고혈압 고지혈증과 같은 병을 얻게 된다고 말하고 있다. 그리고 여기에는 퇴행성 관절염도 포함된다.

2005년 한 통계에 의하면 현대인들의 약 40%가 당부하가 많은 식품으로 인해 발생되는 질병들을 가지고 있다고 한다. 이런 음식으로는 **정제 곡물들, 설탕, 유제품(젖당) 그리고 과당이 함유된 음식**들이 있다. 유제품은 비록 지방을 함유한 식품이라고 해도 인슐린 분비를 자극하기 때문에 전체적으로 당지수와 인슐린 지수가 높은 식품이라 할 수 있다. 그래서 정제 곡물, 설탕, 액상 과당 등과 더불어 섭취를 줄이거나 아예 차단하는 것이 좋다.

만성적으로 인슐린 레벨이 높은 상태를 유지하게 되면 체지방율이 증가하게 된다. 특히 복부와 내장을 중심으로 해서 지방간, 내장지방 등이 증가하게 된다. 그렇게 되면 몸 안에서 염증 반응들이 더욱 촉발되어 퇴행성 관절염과 같은 만성 염증성 질환들이 잘 발생하는 환경을 조성하게 된다. 그러므로 혈당과 인슐린 레벨을 증가시키는 식품은 결국에는 몸에 해를 끼치는 작용을 하게 된다는 점을 꼭 명심하고 이를 멀리하는데 각별한 주의를 기울여야 한다.

2.건강한 식이 지방 선택

식이 지방 중에는 몸에 유익한 것도 있고 해로운 것도 있다. 좋은 지방이란 염증을 없애주는 것이고 나쁜 지방은 염증을 조장하는 지방이다. 건강한 지방에는 단일불포화지방(올리브 오일), 다중불포화지방 중에서 오메가 3 지방(생선유, 아마씨유)이 있다. 이 밖에 동물성 포화지방과 식물성 기반의 포화지방도 건강한 지방이라 할 수 있다. (**예** : 아보카도와 코코넛 지방) 반면 질병을 일으키는 지방는 육류, 우유, 치즈 등에 들어있는 오메가 6 지방, 인간이 만든 정제 식용유와 인공 트랜스 지방, 열과 빛, 산소에 의해 산화된 지방 등이 있다. 그러므로 우리는 가능한 건강한 지방을 주로 먹고 나쁜 지방은 먹지 않도록 주의를 기울여야 한다. (참고 : 본인의 다른 저서인 "**건강한 지방을 먹자**")

그렇지만 대부분의 음식 속에는 건강한 지방과 나쁜 지방이 함께 들어 있기 때문에 이를 완전히 구분하여 섭취하기는 불가능하다. 그래서 내가 나쁜 지방을 먹지 말고 피하라는 말의 의미는 정제 식용유와 가공 지방, 트랜스 지방 등이 많이 들어간 음식을 먹지 말라는 의미와 일맥상통하다는 점을 알아주었으면 한다. 이런 이유로 나의 '**양생 건강 식단**'에서는 언제나 오메가 6 지방산과 트랜스 지방이 많은 정제 식용유, 가공 육류들, 유제품 등을 먹지 말고 피하라고 강조해 주고 있다. (참고 : 기유(ghee)는 버터를 정제하여 그 속의 기름만을 모은 것이다. 그 속에는 뷰티레이트가 많이 들어있어 장을 치유하고 면역시스템을 안정화시키는데 도움을 준다. 그래서 건강한 지방에 속한다고 말할 수 있다.)

우리는 음식들을 먹을 때마다 그 음식의 질을 생각하고 그것이 자신의 건강에 어떤 영향을 줄지 잘 판단해서 먹는 습관을 들여야 한다. 왜냐하면 우리가 먹는 것이 곧 우리 몸을 만드는 재료가 되기 때문이다. 지방 섭취도 마찬가지다. 만약 우리가 부실한 지방으로 만든 음식을 먹는다면 우리 몸도 마찬가지로 부실한 몸으로 변할 수밖에 없다. 그래서 건강에 나쁜 성분들과 염증을 유발시키는 성분들(예 : 각종 식품 첨가물, 농약, 항생제, 호르몬제)이 들어간 나쁜 지방을 많이 먹게 되면 이들이 바로 몸 속으로 들어오는 지름길을 타게 되는 것과 같다. 그렇게 되면 우리 몸 속 환경은 더욱 나빠져 각종 염증 반응들이 많이 일어나고 세포와 조직들이 조기에 퇴행하는 결과를 낳게 될 것이다.

식물성 기름

식물성 기름이 건강한 기름이 되려면 열을 가하지 않고 압착하여 짜낸 것이어야 한다. 이런 기름속에는 몸에 좋은 여러 성분들이 들어 있다. 그 중에서 우리가 꼭 알아야 할 성분은 오메가 3 지방인 알파리놀렌산과 오메가 6 지방인 감마리놀렌산이다. 알파리놀렌산은 아마씨, 호두씨 등에 들어 있고 감마리놀렌산은 보리지 오일, 달맞이꽃 종자유 등에 많이 들어 있다. 일반적으로 정제 식물성 식용유 속에 들어 있는 오메가 6 지방이 친염증성 기름인데 반해 감마리놀렌산은 염증을 억제시켜주는 작용을 하는 항염증성 오메가 6 지방산이다.

동물성 기름

동물성 오메가 3 지방은 EPA와 DHA가 있다. 각종 염증을 없애주고 세포막의 투과성을 증대시켜주는 역할을 한다. 그래서 관절염은 물론 심혈관질환에서도 효과적인 것으로 알려져 있다. 한편, 동물성 오메가 6 지방인 아라키돈산도 나름 우리 몸에서 매우 소중한 역할을 하는 것으로 알려져 있다. (참고 : 국소적 염증 반응의 긍정적인 의미를 생각해 보라!)

사냥과 채집을 하던 시절 우리 조상들은 오메가 3 지방에 비해 오메가 6 지방을 두배 정도 더 많이 섭취하였다. 그러나 20세기 들어와서 식품 가공 공정기술이 발달하면서 견과와 씨앗 같은 식물성 재료로부터 정제한 기름을 얻는 방법이 발달하면서 많은 정제 식물성 식용유를 먹게 되었다. (들기름, 참기름 포함) 이 속에는 오메가 6 지방산이 압도적인 비율로 많이 들어 있다. 그 결과 현대인들의 몸 속에서 오메가 6 대 오메가 3의 비율이(식물성과 동물성 모두 포함하여) 10:1 이상 큰 폭으로 증가하는 비정상적인 결과를 낳게 되었다. 이로 인해 많은 사람들의 세포 주변 환경이 친염증성으로 바뀌는 안타까운 현상들이 생겨나고 있다. 그래서 **'양생 건강 식단'**에서는 이 비율을 다시 정상으로 회복시키기 위해 오메가 6 지방산의 섭취를 최대한 피하고 오메가 3 지방산의 섭취를 많이 늘리도록 권장하고 있다.

3. 대영양소 비율

양생 식단에서는 각 개인별로 그 사람에 맞게 대영양소 비율을 맞춰주는 작업을 매우 중요시하고 있다. 대영양소라 함은 우리 몸에서 가장 많이 필요로 하는 탄수화물, 지방, 단백질을 일컫는 용어다. (**참고** : 이에 반해 소영양소는 그 양이 미량이지만 몸의 기능을 위해 없어서는 안될 물질을 말한다. 그래서 이들을 다른 말로 조절 또는 미량 영양소라고도 부른다.)

오늘날 현대인들의 식사에서는 과거 우리 조상들이 먹던 육류, 채소, 과일 같은 영양가가 높은 식품으로부터 칼로리 중심의 가공 곡물과 설탕 기반의 탄수화물 위주의 음식으로 바뀌면서 대영양소 비율 측면에서 큰 변화가 일어났다. 즉, 정제한 설탕과 탄수화물들 그리고 식물성 기름의 섭취 비율이 늘어나고 상대적으로 양질의 단백질과 건강한 지방의 섭취 비율은 감소하였다. 이로 인해 혈당과 인슐린 레벨이 증가하고 인슐린 저항성이 발생하는 일이 크게 증가하고 있다. 관절염의 발생도 이런 경향의 결과중 하나로 발생하게 된다는 점을 알아둘 필요가 있다.

4. 조절 영양소(미량 영양소)

조절 영양소란 비록 그 양이 많지 않지만 몸의 기능을 위해 꼭 필요한 물질로 비타민, 미네랄, 파이토케미칼 같은 것을 말한다. 현대인들이 먹는 여러 식품 속에는 비타민과 미네랄들이 많이 부족한 상태다. 이렇게 된 이유 중 가장 큰 원인은 현대인들이 가공된 정제 곡물(흰쌀, 흰 밀가루 등)과 정제 설탕, 정제 식용유 등을 많이 섭취하고 있기 때문이다. 이 밖에 대량 및 반복 생산으로 땅의 지력이 저하되어 농산물의 영양가 함량이 감소하는 것도 그런 이유 중 하나라고 할 수 있다.

한 연구에서 현대인들이 비타민 A, B6, 엽산 그리고 미네랄 중에는 마그네슘, 아연 등이 전반적으로 부족한 상태를 보이고 있다고 밝히고 있다. 이런 부족 현상은 내가 임상에서도 환자들을 통해 쉽게 관찰할 수 있는데 이로 인해 많은 사람들이 감염에 취약해지고 자가면역성질환 같은 만성 질환들에 시달리는 이유가 되고 있다.

또 다른 연구에서는 20세기 후반부터 우리 인간들의 포태슘 섭취가 400% 감소하였고 소금 섭취는 같은 비율로 증가하였다고 밝히고 있다. 이는 자연산 식품으로 직접 음식을 만드는 일이 줄어들어서 각종 채소들로부터 포태슘을 섭취할 기회가 감소하였기 때문이고 대신에 가공식품을 먹는 일이 늘어난 것도 그런 현상을 일으킨 원인으로 지목되고 있다. 왜냐하면 가공식품을 만들 때 많은 양의 소금이 첨가되기 때문이다. 그래서 오늘날 고혈압, 뇌졸중, 신장결석, 골다공증, 위암, 기관지 천식 같은 질환들이 크게 증가하고 있다는 사실은 그리 놀랄만한 일이 아니라 당연한 일이라고 생각된다.

이 밖에 가공식품들은 유통기간을 늘리고 모양과 맛을 증진시키기 위해 가공 과정에서 여러 가지 식품첨가제들을 사용하고 있다. 또한 이들을 일회용 플라스틱 상자나 봉지에 담아 팔기 때문에 여러 가지 경로를 통해 오염이 발생될 수 있다. 따라서 염증을 치유하기 위해서는 가능한 가공 식품을 먹지 않는 식단을 유지할 필요가 있다.

5. 식이섬유

현대인의 식이섬유 섭취량도 많이 변하였다. 채소와 과일, 콩류, 통곡식 같은 천연 통식품에는 식이섬유가 높은 함량으로 들어 있다. 그러나 이들을 가공하여 만든 식품에는 식이섬유가 적거나 거의 없는 상태다. 그래서 한 연구에서는 우리 조상들이 하루 70-150g 정도의 식이섬유를 섭취하였는데 오늘날 현대인들은 고작 하루 10-15g 정도 밖에 섭취하지 못하고 있다는 조사 결과를 발표하고 있다. 또 다른 연구에서는 식이섬유 섭취 저하가 대장암 발생위험을 증가시킨다는 연관성을 주장하고 있다. 이 밖에 각종 연구에서 식이섬유를 많이 섭취하면 콜레스테롤 레벨도 낮추고 소화기관의 기능저하, 호르몬 불균형, 변비 등이 개선되며 대장암 발생의 위험성도 줄일 수 있다고 밝히고 있다.

식이섬유가 많은 식사를 하면 포만감을 주는 것(식욕 조절) 외에 식이섬유가 당분의 혈액 내 흡수를 저지시키기 때문에 음식의 당지수를 낮춰주는 효과를 발휘하게 만든다. 또한 식이섬유는 장내세균들의 훌륭한 먹이가 되어(프리바이오틱스 역할) 장내 환경을 개선시켜주기 때문에 '**몸 속 환경**'을 관절염이 호전되는 방향으로 유리하게 전환시켜 주는 역할도 한다.

6. 산-염기 균형

양생 건강식단에서는 염증을 치유하고 이것의 발생을 최대로 억제시키기 위해 '**몸 속 환경**'을 약알칼리성 상태로 만들도록 권장하고 있다.

그렇지만 불행하게도 가공 식품산업의 발달로 인해 식품 공급체계와 식품 섭취 패턴이 크게 변하여 많은 사람들이 산성 식품을 많이 섭취하는 경향을 띠고 있다. 우리 몸은 산성보다 알칼리성 식단을 섭취할 때 최적의 상태를 유지할 수 있다. 그래서 나는 염증 환자들에게 가능한 채소를 많이 먹도록 권하고 있다. 그 이유는 채소 속에 몸을 알칼리성으로 만들어주는 미네랄들이 많이 들어 있기 때문이다.

산-알칼리 이론에 따르면 육류, 유제품, 가공 곡물, 설탕들은 그 대사의 최종 결과물이 산을 만들어 내는 것으로 되어 있다 그래서 이런 식품들은 산성 식품으로 분류되고 이들을 먹고 나면 몸이 산성으로 기울게 된다. 반면 채소, 과일, 견과 등을 섭취하면 알칼리성으로 기울게 된다. 그래서 이런 식품들을 알칼리성 식품으로 분류되고 있다. 콩류 식품은 중간인 중성 식품에 해당된다.

우리 몸에 최종 대사산물로 많은 양의 산이 발생하게 되면 골다공증, 근육감소증, 칼슘성 신장결석, 고혈압, 운동유발 기관지천식, 만성 신장질환, 대사증후군, 퇴행성 관절염 등이 잘 생기게 된다.

7. 글루텐 프리 식단/ No 유전자변형 식품

현대인의 먹거리 변화 중에 가장 중요하면서도 빠뜨릴 수 없는 부분이 있다. 그것은 식물의 육종 사업으로 말미암아 여러 하이브리드 교배종이 만들어지게 되는 부분과 깊은 관련이 있는 내용이다. 그 중 대표적인 것이 바로 밀 품종에서 글루텐(글리아딘)이란 단백질 함량이 증가된 밀알을 생산하는 품종을 개발하여 이를 널리 보급시킴으로써 글루텐 함량이 높은 밀들이 우리 식탁에 더 자주 그리고 더 많이 오르게 되었다는 사실이다. 또한 유전자변형 작물들이 많이 늘어나면서 이들이 우리 몸 속에 들어와 유전자 발현 과정에 신호를 전달함으로써 우리 건강에도 상당한 영향을 미치기 시작했다는 점이다. 물론 유전자 변형 작물에 대해서는 아직 그 사용 시간이 얼마 되지 않아 논란이 분분하지만 향후 장기적으로는 우리 인류 건강에 나쁜 쪽 방향으로 큰 영향을 줄 것으로 우려되고 있다.

이 밖에 현대인들의 먹거리 속에는 농약, 제초제, 살충제 그리고 중금속 등이 전보다 많이 들어 있다. 또한 흙 속에서는 납, 생선 속에서는 수은이 많이 검출되고 있다. 이런 독소들이 모두 면역시스템을 자극하여 자가면역질환과 각종 만성질환을 일으키는데 기여하고 있다는 사실은 이미 잘 알려진 이야기다.

오늘날 현대인들이 먹는 식품 공급체계에 있어 이상과 같은 여러 변화가 일어나 있기 때문에 이를 섭취하는 동물들의 몸에는 염증불이 쉽게 잘 일어난다. 같은 이유로 우리 인간들도 각종 만성질환에 잘 걸리고 있다. 관절염도 그렇고 기타 여러 자가면역질환도 그렇다. 그러므로 양생 건강식단에서는 항상 이와 같은 위험한 먹거리를 멀리 하라고 강조하고 있다.

올바른 식사를 위해 '**양생 건강 식단**'에서 강조하는 7가지 가이드라인을 요약해 보면 다음과 같다.

1. 정제 설탕, 액상 과당(고과당 옥수수 시럽 등), 정제 곡물의 섭취를 최대로 줄인다.
2. 정제 식용유와 수소첨가반응한 지방(트랜스 지방)의 섭취를 줄임으로써 먹는 식이지방의 질을 높인다.
3. 방목하여 목초를 먹여 사육한 유기농 가축의 단백질을 섭취함으로써 동물성 식품의 질을 높인다. (살을 찌게 만들기 위해 곡물 사료를 먹인 가축의 육류를 멀리한다.) 가금류도 역시 방목하여 키운 것으로 먹고 생선도 양식보다는 자연산을 골라 먹는다.
4. 유기농 채소와 과일을 많이 섭취함으로써 식이섬유, 조절(미세)영양소, 식물성 파이토케미칼 섭취를 증가시킨다.
5. 정제 소금, 방부제, 식품첨가물(색소, 조미료 등), 농약 등의 섭취를 피한다.

6. 글루텐이 많은 식품, 유전자변형 식품의 섭취도 최대로 줄인다.
7. 몸을 약알칼리 상태로 만들어주는 음식을 먹는다.

식사와 장 건강

앞서 말한 것과 같은 양생 식단을 실천하면 몸 속 환경이 개선되어 각종 염증 반응들이 사라지게 된다. 이 과정에서 우리가 간과하지 말아야 할 점이 바로 장내환경이다. 그 이유는 모든 염증의 시작이 장(또는 구강)에서 시작되기 때문이다. 그래서 장내환경을 개선시키는 식단이 바로 몸 속 환경을 개선시키는 **양생 건강 식단**의 한 조건이 된다는 점을 알고 있어야 한다. 이런 이유로 지금부터는 장내환경 개선 측면에서 식사의 중요성을 살펴보고자 한다. [참고 : 나는 종종 양생 건강 식단과 장내환경 개선 식단(또는 장누수 치유 식단)을 편의상 같은 의미로 사용하고 있다는 점을 양해하여 주길 바란다. 그러나 엄밀히 따지면 양생 건강식단이 장내환경 개선 식단을 포함하는 더 광의의 개념이다. 즉 **양생 건강식단** = **배제 식단** + **항염증 식단** + **장재건(장내환경 개선) 식단**]

장내환경과 관련하여 음식 섭취는 그 목적이 (1)장내세균들 중에서 유익한 것을 증대시키고 나쁜 세균들을 줄이는 것과 (2)장점막층의 방어벽을 튼튼하게 만들어주는 것에 맞춰진다. 좋은 세균들은 단사슬 지방산과 비타민들을 만들어 내고 독소를 만들지 않으며 병원균으로부터 우리 몸을 보호해주는 작용을 한다. 다시 말해 우리 몸의 면역시스템의 기능을 보강해주는 지원군 역할을 하는 것이다. 이에 반해 해로운 세균들은 독소를 만들어내고 장점막층에 손상을 주며 암을 일으키는 발암물질과 환경 독소들을 대사시켜 이들을 더욱 나쁜 화학물질들로 바꿔주는 역할을 한다.

그러므로 이런 목적으로 달성하기 위해서는 항상 건강한 식사를 해야 하는데 그것을 뒷받침해주는 내용 두 가지를 추가로 언급하면 다음과 같다. 첫째, 장 속의 세균들이 여러분들이 먹는 음식에 따라 변할 수 있다는 사실이다. 세균마다 각자 음식을 분해시키는 능력에 있어서 차이가 있다. 예를 들어 비피도박테리아(bifidobacterial)란 세균은 식이섬유를 소화시키는 일을 잘한다. 그래서 식이섬유를 많이 먹을 때에는 이들이 번식을 많이 하여 수적인 우세를 이루게 된다. 평소 여러분이 식이섬유가 많은 식사를 한다면 자연스레 여러분의 장 속에 이런 세균들이 늘어나 있을 것이다. 그러나 평소 채소를 먹는데 익숙하지 않은 사람들이 갑자기 새삼스레 채소를 먹기 시작하면 배속에 가스가 차고 속이 불편한 증세를 일으키게 된다. 그 이유는 장 속에 이런 식이섬유를 소화시킬 세균들이 부족하기 때문에 그런 것이다. 그렇지만 그런 사람도 꾸준히 채소를 많이 섭취하다 보면 시간이 가면서 장속에 식이섬유를 소화시키는데 도움을 주는 세균들이 늘어나게 된다.

둘째, 먹는 음식과 관련하여 장에서 일어나는 변화들을 보면 실제 세균들의 변화보다 그들이 만들어내는 물질의 변화가 더 중요하다는 사실을 깨달을 수 있다. 예를 들어 먹는 음식과 장내세균들에 따라 그들이 생산하는 단사슬 지방산(뷰틸산, 아세트산, 프로피온산)의 종류가 다르고 그들의 총량도 달라진다는 점을 생각해보지 않을 수 없다. 많은 양의 식이섬유를 함유한 식품을 섭취할 때에는 대장에서 단사슬 지방산이 많이 만들어져 대장의 산도(pH)를 낮춰준다. 그래서 산성 환경이 되어 나쁜 세균들을 죽이고 유익한 세균들이 더 늘어날 수 있는 환경이 조성된다. 따라서 장내세균이상증(dysbiosis)을 치료하기 위해서는 장내세균들의 구성 비율을 바꿔서 이들이 좋은 단사슬 지방산을 많이 만들어 내게 하는 것이 무엇보다 중요하다. (참고 : 프리바이오틱스의 중요성) 그러나 만약 반대로 고단백 저탄수화물(저식이섬유) 식사를 하게 되면 장내세균들은 탄수화물 대신에 단백질을 발효시키는 균들이 수적 우세를 이루게 된다. 그래서 이들이 단백질을 분해하여 나쁜 암모니아 물질 등을 많이 생산하게 됨으로써 장내환경이 전반적으로 나쁜 방향으로 바뀌게 된다.

이처럼 우리가 식사를 통해 장내환경을 바꿀 수 있고 이런 변화는 우리가 바꾼 식사를 그대로 유지하는 한 지속된다는 사실을 명심할 필요가 있다. 그러므로 우리는 항상 자신에게 맞는 음식을 선택하여 이를 꾸준히 섭취하는 좋은 식습관을 유지하려고 노력해야 한다. 만약 그렇지 않고 다시 잘못된 나쁜 식생활로 돌아가게 되면 언제든지 해로운 장내세균들이 증식하여 몸이 아프고 붓는 상태로 바뀌게 될 것이란 점을 알아야 한다. 따라서 나의 '**양생 관절염 치유 프로그램**'에서는 이상과 같은 이유로 철저한 식단조절을 늘 강조하고 있다.

프리바이오틱스 : (1)식이섬유

그럼 장내환경을 건강하게 만드는 식사는 무엇인가? 앞서 언급한 **양생 식단의 7가지 가이드 라인**을 다시 한번 잘 읽어보길 바란다. 지금부터는 그중에서 장내세균의 구성을 유리한 방향으로 바꿔주는 프리바이오틱스에 대해 좀 더 살펴보기로 한다. 프리바이오틱스란 유익한 장내세균들의 번식을 도와주는 영양 물질을 말하는 것으로 그것에는 크게 식이섬유와 식물성 파이토뉴트리언트가 있다.

식이섬유는 장내세균들의 먹이가 된다. 그래서 그들의 구성과 기능에 영향을 미치기 때문에 프리바이오틱스의 대표격이라 할 수 있다. 앞서 말했듯이 장내세균총의 역할이 건강에 있어 매우 중요한 역할을 하기 때문에 식이섬유 섭취가 식생활에서 차지하는 역할도 매우 크다고 말할 수 있다. 각종 연구에서 식이섬유가 풍부한 식품이나 보충제를 섭취하면 장내세균총에 큰 변화가 생기고 살모넬라와 클로스트리아 같은 나쁜 세균들의 수도 많이 감소하는 것으로 알려져 있다.

식이섬유는 일반적으로 소화가 잘 안되는 물질이다. 대장에 사는 세균들의 대부분은 혐기성 세균으로 소장에서 소화되지 않고 내려온 두 가지 영양소를 발효시켜서 그것으로부터 에너지를 얻는다. 즉, 소화가 되지 않는 탄수화물인 식이섬유와 단백질이 그것이다. 소화가 되지 않는 탄수화물로는 저항성 전분, 비전분성 폴리사카라이드(예; 펙틴, 아라비노갈락탄, 검 아라빅, 구아 검, 헤미셀룰로오스), 소화가 안되는 올리고사카라이드(라피노스, 스타치오스, 갈락탄스, 만난스),

이당류(예 : 유당) 중에서 소화 안된 부분들, 당알코올(락티톨, 이소말트) 등이 있다.

현대인의 표준 식사 속에는 보통 하루 20-30g 정도의 소화가 안되는 탄수화물들이 들어 있다. 이들은 장내세균들에 의해 대사가 된다. 박테로이데스, 비피도박테리움, 루미노코커스, 락토바실루스, 클로스트리디움 등이 이런 물질을 대사시키는 세균들이다. 이들은 대장 속으로 들어오는 이런 탄수화물들을 발효시켜 그것으로부터 단사슬 지방산을 만들어 낸다. 그로 인해 대장 속이 산성 환경이 되고 나쁜 병원성 세균들이 억제되는 환경이 조성되게 된다. 또한 식이섬유는 장운동을 자극하여 변비를 없애주는 역할도 한다.

식이섬유 중에 프리바이오틱스로 가장 많이 연구되어 온 것이 이눌린 형태의 프락탄이다. 이들은 자연적으로 대파, 아스파라거스, 치커리, 안티초크, 마늘, 양파, 밀, 바나나, 귀리, 대두콩 등에 들어 있다. 그러난 그 양이 아주 소량에 불과하다. 따라서 이런 식품으로부터 유효 성분들을 뽑아내서 우리가 많이 섭취하는 각종 씨리얼, 제빵류, 요거트, 소스, 음료 그리고 심지어는 유아용 식품 같은 여러 가공식품 속에 첨가하여 먹는 방법을 대안으로 많이 사용하고 있다.

이눌린 같은 프리바이오틱스 보충제들은 앞서 언급했듯이 장 속에서 단사슬 지방산을 생산하는 유익한 세균들의 수를 증가시켜주는 작용을 한다. 그래서 대장 속의 산도(pH)를 낮춰주기 때문에 해로운 세균들이 증식하는 것을 막아주는 작용을 한다. 이런 맥락에서 장 속에서 단사슬 지방산을 생산하는데 기여하는 '소화가 안되는 탄수화물'의 역할은 매우 중요하고 볼 수 있다. 이들은 그 화학적 및 물리적 성질에 근거하여 수용성과 불용성 식이섬유 두가지로 분류된다. 펙틴, 올리고사카라이드(프락토올리고사카라이드, 갈락토올리고사카라이드), 이눌린이 수용성 식이섬유에 속한다. 수용성 식이섬유는 장 속에서 발효되는 정도가 매우 높다. 그 이유는 이들이 물에 용해되기 때문에 미생물들이 가지고 있는 효소에 의해 더 쉽게 효과적으로 분해되기 때문이다.

반면 불용성 식이섬유에는 식물의 세포막을 구성하는 성분으로 소화가 잘 안되는 성분들이 이에 속한다. 셀룰로오스(모든 녹색 식물의 세포막을 구성하는 성분), 일부 헤미셀룰로오스(쌀겨, 견과, 콩류, 통곡물), 리그닌(씨앗류, 통곡물, 쌀겨, 콩류, 과일, 채소 등), 아라비녹실란스(곡물 낱알과 풀) 등이 그런 것들이다. 불용성 식이섬유는 미생물에 의해 발효될 수는 있지만 그 양이 수용성 식이섬유에 비해 훨씬 적다.

저항성 전분도 다른 종류의 소중한 식이섬유라고 할 수 있다. 이것은 소장에서 소화가 안되는 전분으로 대장 속의 세균들에게 발효될 수 있는 먹거리를 제공해 준다. 이것에는 통곡물과 콩류 속에 들어있으면서 쉽게 접근하기 어려운 전분 입자들과 아주 빽빽하게 쌓여있는 입자성 전분들이 포함된다. 이들은 감자와 같은 뿌리 채소들, 곡물 낱알들, 익지 않은 바나나, 그리고 retrograded amylose라고 하는 것들 속에 들어 있다. Retrograded amylose는 쌀과 같은 전분이 익혀진 뒤에 식으면서 형성되는 물질이다. 이같은 저항성 전분들 역시 장 속에서 아주 좋은 프리바이오틱스 역할을 수행한다.

또한 장내세균들은 섭취한 단백질, 펩타이드, 아미노산 중에서 소화되고 남은 것을 대사시키는 작용도 한다. 현대적인 표준 식사를 하게 될 경우 하루 약 25g 정도의 단백질이 대장 속으로 들어가는 것으로 알려져 있다. 일반적으로 탄수화물의 발효 산물들은 몸에 유익한 편이지만 단백질과 아미노산들의 발효 산물들은 몸에 독성이 강하고 해롭다는 특징을 가지고 있다. 가장 대표적인 것이 암모니아, 아민, 페놀성 물질들이다. 따라서 단백질이 과도하게 발효되면 대장암과 염증성 장질환이 발생할 가능성이 높아진다. 이런 이유로 지나친 고단백 저탄수화물 식단이 건강에 나쁘다고 말하게 되는 것이다. 그래서 양생 건강식단에서는 장기적인 관점에서 장내세균들의 발효를 탄수화물 식품 쪽으로 전환시키려 많은 양의 채소 섭취를 늘 권장하고 있다. 그래야만 유익한 세균들이 단사슬 지방산을 더 많이 생산할 수 있고 잔류 단백질의 독성 발효(부패)를 최소화시킬 수 있기 때문이다.

우리가 흔히 기능성 식품이라고 하는 것은 건강의 여러 측면에서 개선 효과를 가져다주는 가공식품을 말하는 것으로 프리바이오틱스 역시 그것 중 하나에 속한다. 예를 들어 사과는 천연 식품이지만 사과 속에 있는 식이섬유 펙틴을 추출하여 만든 제품은 기능성 식품이 된다. 하루 한 개의 사과를 먹으면 비피도박테리아, 락토바실루스, 스트렙토콕사이 같은 유익한 세균들의 수를 증가시키고 슈도모나스, 클로스트리디움 퍼프린전스(류마티스 관절염과 관련이 있는 균), 엔테로박테리아세 같은 해로운 세균들의 수를 줄일 수 있다. 또한 대장 속에 단사슬 지방산이 증가하고 대변 속에 황화물, 암모니아 같은 독성물질들이 줄어들게 만들 수 있다. 그래서 옛말에 "하루 1개의 사과는 의사를 멀리하게 만든다" 라는 말이 나오게 된 것이고 그 말의 과학적 근거가 사과 속의 식이섬유 펙틴에 있음을 여기서 알 수 있다. 실제 이를 뒷받침하듯 사과 속의 식이섬유가 쌀겨나 다른 식품 속의 식이섬유보다 단사슬 지방산을 더 잘 만들어낸다는 연구 결과도 나와 있어 이런 사실을 뒷받침해 주고 있다.

프리바이오틱스 : (2)파이토뉴트리언트

파이토뉴트리언트는 식물 속에 소량으로 존재하는 건강 물질들을 총칭하여 부르는 일반 용어다. 이 속에는 여러 가지가 있으나 가장 대표적인 것으로 폴리페놀 그룹이 있다. 이것도 장 건강에 도움을 주기 때문에 프리바이오틱스에 속한다고 말한다.

폴리페놀은 크게 4 부류로 나뉘어진다. 플라보노이드(flavonoids), 하이드롤리틱 탄닌 (hydrolytic tannins), 하이드록시씨나믹산(hydroxycinnamic acids), 올리고메릭 프로안토사이아니딘(oligomeric proanthocyanidins).

플라보노이드는 암과 심장병을 예방하고 치료하는데 있어서 널리 연구된 성분으로 채소, 과일, 곡물, 껍질, 뿌리, 줄기, 꽃, 차, 와인 등에서도 발견되는 성분이다. 그 효능은 항산화, 항알레르기, 항암, 항염, 항균, 항설사 작용 등이다. 플라보노이드에도 다시 여러 종류가 있는데 그 이름이 매우 비슷한 것들이 많이 있다. 예를 들어 flavones, isoflavones, flavanones, catechins, anthocyanins 등이 그런 것들이다.

이 밖에 다른 예를 들어 보면

- 쿼세틴은 붉은 포도주, 사과, 양파, 맥주, 양념들, 허브, 베리류 과일, 코코아 같은 식품에서 흔히 발견된다.
- 에피갈로카테킨은 녹차에서 발견된다.
- 헤스페리딘과 나링제닌은 오렌지에서 발견된다.
- 아피제닌과 루테올린은 맥주, 올리브 오일, 아로마성 허브, 견과 등에서 발견된다.
- 제니스테인과 다이드제인은 둘 다 이소플라본으로 대두콩에서 발견된다.
- 안토시아닌은 붉은 포도주, 포도, 베리류 과일, 석류 등에서 발견된다.

일반적으로 섭취한 총 폴리페놀의 90-95% 정도가 흡수되지 않고 대장까지 도달하게 된다. 연구 결과 카테킨과 쿼세틴은 모두 장내세균들의 구성을 변화시키는 작용을 할 수 있는 것으로 밝혀졌다. 카테킨은 박테로이데스를 억제시키고 카테킨과 쿼세틴은 모두 비피도박테리움 속의 숫자를 증가시켜 준다.

이처럼 폴리페놀과 그것의 대사산물들이 장 속에서 병원균을 억제시키고 유익한 세균들을 성장시키는 작용을 하기 때문에 평소 페놀성 성분이 많은 식품을 꾸준히 섭취하는 것이 장내 미생물 균형을 유지하는데 많은 도움을 준다. 또한 폴리페놀 성분은 지방과 같이 먹을 때 흡수가 더 잘 되는 특징을 가지고 있다. 반면 단백질이나 식이섬유와 같이 먹으면 흡수가 차단된다. 또한 장내세균총이 변화된 경우에도 흡수가 잘 되지 않는다. 한 연구에서는 쥐들에게 항생제를 먹인 결과 블랙 커런트의 안토시아닌의 흡수가 감소되는 것을 확인하였다. 이 실험 결과는 정말 놀라운 것이다. 왜냐하면 장내세균이상증을 가진 환자들이 아무리 좋은 식품들을 많이 먹는데도 불구하고 종종 산화 스트레스가 아주 높고 항산화 수치가 낮게 나오는 결과를 설명해 줄 수 있기 때문이다. 그 이유인 즉 이런 사람들에서 장내세균들의 구성이 나쁘기 때문에 그렇게 된다는 것이다. 반면 건강한 장내세균들은 이런 영양소들을 잘 흡수할 수 있도록 도와줄 뿐 아니라 해당 영양소들이 이차성 대사물질들로 변환되는 것도 도와준다. 때론 장내세균들에 의한 이차성 대사산물들이 원래의 성분보다 더 강력한 건강 효과를 발휘하게 되는 경우도 있기 때문에 이 점도 역시 중요한 포인트라 할 수 있다.

폴리페놀이 장내세균들과 건강에 미치는 효과를 좀 더 검토해보자. 코코아와 석류 속의 안토시아닌은 락토바실루스와 비피도박테리움의 성장을 자극한다. 쥐 실험에서 석류 추출액과 사과 주스가 비피도박테리움의 레벨을 증가시켰고 사과 주스와 비트 주스가 락토바실루스의 수를 증가시켰다. 코코아 가루는 박테로이데테스, 스타필로코커스, 클로스트리디움의 성장을 줄여주었다. 건강한 성인들에서 프로안토시아닌이 풍부한 포도씨 추출액, 코코아에서 추출한 페놀 성분들, 이소플라본 보충제들이 모두 비피도박테리움, 락토바실루스, 뷰티레이트를 생산하는 세균들의 수를 증가시켰고 여성들에서는 장내세균이상증과 관련된 세균들의 성장을 억제시켰다.

붉은 포도주를 좋아하는 애주가들에게 좋은 희소식 한가지는 건강한 사람들이 20일 동안 붉은 포도주를 마신 결과 퍼미큐테스(Firmicutes)와 박테로이데테스(Bacteroidetes) 균문에 속하는 균들이 증가되었다는 연구 결과가 나온 것이다. 특히 비피도박테리움과 프리보텔라를 많이 증가시켰다. 또한 6주동안 블루베리 드링크를 마신 사람들에서 비피도박테리움 수가 크게 증가하였다.

이처럼 각종 식물성 영양소(파이토뉴트리언트)들은 장내세균총의 변화를 통해 우리 몸의 건강에 지대한 영향을 미치고 있어 프리바이오틱스 역할을 수행하게 된다는 점을 꼭 기억해 두고 있길 바란다.

프리바이오틱스 보충법 vs. 프로바이오틱스 보충법

이상에서 우리는 식이섬유와 폴리페놀이 풍부한 식사를 하면 장 건강이 좋아지는 것을 확인하였다. 이런 결과는 식물성 채식 식단을 하면 Enterobacteriaceae 같은 유해한 세균들의 성장을 억제시키는 단사슬 지방산 생산이 증가하게 된다는 연구 결과에 의해서도 뒷받침되고 있다. 다른 연구에서도 지중해식 식단이 확실히 대변 속에서 단사슬 지방산의 비율을 증가시킨다고 밝히고 있다.

이에 반해 일반적으로 저탄수화물(저식이섬유) 식단은 장내세균들에게 나쁜 영향을 미친다는 연구 결과들이 많이 나와 있다. 한 연구에서 고단백 저탄수화물 식단을 한 결과 유익한 단사슬 지방산을 만들어 내는 두 가지 세균의 수가 줄어들었고 대장암 발생과 관련된 성분이 증가되었다고 밝히고 있다. 다른 연구에서는 저탄수화물 식단으로 인해 비피도박테리아의 수와 단사슬 지방산의 양이 감소하는 것으로 나타났다. 그러나 락토바실루스의 수는 변하지 않았다고 한다. 또 다른 연구에서도 식이 탄수화물의 양이 감소하면 Roseburia spp., Eubacterium rectale, Bifidobacterium spp가 풍부하던 장 속에서 이들의 수가 감소하는 것을 목격할 수 있었다고 밝히고 있다. 또한 탄수화물 섭취량을 줄이면 비피도박테리움의 수를 줄여주고 뷰티레이트와 총단사슬 지방산의 양도 줄어들고 변을 보는 횟수도 줄어든다는 보고들도 나와 있다. 그래서 종합적으로 볼 때 저탄고지방 식단이 장내세균에는 별로 도움이 되지 않고 부정적인 영향을 미친다는 쪽으로 의견이 집약되고 있는 것 같다. **그렇지만 여기서 우리가 저탄수화물이란 단어를 해석할 때 채소를 적게 먹는 것의 문제점을 지적하는 것이지 정제 탄수화물이나 단 과일의 섭취를 낮추는 것의 문제점을 말하는 것이 아니란 점을 분명하게 알고 있어야 한다. 그래서 내가 양생 건강식단에서 탄수화물 섭취를 줄이라고 할 때에는 그것이 정제 탄수화물의 섭취를 줄이라고 말하는 것이지 채소와 같은 건강한 탄수화물의 섭취를 줄이라는 말이 아님을 꼭 기억하고 그 차이점를 이해하고 있길 바란다. 그래야만 용어에서 오는 혼돈을 막을 수 있다.**

이처럼 저탄수화물(저식이섬유) 식단이 단사슬 지방산을 만드는 세균들을 지원하지 못한다는 사실은 너무 지나치게 탄수화물을 제한

하는 팰리오 식단이나 케토제닉 식단을 추종하는 사람들에게는 하나의 경종이라고 생각된다. 저탄수화물 식단이 단기간으로 체중을 줄일 수 있을지는 모르지만 장기적으로는 장내세균과 장 건강에 나쁜 영향을 줄 수 있다는 위험성도 안고 있기 때문이다. 그래서 나는 저탄고지방 식사를 하는 사람들에게 항상 "채소는 많이 먹으라"고 말해주고 있다. 그리고 필요하다면 이 양자 간을 번갈아 시행하는 '**번갈아 다이어트**'를 실천하는 대안도 제시해 주고 있다.

식이 지방이 장내세균에 미치는 영향을 보면 올리브오일과 같은 단일불포화지방산이 높은 식사를 하면 총세균수가 줄어들었으나 그 구성 현황은 바뀌지 않았다고 한다. 또한 식사나 보충제를 통해 오메가 3 지방산을 섭취하는 것이 락토바실루스의 수를 증가시켰고 점막의 기능과 통합성을 개선시켜 주었다고 한다. 그렇지만 가공된 정제 식용유를 통해 오메가 6 지방산을 지속적으로 많이 섭취하면 비피도박테리움의 양이 많이 줄어든다는 연구 결과도 나와 있다.

이상에서 우리는 먹는 음식이 장 건강(장내세균총)에 많은 영향을 끼치는 가장 결정적인 요인임을 분명히 알 수 있다. 그리고 **장기적으로 장과 장내세균들을 지원해주는 음식을 먹는 것이 직접 프로바이오틱스(유익한 장내세균)를 공급해 주는 방법보다 더 효과적이라는 사실도 알 수 있다**. 물론 프로바이오틱스를 직접 공급해 주는 것도 때론 도움이 되는 경우도 있다. 그러나 장기적인 관점에서 보면 프로바이오틱스를 공급해주는 방법은 한계가 있다. 그들은 보통 대장 속까지 도달하지 못하거나 또는 도달하였다고 해도 대장 속에서 정착하여 서식하지 못하는 경우가 대부분이다. 그래서 그 효과를 보려면 매일 프로바이오틱스를 평생 먹어야 한다는 단점을 지니고 있다. 이에 반해 **올바른 음식 섭취를 통한 장내환경 개선법은 프리바이오틱스 공급법이기 때문에 프로바이오틱스 공급법보다 더 근본적인 치유책에 해당됨을 여러분도 바로 깨달을 수 있을 것이다**. (참고 : 프리바이오틱스 공급법은 몸에서 장점막세포들을 살리는 단사슬 지방산을 장내세균들로 하여금 자체적으로 만들어 내게 하는 방법이다.)

(참고 : 프로바이오틱스에 대해서는 제12장 '**장점막 방어벽을 회복시키는 법**'에 자세히 적혀있다.)

비셀리악 글루텐 민감성 반응
(NCGS; Nonceliac Gluten Sensitivity)

염증을 줄이기 위한 양생 건강 식단을 설명하는데 있어 마지막으로 한가지 더 언급해야 될 부분이 있다. 그것은 글루텐에 관한 것이다. 글루텐은 밀, 호밀, 보리 등과 같은 곡물 속에 존재하는 소화되지 않는 단백질로 몸 안으로 들어오면 면역시스템을 자극하는 항원 역할을 한다. 그래서 각종 면역(염증) 반응을 일으켜 자가면역질환을 만드는 대표적인 반영양물질로 알려져 있다.

글루텐이 일으키는 면역반응 질환은 크게 두 부류로 구분하고 있다. 하나는 대표적으로 잘 알려진 **셀리악병**이고 나머지는 모두 통합하여 **비셀리악 글루텐 민감성 반응**이라 부른다. 셀리악병은 소장 기능의 퇴행을 특징으로 하는 병으로 그 특징과 포지션이 선명하여 그 존재성을 확실히 인정받고 있다. 그러나 나머지 글루텐에 의한 장관 및 몸 속 사소한 면역 반응들은 그 존재성이 셀리악병 만큼 명확하지 않기 때문에 많은 사람들로부터 그 실체를 인정받지 못하고 있는 실정이다. 특히 지연성 면역 반응의 경우 글루텐이 상당한 시간 차를 두고 염증을 일으키기 때문에 그 인과관계를 추적하기 어려운 경우가 대부분이다. 그래서 많은 사람들이 자신의 병 또는 증상이 글루텐과 관련 있음을 확실하게 인지하지 못하고 지나쳐버리곤 한다. 이는 의사들도 마찬가지다. 그렇지만 빈도 등 각종 임상적 측면에서 보면 비셀리악 글루텐 민감성 반응이 셀리악병보다 훨씬 더 중요한 부분을 차지한다.

비셀리악 글루텐 민감성 반응을 가지고 있는 사람들에 대한 연구 결과를 보면 장점막 층에 백혈구 수가 증가되어 있고 장점막의 긴밀한 밀착부위에 염증 레벨이 증가되어 있어 장누수 현상이 분명 동반되고 있음을 밝히고 있다. 비록 이들에게서 셀리악병에 전형적인 면역 반응들이 나타나지는 않지만 일부에서는 글리아딘에 대한 면역 반응이 증가되어 있고 혈청 LPS와 같은 수치들이 증가되어 있는 경우를 적잖이 찾아볼 수 있다. 혈청 LPS와 같은 세균 벽의 구성요소들에 대한 면역 수치는 장누수가 있음을 알려주는 가장 대표적인 신호라고 할 수 있다. 따라서 이런 사람들에서는 헛배 부름, 복통, 설사, 피곤함, 두통, 불안, 관절 및 근육통, 인지기능의 문제 등과 같은 장누수 증상들이 나타나는 것은 물론 자극성 장질환, 염증성 장질환,

갑상선염, 소뇌 위축증 등과 같은 염증성 질환의 동반 현상도 자주 관찰되고 있어 이들의 발생 기전에 글루텐이 어느 정도 관여하고 있는 것이 아닌가 하는 의문이 계속 제기되고 있다. 이 책의 주제인 관절염도 이런 관점에서 다시 들여다볼 필요가 있다. 그래서 나는 관절염을 포함하여 각종 면역 또는 염증성 질환에서 글루텐의 역할을 의심하는 태도를 취하는 것이 환자들을 위하는 안전한 방법이라고 생각하여 양생 건강 식단에서도 항상 글루텐을 배제시키는 원칙을 강조하고 있다.

식사와 류마티스 관절염

류마티스 관절염 환자들의 약 1/3에서 3/4 정도가 음식이 증상의 정도를 결정짓는데 중요한 역할을 하는 것으로 믿고 있으며 약 1/5-1/2 정도가 통증과 증상을 완화시키기 위해 식사 패턴을 바꾸려는 계획을 시도하고 있다는 최근 조사 결과를 본 적이 있다. 일반적으로 당뇨나 심장병 환자들은 의사들로부터 자신의 질병이 식사와 깊은 연관이 있다고 하는 말을 많이 듣곤 한다. 그러나 관절염 환자들은 의사로부터 식사나 식단의 문제점을 지적받는 일이 거의 없다. 바로 이 점이 관절염을 치료하는데 있어 나와 다른 의사들간의 가장 큰 차이라고 할 수 있다.

나는 모든 만성질환 환자들에게 가장 먼저 식사 패턴을 바꿀 것을 강조한다. 식사를 **치유식**(**양생 건강 식단**)으로 바꾸지 않으면 그 어면 치료도 효과가 없고 임시방편에 불과하다는 점을 매번 강조하고 있다. 따라서 **'양생 관절염 치유 프로그램'**에서도 당연히 이 점을 가장 큰 특징으로 삼고 있다는 점을 분명히 알아주었으면 한다.

앞서 말했듯이 류마티스 관절염은 장내세균 같은 몸 속의 상존 균들이 몸 안으로 들어와 문제를 일으키는 질환인 것으로 점점 그 실체가 드러나고 있다. 그러므로 몸 속의 균을 제압하는 일이 중요하다. 이를 위해 항생제와 같은 약물을 사용하는 것이 아니라 식단의 변화를 통해 장내세균 같은 상존균들의 변화를 유도해 내는 것이 훨씬 안전하고 근본적인 방법이라 할 수 있다. 이런 이유로 나는 항상 류마티스 관절염 환자들에게 '식사 조절을 하지 않고서는 치유를 기대하지 말라'는 말을 해주고 있다.

노르웨이에서 나온 한 연구에서는 일년 동안 채식주의 식단을 시행한 류마티스 환자들이 Proteus 세균에 대한 항체 역가가 더 낮았고 이런 감소폭은 식단 변화를 통해 관절염 증상이 개선된 환자들에서 더 크게 나타났다고 밝히고 있다. 스코틀랜의 연구에서도 콩류, 과일, 전분 등과 같은 채식주의 식단을 6개월 동안 시행한 결과 통증 감소 효과가 더 많이 나타냈고 관절의 경직도 많이 감소되었다고 말하고 있다. 이처럼 채식 위주의 식단을 하면 류마티스 관절염 환자들의 장내세균 구성에 있어 긍정적인 방향으로의 변화가 일어난다는 사실도 확인되었다.

또 다른 연구에서는 지중해식 식단이 CRP 레벨과 DAS28 수치의 저하를 가져오고 전반적으로 통증을 개선시켜주는 효과를 가져다주는 것으로 밝히고 있다. 지중해식 식단은 생선, 견과, 씨앗으로부터 오메가 3 지방산을 얻고 또한 과일, 채소, 콩류, 올리브 오일, 불포화 지방, 항산화제(많은 양의 폴리페놀) 등을 많이 섭취하며 붉은 육류는 적게 먹는 식단이기 때문에 류마티스 관절염의 증상을 개선시켜 주는데 많은 도움을 줄 수 있다고 생각한다.

이처럼 식이요법은 장내세균총의 구성을 변화시켜서 류마티스 관절염의 증상 개선 및 질병 변화에 큰 영향을 미치는데 그 중에서 **채식주의 식단, 생채식 식단 그리고 지중해식 식단이 류마티스 관절염에는 효과가 있는 것으로 알려져 있다**.

식사 변화를 시도할 때에는 반드시 먹지 말고 피해야 할 식품이 무엇인지 알고 이를 배제시키는 작업을 하는 것이 제일 중요하다. **류마티스 관절염이 있는 환자들은 일단은 모두가 장내세균이상증 및 장누수가 있다고 가정하고 출발하는 것이 좋다**. 이는 비단 류마티스 관절염이 아니라고 해도 마찬가지다. 모든 염증성 관절염은 그렇게 생각하는 것이 맞다. 그래서 어느 특정 종류의 식품이 몸 안에서 염증 반응을 잘 유발시킬 수 있다는 점을 이해하고 이에 대처하는 태도를 취해야 한다. 특히 장누수가 있는 상태에서는 소화가 되지 않은 음식 입자들이 장점막층의 방어벽을 뚫고 몸안으로 들어가 면역 반응을 일으키기 때문에 이를 촉진시키는 음식을 절대로 먹지 말고 배제시키는 과정을 거쳐야 한다.

실제 배제 식단을 실천할 때 통상적으로 염증을 유발하는 식품은 물론 각 개인별 문제를 일으키는 식품들이 따로 있을 수 있기 때문에 이를 알아내는 식품 민감성 검사를 사전에 받아 볼 필요가 있다. 그래서 이를 근거로 개인적인 맞춤 치유 식단을 개발하면 시간을 절약하고 장기적인 관점에서 유리할 수 있다는 점도 꼭 알아둘 필요가 있다. 이런 식으로 먹지 말아야 할 식품을 배제하고 꼭 필요한 것만을 먹는 양생 맞춤식 치유 식단을 3-6개월 이상 유지하면 장누수 및 장내세균이상증이 교정되고 그에 앞서 관절염과 같은 각종 염증 증상들이 사라지게 되는 치유의 순간을 경험해 볼 수 있다. 만약 이 방법으로 효과를 보지 못하는 사람이나 또는 이 방법을 제대로 실천할 수 없는 사람들에게는 추가로 프리바이오틱스, 프로바이오틱스, 글루타민 같은 영양보충제를 권하고 오존 치료 등으로 몸 속의 미생물과 그들의 독소들을 정기적으로 청소해 내는 방법을 사용해 보기도 한다. 그래도 잘 안되는 사람은 최근에 분변이식 같은 방법을 통해 장내 미생물총의 변화를 꾀해 볼 수도 있다.

이 밖에 현대 표준 식사 속에는 리놀레익 산이라고 하는 오메가 6 지방산이 너무 많은 비율로 들어 있다. 이는 주로 콩기름, 해바라기씨 기름, 홍화씨유 기름, 옥수수 기름 등과 같은 정제 식용유 속에 많이 들어 있다. 우리 몸은 이 기름을 아라키돈산으로 전환시키고 이를 다시 친염증성 아이코사노이드를 만드는데 사용한다. 그래서 이들이 궁극적으로 염증성 관절의 증상과 신호인 통증, 발적, 부종, 열감, 기능소실과 같은 증상들을 일으키게 만든다. 반면 오메가 3 지방산인 EPA(eicosapentaenoic acid)는 아라키돈산의 형성을 차단하고 류마티스 관절염에서 조직 파괴에 관여하는 염증성 사이토카인들의 양을 줄여줌으로써 상기 언급한 증상이나 신호들의 발생을 차단시켜주는 역할을 한다. 그래서 나는 류마티스 관절염 환자들에게 증상 개선 차원에서 양질의 오메가 3 지방산을 적극 섭취하도록 권하고 있다.

실제 한 무작위 대조 연구에서 오메가 3 지방산이 많은 생선유의 섭취가 류마티스 관절염의 통증을 개선시켜 주는데 효과가 있음을 발표하고 있다. 특히 이 연구에서는 진통소염제를 생선유와 같이 복용할 경우 더욱 효과적이었고 생선유 섭취를 중단하였더니 통증이 더 심해지는 것으로 나타났다고 말하고 있다. 이것말고도 비슷한 연구들이 많이 나와 있는데 이들을 모두 종합해 보면 관절염 환자들에게 오메가 3 지방산을 주었더니 증상이 개선되었고 그 효과를 보려면 적어도 12주 이상 동안 하루에 EPA와 DHA(생선유 속의 오메가 3 지방산)를 2.7-4.0g 정도 꾸준히 섭취해야 하는 것으로 요약할 수 있다.

또한 오랜 세월 류마티스 관절염을 앓아온 환자들에게 이런 식으로 생선유를 꾸준히 복용시켰더니 비스테로이드성 항염제(NSAIDs)의 필요성을 많이 줄일 수 있었다는 연구 결과들도 있다. 또 다른 연구에서는 생선을 일주일에 1회 이내로 먹는 사람에 비해 일주일에 2회 이상 먹는 사람들이 류마티스 관절염에 걸리지 않을 가능성이 증가한다고 밝히고 있다. 이 말은 오메가 3 지방산이 류마티스 관절염에 대한 예방 효과가 있음을 말해주는 매우 긍정적인 소견이라 생각된다.

식사와 퇴행성 관절염

퇴행성 관절염의 경우에도 식사 패턴에 따라 통증의 정도가 크게 차이가 나는 것을 임상적으로 확실히 느낄 수 있다. 특히 당분과 술을 절제하기만 해도 통증이 상당히 개선되고 평소 식사를 자연적인 통식품, 식물성 식품 위주로 바꾸게 되면 더욱 좋아지는 것을 쉽게 목격할 수 있다.

앞서 나는 퇴행성 관절염이 비만, 당뇨, 심장병처럼 인슐린 저항성의 진행 과정에서 생겨나는 대사질환의 한 형태로 보는 것이 옳다고 말한 바 있다. 즉, 이를 단순히 관절에 국한된 구조적인 문제로 생각하지 말고 먹거리에서부터 문제를 찾는 발상의 전환이 필요하다고 주장하였다. 그래서 이제부터는 퇴행성 관절염은 분명 관절의 염증이긴 해도 시작은 몸 속에서 대사 이상이 누적되어 그 결과가 관절에 나타난 것이라는 보다 넓고 큰 인식을 가져야 한다. 그래야만 여러분이 문제의 본질을 파악하고 근본적인 대책을 세울 수 있게 된다. 만약 이런 큰 생각을 갖지 않고 퇴행성 관절염이 해당 관절에만 국한된 문제라고 보는 좁은 시야를 갖고 있다면 그 사람은 절대 퇴행성 관절염을 치유하지 못하게 될 것이다. 그래서 많은 사람들이 퇴행성 관절염이 치유가 되는 병이냐고 묻는 해프닝이 자주 벌어지고 있는 것이다. 우리는 퇴행성 관절염의 문제가 무엇이고 어디에서부터 시작되었는지 정확하게 알고 그 발원점을 향해 문제 해결의 화살을 날려야지 엉뚱한 과녁을 향해 화살을 쏘면 안되는 것이다.

이런 이유로 나는 퇴행성 관절염 환자들에게도 먼저 몸 속의 대사이상을 바로잡기 위해 식단에 획기적인 변화를 줄 것을 요구하고 있다. 그 중 가장 큰 핵심 요인이 인슐린 저항성이기 때문에 나는 환자들에게 이를 해결하는 식단을 먼저 실천해 보도록 권하고 있다. 인슐린 저항성은 저탄고지방 식단으로 해결하는 것이 단기적으로는 가장 효과적인 것으로 알려져 있다. 그래서 일단은 저탄고지방식을 이용해서 체중 감량을 한 뒤에 장기적으로 이를 그 사람의 대사체질에 맞춰 건탄채알발 식물성 식단으로 바꿔 나가거나 또는 이 두 가지 식단을 번갈아 실천하는 방법을 사용해 보도록 권유하는 것이 가장 합리적인 접근법이라고 생각한다. (참고 : 인슐린 저항성과 관절염의 관계를 좀 더 이해하기 위해서는 저자의 유투브 강의인 "**인슐린 저항성과 당뇨 이해하기**"를 참조해 주길 바란다.)

호주에서 나온 한 연구에서는 무릎의 퇴행성 관절염을 가진 사람들(평균 나이 65.6세) 중에 과체중인 사람들에게 18개월 동안 식이조절을 통해 체중을 약 10% 정도 감량시킨 결과 X-ray나 MRI 소견에서는 큰 차이는 보이지 않았지만 무릎 통증은 상당히 경감되었다는 결과를 내놓고 있다. 이는 식이요법이 구조적으로 큰 개선 효과를 가져오는 것은 아니라 하더라도 체중 감량이 증상을 완화시키는데 결정적인 역할을 하며 체지방이 몸 속에서 증상을 일으키는 염증을 만드는데 크게 기여하는 요인 중 하나라는 점을 확실하게 보여주는 증거라고 할 수 있다. 그래서 나는 특히 과체중인 사람에게 반드시 식이요법을 통해서 체중 감량을 달성할 것을 권하고 있다. 체중 감량은 관절에 대한 염증 감소는 물론 몸 전체의 기능과 감정 개선에도 긍정적인 효과를 가져다준다.

끝으로 내가 관절염 환자들에게 음식과 관련하여 꼭 해주고 싶은 말이 있다. 그것은 제발 관절통, 관절의 변형과 같은 국소적인 문제에만 집중하지 말고 보다 큰 시야를 가지라는 말이다. 관절염은 비록 염증이 관절에 나타난 것이지만 이는 전신 대사 및 면역시스템의 이상으로 인해 그렇게 된 것이란 생각을 가져야 한다. 그래야만 여러분이 관절염을 극복하고 올바른 치유의 길로 들어설 수 있게 된다는 점을 꼭 잊지 말아주길 바란다.

배제 식단

이것은 치유식을 할 때 가장 먼저 나오는 식단이다. 양생 건강식단 가이드라인 7가지 중에서도 4가지가 먹지 말아야 할 식품이나 음식에 관한 내용이다.
염증성 질환을 가진 사람들은 거의 대부분 장점막층에 장누수가 있다고 판단되기 때문에 염증을 유발하는 식품이나 장누수를 증대시키는 음식의 섭취를 철저지 배제시켜야 한다. 그러므로 배제식단은 모든 치유식(양생 건강식단)의 기본이라고 말할 수 있다. 물론 식품 민감성 반응 검사를 통해 개인별 염증 유발 식품을 찾아내는 것도 도움이 되지만 보통은 이런 과정을 거치는 것보다 양생 건강 식단의 원칙을 지키는 방법을 먼저 사용해 보는 것이 훨씬 간단하고 편리하다. 특히 이는 "**몸속 대청소**" 또는 간헐적 단식과 같이 시행하면 매우 효과적이다.

주된 적응증은
- 염증성 질환을 치유하고자 하는 사람
- 장내환경을 복원시키고 싶은 사람
- "**몸속 대청소**"를 하고 싶은 사람

들이다.

그러나 다음과 같은 경우에는 정기적으로 시행하면 (간헐적)단식에 못지 않은 효과를 가져다준다.
- 주의력과 집중력을 높이고 싶은 사람
- 만성 피로 및 에너지 저하를 지니고 있는 사람
- 각종 성인병을 치료하고 예방하고 싶은 사람
- 치매를 예방하고 싶은 사람
- 기타

양생 건강 식단 =(배제 식단) + (항염증성, 항산화 식단) + 장재건 식단(장누수 치유 식단)

Chapter

10

스트레스와 염증

스트레스의 영향 및 이에 대한 적절한 대응책

스트레스는 정신적인 것이든 신체적인 것이든 몸에 부담을 준다. 그래서 스트레스를 받게 되면 몸은 균형을 잃고 한 쪽으로 기울게 된다. 이를 다시 본래의 균형 상태로 회복하기 위해서는 추가 스트레스 없이 몸에 충분한 휴식을 주어야만 한다. 우리 몸의 자율신경 중에 교감신경이 스트레스 받는 기간 동안에 몸을 지탱하는 신경이라고 하면 부교감신경은 휴식 기간에 몸을 다시 회복시켜주는 신경이다. 그러므로 이 두 자율신경이 서로 충분히 작동을 주고받을 수 있는 기회와 시간을 주어야 한다. 특히 부교감신경쪽에 많은 시간을 할애해 주어야 한다. 왜냐하면 치유하는데 더 오랜 시간이 걸리기 때문이다. 그러나 대부분의 현대인들은 스트레스를 받고 이것으로부터 몸이 충분히 회복되지 못한 상태에서 또 다른 스트레스나 긴장을 이어가는 패턴으로 살고 있다. 그 결과 몸이 균형된 상태로 회복되지 못한 채 서서히 약해져 각종 만성질환의 덫에 걸리는 시나리오를 따르고 있다.

스트레스를 받으면 우선적으로 이것에 견디기 위해 몸에서는 혈당을 증가시키는 쪽으로 대사가 활발히 진행된다. 아주 심하면 몸을 분해하는 수준으로까지 진행될 수 있다. 그러면 자연스레 당분과 자극성 식품을 탐닉하게 되고 다른 한편으로 몸에서 인슐린 저항성이 발생하게 된다. 즉, 체중 증가, 지방간, 혈압 및 혈당 증가, 혈액순환 장애 등이 발생하면서 근육과 관절에도 일련의 퇴행성 변화들이 일어나게 되는 것이다. 그리고 이 때 장내세균이상증과 장점막의 누수 현상 등이 동반될 경우에는 면역시스템이 과로하고 약해지기 시작한다. 그로 인해 몸 속으로 침투하는 세균 및 이들의 내독소(endotoxin), 외독소(exotoxin)들이 증가하면서 몸 안에서 각종 염증 반응들이 늘어나게 된다. 이런 반응들은 장소를 가리지 않고 일어나는데 관절처럼 항상 움직이는 부위가 쉽게 타겟이 된다. 그 결과 일단 관절염 같은 염증이 발생하게 되면 그것이 다시 신체적, 정신적 스트레스의 이차 원인으로 작용하여 몸 속의 대사 및 환경을 더욱 악화시키는 요인으로 작용할 수 있다. 이는 마치 악화가 양화를 구축하는 형국과 같은 모양새에 해당된다.

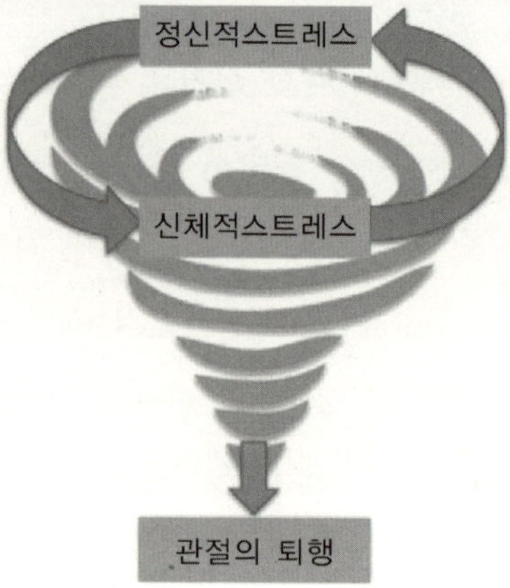

그림. 스트레스가 누적되면서 관절에 염증과 퇴행을 가져오는 과정을 형상화한 모습

이런 덫에 걸리면 자신도 모르게 나쁜 식사를 하고 통증을 이겨내기 위해 여러 중독성 물질에 쉽게 빠지게 된다. 특히 관절염 환자들은 통증을 핑계로 술, 담배, 소염진통제 같은 약물 등에 의존하는 경향을 보이게 된다. 이는 결국 몸 속의 장내환경을 악화시키고 그것은 다시 몸 속 환경을 악화시키는 과정으로 발전하게 된다.

이처럼 우리 몸은 스트레스를 받으면 몸 속 환경, 특히 장내환경이 변하는 희생을 치르게 된다. 이는 특히 어린 시절에 스트레스를 많이 받았거나 또는 과거에 큰 외상을 입은 사람들에서 더욱 잘 일어난다. 그러므로 이런 사람들은 나중에 관절염에 걸릴 위험성이 그 누구보다도 크다고 할 수 있다.

스트레스가 건강에 미치는 영향을 좀더 자세히 이해하기 위해서는 항상 '**양생 의학**'이 추구하는 전인적 관점에서 그 사람의 문제를 파악하려는 자세를 가져야만 한다. 그래서 그 사람의 가족 관계, 직업, 스트레스의 강도, 과거 경험한 외상이나 감정적인 사건들 등을 치료자인 의사가 어느 정도 충분히 파악하고 있을 필요가 있다. 또한 환자 자신도 이런 점을 이해하고 의사에게 왜 자신이 이런 병에 걸리게 되었으며 어떤 스트레스가 나에게 신체적, 정신적 부담을 주었고 현재에도 그런 부담을 주고 있는가를 솔직히 털어놓아야 한다. 그래야만 의사와 환자가 함께 문제를 푸는 진지한 자세로 그 사람의 고통을 해결하는데 동참할 수 있게 된다. 예를 들어 만약 어느 사람이 관절염 증세가 있을 때 그것이 언제 시작되었는지 그리고 왜 그것이 시작되었는지 의사와 환자가 함께 따져 볼 필요가 있다. 이를 위해 다음과 같은 몇 가지 질문을 활용해보면 그것을 파악하는데 많은 도움을 준다.

- 무슨 스트레스였는가? 나는 왜 불안해하는가? 헤어짐, 고독, 죽음에 대한 두려움 등
- 어떤 독소들이 내 몸 안에 있는가?
- 스트레스로 폭식과 불규칙한 식생활을 한 때문인가?
- 단순히 나쁜 식사 때문인가? 정제 곡물, 정제유, 가공 설탕, 튀김 요리 유제품 등

- 아니면 감염으로 항생제를 많이 사용한 것이 문제였는가? (참고 : 항생제는 적절한 시기에 사용하면 유익할 수 있지만 대신에 장 속의 수많은 유익한 세균들의 균형을 파괴시키기 때문에 나중에 나쁜 결과를 가져올 수 있다. 그래서 항생제를 먹을 때에는 짧게 사용하고 반드시 프리바이오틱스와 프로바이오틱스를 같이 사용하여 장내세균총과 장내환경을 보호해 주어야 한다.)
- 내가 왜 나를 돌보지 않고 그 시간을 남(가족들, 친구들, 직장 동료나 상사 등)을 위해 사용하고 있는가?

그 다음 단계는 의사와 환자가 모두 우리의 몸과 마음이 함께 연결되어 있다는 관점에서 이를 원래의 상태로 회복시켜 주려는 접근법에 합의해야 한다. 그래야만 환자의 몸과 마음 그리고 스트레스를 의식하면서 그들의 긴장을 푸는 조치들을 효과적으로 취해줄 수 있다.

나는 일상의 스트레스를 없애고 그에 대처하는 방법으로 일기를 쓰면서 자신을 돌아다보는 일과 명상을 하면서 신체와 정신의 균형잡기 기술을 연마하는 것 등을 항상 추천하고 있다. 이런 일을 실천하기 위해서는 무엇보다 **먼저 자신만을 위한 시간을 충분히 갖는 것이 필요하다**. 그래야만 자신을 돌아볼 수 있는 기회가 생기게 된다. 이 때 자신의 내면에서 우러나는 감정이나 느낌이 강할수록 이를 배출하는데 효과적이고 몸은 더욱 가벼워질 수 있다. 이런 내면의 감정과 느낌들을 몸 안에 쌓아두지 말고 밖으로 배출시켜 버리면 건강유지에 큰 도움이 된다. 그리고 항상 모든 결과에 감사하면서 스트레스를 스트레스가 아닌 삶의 활력소 또는 고마움으로 승화시키는 방법을 연이어 강구해 보는 것이 좋다.

사람은 살면서 누구나 각종 스트레스를 받는다. 그러나 스트레스를 받고 난 다음에 바로 균형을 회복하면 문제가 되지 않는다. 문제는 이를 회복하지 못한 상태에서 추가적인 스트레스가 누적되는 경우라 할 수 있다. 이 때에는 몸과 정신이 이를 감당하지 못해 몸에서 각종 증상이나 징후가 나타나게 된다. 즉, 통증이나 각종 불편한 증상들이 나타나게 되는데 관절염도 이런 과정의 한 지엽적인 결과라고 볼 수 있다.

자신의 몸에서 이처럼 불편한 증상이 나타나면 바로 그것의 원인이 무엇이며 그것을 해결하기 위해 자신이 어떤 선택을 할 것인지 진지하게 고민해야 한다. 만약 잘 모르겠으면 응분의 대가를 지불하고 전문가와의 상담을 통해서라도 이를 해결하려고 노력해야 한다. 몸이 강철로 만들어져 있지 않기 때문에 가능한 빠른 시간안에 문제를 해결해야 한다. 그리고 본인이 도저히 해결할 수 없는 문제라고 판단되면 그것으로부터 도망가라고 말해주고 싶다. 이는 살기 위해 자신을 짓누르는 환경으로부터 도피하라는 의미라고 받아들이면 된다. 만약 이런 상황에서 약물로 증상만을 다스리며 미적거리다 보면 속으로 상황이 더 악화되어 큰 질병의 수렁으로 빠지게 된다. 감기와 같은 스트레스는 일회성이라 문제가 안되지만 지속적인 스트레스나 고착화된 만성 질병은 정말 큰 문제를 야기시킬 수 있다.

그래서 나는 항상 문제를 초기에 해결하는 것이 가장 좋다고 환자들에게 말해준다. 그러나 대부분의 사람들은 문제를 초기에 일찍 해결하려고 하지 않는다. 오히려 "다음에 더 심해지면 그 때 하면 되지" 하는 그릇된 생각을 갖고 있다. 마치 감기처럼 모든 스트레스가 일회성으로 그냥 지나가버릴 것이라고 생각하는 것 같다. 그래서 때를 더 기다려 보다가 안되면 나중에 한꺼번에 대응하면 된다는 식의 어리석은 생각을 하고 있다. 이렇게 하루하루 또는 조금씩 미루다 보면 나중에는 더 이상 치료조차 받기 싫어지는 타성에 빠지거나 또는 치료할 수 없는 상태가 도래하는데도 말이다. 결국 최종적으로는 그런 상황 속의 노예로 전락하여 그것에서 빠져나오는 것조차 귀찮아져서 삶을 포기하게 되는 단계로까지 발전하게 된다. 나는 이런 모습을 너무나도 많이 보아 왔기 때문에 **인간이 병으로 죽는 것이 아니라 스스로 자신을 천천히 죽여가고 있는 것이라는 생각을 갖게 되었다**. 우리가 생노병사의 흐름에 의연하게 맞서려면 생노병사의 과정에서 겉으로 드러난 시나리오 모습만 파악하려 하지 말고 그것의 이면에 존재하는 거대한 본체를 파악하여 그것과 맞서려는 자세를 가져야만 한다. 그래야만 각자가 인생에서 중요한 문제를 스스로 해결할 수 있는 능력을 갖출 수 있게 된다. 그렇게 하려면 우선 그와 같은 시나리오를 미리 알고 있어야 한다. 여러분은 건강 공부를 통해 자신의 인생이 어떤 시나리오를 따르게 될 것인지 미리 파악할 줄 아는 최소한의 노력과 능력을 동시에 갖추어야 한다. 내가 이렇게 말하는 이유는 어느 한 사람의 인생 코스는 그가 가진 능력이 아니라 그의 건강 상태에 의해 크게 달라진다고 믿고 있기 때문이다. 따라서 여러분이 여러분 인생의 주인이 되길 원한다면 "**내 건강은 내가 지**

킨다"는 자세를 가져야 한다. 자신의 건강을 의사와 같은 전문가에게 맡기기만 하면 된다는 생각을 하는 사람은 그런 생각으로 인해 더 이상 자신의 꿈을 펼칠 자격이 없는 사람으로 전락하게 된다는 점을 깨달아야 한다. 그런 사람은 자신에게 가장 소중한 것을 남에게 맡기는 사람이라서 거기까지가 그 사람의 한계라고 생각된다.

스트레스가 관절염 증상에 미치는 사례 연구

박군은 19살 청년으로 타 병원에서 청소년 류마티스 관절염 진단을 받고 나를 찾아왔다. 그는 어렸을 때부터 항상 소화기 관련 질환과 식품불내증으로 고생을 하며 살아왔다고 말했다. 그래서 항상 관절통을 호소하며 살아오다가 5살 무렵에 청소년 류마티스 관절염이란 진단을 받았다고 말했다. 그래서 13살까지 아스피린에 의존하여 통증을 견뎌왔으나 13살 때 증상이 확 크게 번져서 스테로이드를 사용하지 않으면 안될 정도로 심해졌다고 말했다. 그래서 프레드니존을 사용한 후에 증상이 가라 앉았지만 19살 때부터 무릎의 통증이 더욱 심해지는 것 같아 다시 병원을 방문하게 되었다고 내게 말했다.

그의 최근 병력을 좀 더 자세히 물어보니 15살 때 그가 사는 집에 화재가 일어났고 그 후 그의 인생이 완전히 달라졌다고 말했다. 그의 엄마가 화재로 인해 큰 화상을 입어 중환자실에서 1달간 있다가 퇴원하였고 그로 인해 그의 몸 상태도 더욱 나빠져서 프레드니존의 복용량을 3배까지 늘려야 했다고 말했다. 게다가 내게 오기 전 3년 동안에는 비스테로이드성 소염진통제(NSAID) 약물도 함께 복용하고 있었다. 그럼에도 불구하고 무릎 통증이 너무 심하고 부어 있어 목발을 짚고 진료실로 들어온 것이었다.

나는 우선 이 환자의 식단을 바꿔주고 그의 과거 스트레스로 인한 후유증을 풀어주려고 노력했다.

그 결과 그는 2달 만에 스테로이드를 끊고 기타 모든 약도 끊을 수 있었다. 더욱 놀라운 점은 그의 사지 관절뿐 아니라 얼굴 색이 무척 밝고 건강하게 변했다는 사실이다. 당연히 그는 더 이상 목발 없이도 얼마든지 계단도 오르내릴 수 있을 정도로 건강해졌다. 그는 이렇게 호전된 이유중 하나로 자신이 단전 호흡과 더불어 명상을 배워서 이를 꾸준히 실천하였기 때문이라고 말해주었다. 그는 비록 20세의 어린 나이였음에도 놀라운 치유 경험을 배우고 깨닫게 된 것이다. 그가 한 것은 오직 내가 말한대로 식단을 변화시키고 **'몸 속 대청소'**와 더불어 명상을 꾸준히 실천한 것밖에 없었다. 이처럼 우리의 몸은 마음과 긴밀하게 연결되어 있어 마음 치료가 몸의 통증을 완화시키는데 있어 매우 중요한 작용을 하고 있음을 알 수 있다.

외상 및 외상후 스트레스 장애

이 책은 관절염 환자를 위한 책이다. 관절염 환자들을 치유하다 보면 전에 관절에 외상을 입은 병력을 가진 사람들이 상당히 많이 있음을 알 수 있다. 물론 그 중에는 아주 사소한 외상도 있지만 매우 큰 외상도 있다. 그래서 나는 관절염 환자들에게 항상 과거에 겪은 외상 병력에 대해 자세히 묻는 습관을 갖게 됐다. 그리고 그것이 현재의 관절염 증세와 어떤 관련이 있는지를 연관지어 보려는 태도를 견지하고 있다. 그러면서 깨달은 것이 상당수의 관절염 환자들이 과거에 받은 외상의 합병증 또는 후유증으로 현재의 관절염을 이어서 앓고 있다는 사실이었다. 그래서 나는 이들에게 현재의 관절염 치료

외에 과거의 외상과 관련된 후유증 및 관련 스트레스 장애를 함께 해결해 주는 것이 매우 큰 도움이 된다는 사실도 깨닫게 되었다.

외상도 분명 스트레스의 일종으로 이것이 나중에 외상후 스트레스 장애를 일으켜 만성 염증성 질환을 만드는데 충분히 기여할 수 있다. 특히 관절의 외상은 완벽하게 치유가 되지 않으면 나중에 퇴행성 관절염을 일으키는 요인으로 작용하게 된다. 이 때 외상은 신체에 분명한 손상을 준 사건이지만 외상후 스트레스 장애는 눈에 보이지 않게 정신감정적으로 몸에 손상을 주는 작용을 한다. 그래서 외상이 몸에 상처를 준 것이라면 외상후 스트레스 장애는 마음 또는 내면의 심리 상태에 손상을 준 것으로 비유해 볼 수 있다.(참고 : 실제로 외상후 스트레스 장애는 뇌세포에 손상을 준 것이다.) 어느 경우에서든 우리 몸에서 인체의 에너지 흐름을 차단시키고 이를 단락시켜 방전을 유도한다는 특징을 가지고 있다. 그래서 이 문제를 해결해주지 않는다면 몸에서 특별한 이유 없이 낮은 강도의 염증이 유지되고 새로운 세포 재생의 능력이 사라지는 끔찍한 상황을 맞이하게 된다.

외상후 스트레스 장애(PTSD)는 약한 경우에는 외상을 받았을 때의 충격이 기억 속에 자리잡고 있다가 비슷한 상황이나 꿈, 연상, 자극 등을 통해 다시 급성 스트레스 반응을 일으키는 것을 말하고 심한 경우에는 뇌 신경세포들 간의 연결이 파괴되어 뇌기능이 크게 저하된 경우까지 포함하는 용어다. 그래서 외상후 스트레스 장애는 하나의 거대한 스펙트럼을 지칭하는 용어라 할 수 있다. 옛 속담에 '자라보고 놀란 가슴 솥뚜껑 보고 놀란다'라는 말이 있는데 이것은 중

등도 이하의 외상후 스트레스 장애에 해당되는 것이고 "사고후 넋 나간 표정을 계속 짓고 있다." 라고 하는 표현은 아주 심한 외상후 스트레스 장애에 해당되는 경우라고 할 수 있다. 관절염 환자들에서는 주로 중등도 이하의 경우들을 볼 수 있다. 그렇게 되면 몸이 다시 그리고 급속히 외상 당시의 급성 스트레스 상황 속으로 빠져들어 몸에서 치유 기전이 중단되고 손상을 일으키는 염증 반응들이 다시 재발되는 현상이 나타나게 된다.

그래서 관절염 환자들은 과거의 나쁜 기억들을 잊고 스트레스 호르몬의 공격으로부터 폐허가 된 몸과 마음을 보호해주는 각종 조치들을 동원하여 몸을 회복시켜 주는 도움이 필요하다. 그리고 남은 평생을 가능한 스트레스를 멀리 피하는 생활 태도를 갖도록 노력해야 한다. 이런 점에서 나는 항상 '**몸속 대청소**'와 긍정적인 마음 가짐을 갖는 것이 매우 중요하다고 생각한다. 스트레스는 다시 장내환경과 **몸 속 환경**을 열악하게 만들어 염증 반응들이 활발하게 일어날 수 있는 기회를 제공하기 때문에 과거 외상을 입었거나 그로 인해 외상후 스트레스 장애를 가지고 있는 사람들은 평소 '**몸속 대청소**'를 통해 염증 환경을 물리치고 '**마음 수련법**'을 통해 뇌세포가 스트레스성 신경 및 호르몬 반응을 쉽사리 일으키지 않도록 관리하는 것이 중요하다.

(참고 : **마음 수련법은 뇌 속의 나쁜 기억들을 지우는 방법이다. 나쁜 기억들은 절대 여러분 마음 속에 남겨놓아서는 안된다. 이를 끄집어 내어 마음 밖으로 날려 보내야 한다. 그리고 이는 반드시 '몸속**

대청소'와 같이 해야 성공할 수 있다. 왜냐하면 '몸속 대청소'는 몸속의 환경을 개선시켜 염증을 제거해 내는 작업이기 때문이다. 염증이 사라지면 그와 관련된 나쁜 기억들도 사라지거나 중립 또는 좋은 기억으로 바뀌게 된다. 이 때 양질의 영양 요법도 필요하고 적절한 몸 동작과 명상, 긍정적 사고, 그림 그리기 등의 보조 요법 등도 많은 도움을 줄 수 있다.)

과거 학대로 인한 외상후 스트레스와 관절염 발생의 관계

관절염을 앓고 있는 사람들 중에는 묵은 스트레스를 마음 속에 가지고 있는 사람들이 많이 있다. 특히 어린 시절에 외상 또는 외상성 사건을 경험했던 아이들이 나중에 염증성 질환이나 만성질환에 잘 걸린다. 이를 설명하는 이론 중 하나로 그런 경험을 한 사람들이 흡연, 불량한 식사 습관, 중독성 물질에 의존하는 등의 건강하지 못한 생활 습관에 잘 빠지게 된다는 주장이 있다. 그리고 이는 그 사람이 자기 보호를 위한 방어기전으로 그런 행동들을 하게 된다는 주장으로까지 이어지고 있다. 그러나 다른 이론에서는 이런 사람들 대부분이 외상후 스트레스 장애를 제대로 치료받지 못해서 그렇게 된다는 주장을 하고 있다. 여러 연구 기관들에서 현재 또는 과거에 외상후 스트레스 장애를 겪은 735명의 남녀 군인들을 조사해보니 현재 외상후 스트레스 장애를 겪고 있는 사람들이 정상인 또는 과거에 이를 경험했으나 현재는 정상인 사람들에 비해 hsCRP(염증성 마커)와 백혈구 수치가 높게 나온다는 사실을 밝히고 있다. 이 결과는 외상후 스트레스 장애 환자들이 염증 레벨의 증가로 면역시스템이 극도로 흥분되어 있는 상태이고 일단 이것을 치료하고 나면 이들이 안정화되어 몸에 더 이상의 손상을 주지 않을 가능성이 충분히 높다는 점을 시사해 주고 있어 매우 고무적인 연구 결과라고 생각된다.

나의 임상 경험을 보아도 스트레스는 물론이고 과거에 경험한 외상성 감정의 상처들이 현재의 건강 상태에 영향을 주는 경우를 종종 목격할 수 있다. 그런 경우를 자세히 들여다보면 이들이 실제로 관절염을 일으키는 염증의 근본 뿌리 중 하나로서 기여하고 있거나 염증을 근본적으로 해결하는 것을 방해하는 요인으로 작용하고 있음을 짐작해 볼 수 있다. 특히 이로 인해 뇌손상이 와서 수면 장애가 발생한 경우에는 정말로 치료가 힘들다는 점을 뼈저리게 경험하였다.

또한 어린 시절의 정신적 학대 스트레스가 나중에 성인이 된 다음에 병을 일으키는 경우도 목격할 수 있었다. 이런 경우는 해당 스트레스와 동반된 외상의 후유증과 기억이 몸 속에서 남아 있다가 세월이 가면서 새로운 스트레스와 병합, 누적되어 나중에 영구적인 손상을 일으키게 되는 것이라는 생각까지 하게 되었다. 이런 이유 때문에 여러분이 마음 속 내면에 가지고 있는 문제들은 언젠가는 겉으로 끄집어내서 그것을 처리해 마무리 짓는 것이 꼭 필요하다고 생각한다. 그래야만 여러분이 가지고 있는 관절염 같은 염증성 질환들의 문제가 악화되는 것을 막고 또한 이를 역전시킬 수 있는 발판의 계기를 마련할 수 있을 것이라 생각한다.

자신의 과거 문제를 끄집어 내서 마무리를 짓기 위해서는 먼저 자신의 과거 문제와 현재의 염증성 질환과의 관계를 깨닫도록 자각시키는 일을 해야 한다. 그리고 다음으로는 그런 상처를 지워버리기 위한 작업을 시작해야 한다. 다행스럽게도 앞서 연구에서 보면 일단 외상성 스트레스가 치료되고 나면 더 이상 이들이 몸에 해로운 영향을 끼치지 않는 것으로 밝혀져 있다. 그러므로 여러분의 과거가 여러분의 현재를 계속 지배하고 여러분의 건강에까지 나쁜 영향을 미치도록 방치해둘 필요가 없다는 점을 여기서 확실히 깨달을 수 있다.

관절염 같은 것은 여러 차례 인생의 어려운 시기를 지나온 사람들에게서 주로 나타나는 질환이다. 그러므로 대부분 사람들은 관절 통증이 나타나기 전에 자신의 인생에서 힘들었던 시기를 거쳐온 사람들이라 가정해 볼 수 있다. 이들은 대부분 그들이 과거에 받은 충격이 커서 그 때 겪었던 외상성 스트레스 사건들을 생생하게 기억하지 않고 잊으려고 하는 사람들이다. 그래서 이들은 그 사건 이후 자신의 건강이 얼마나 그리고 어떻게 변해 왔는지 생각하려들지 않는 경향을 가지고 있다. 그렇지만 이런 사건들이나 외상의 흔적들을 분명히 자각하고 이를 관절염 발생의 전 단계 과정으로 인정하고 그것으로부터 문제 해결의 단서를 찾으려고 한다면 관절염 치유를 향한 큰 걸음을 내딛게 된다. 왜냐하면 일단 여러분이 아프게 된 이유와 그것들이 악화 또는 재발하게 되는 이유를 찾는다면 그것을 예방하고 치유하는 길로 들어서게 되는 법도 자연적으로 발견할 수 있고 그것을 위해 무언가 긍정적인 일도 할 수 있기 때문이다. 그래서 올바른 방법을 사용하여 지나간 과거의 상처는 잊고 떨쳐버리며 다시 새로운 삶을 시작하도록 노력해야 한다. 그렇게 하기 위해서는 여러분의 사고방식과 생활 패턴을 완전히 바꿔야 한다. 그래서 이제부터는 여러분이 새로운 인생을 사는 것이란 각오로 과거와 완전 결별할 것을 스스로 선언해야 한다.

학대로 인한 외상후 스트레스와 관절염 발생의 사례

30세 여자 환자가 병원을 방문하였다. 그녀는 15살 때부터 관절통을 앓고 있었는데 29세때 혈청검사 음성인 류마티스 관절염 진단을 받았다. 그녀는 아주 만성적으로 심한 통증과 피곤함을 주소로 나를 찾아왔다. 그녀가 나를 찾아오기 전에는 메쏘트렉세이트(MTX)와 설파살라진을 복용하다가 나를 방문하기 2달 전부터는 더 이상 그 약을 먹지 않고 있다고 말했다. 그녀는 자신이 어린 시절부터 정말로 힘든 생활을 해 왔다고 말했다. 그녀는 자신의 아버지가 무서웠고 정서적 그리고 신체적으로 많은 학대를 받았다고 말했다. 그녀의 아버지는 무서운 가장으로 어머니와 오빠에게도 가혹했다고 말했다. 그녀는 현재 결혼을 해서 남편과는 사이좋게 잘 살고 있다고 말했다. 다만 아이를 갖기 전에 관절의 염증을 먼저 해결하고 싶어서 찾아왔다고 말했다.

그녀에게 물어보니 평소 소화가 잘 안되는 편으로 설사가 잦고 음식을 고루 잘 먹는 편이 못된다는 소리를 주위로부터 듣고 살았다고 말했다. 나는 그녀에게 식단을 바꿔주고 정기적으로 장과 '**몸속 대청소**'를 실시하라고 시켰다. 그 결과 약 1년 정도가 지나면서부터 그녀의 건강 상태가 많이 호전되어 관절의 통증도 사라지기 시작했다. 물론 소화 능력도 개선되어 전보다 더 많은 양을 먹을 수 있게 되었다. 그러나 그녀가 다시 직장을 얻어 나가면서부터 다시 문제가 생기기 시작했다.

직장에서 그녀는 자신에게 주어진 일을 할 때마다 너무 스트레스를 느껴서 다시 관절 통증이 악화되는 일을 겪었던 것이다.
그리고는 다시 의기소침해지고 몸이 축쳐져서 피곤함을 심하게 느끼곤 하였다. 그래서 나는 직장에서의 스트레스가 그녀의 관절염을 다시 악화시키는 역할을 하고 있다고 판단하였다. 그리고 혹시 몰라서 나는 그녀가 어릴 적 경험한 학대로 인한 외상후 스트레스 장애가 있는지 살펴보았다. 그 결과 그녀는 어렸을 때 받았던 아버지로부터의 학대로 인해 외상후 스트레스 장애가 있었고 그것이 그녀의 소화장애 및 류마티스 관절염 발생에 기여한 요인이었음을 확인할 수 있었다.
그래서 나는 이 문제를 해결하기 위해 그녀에게 어린 시절 부당한 대우(학대)에 대한 설문 조사를 실시하였다. (참고 : 아래에 나오는 설문지) 그 결과 3점이 나왔다. 이 말은 그녀의 어린 시절 외상후 스트레스 장애가 성인이 되어서 그녀의 신체적 증상 발생에 큰 영향을 주고 있음을 입증해주는 증거라고 할 수 있다. (참고 : 이 설문지 검사에서 2점 이상이면 자가면역질환 발생의 위험성이 증가한다.)
나는 이 결과를 보고 그녀에게 매일 명상과 태핑(tapping)을 통해 자신의 문제를 자각하고 이를 지워버리는 연습을 하라고 가르켜 주었다. 그 결과 그녀의 상태는 다시 호전되어 안정을 찾고 임신에도 성공할 수 있었다.

어린 시절 학대로 인한 염증 발생의 위험성을 찾는 설문지

각 질문에 “예” 또는 “아니오”로 답하세요.
그리고 만약 “예” 라고 답한 경우에는 1점을 매기세요.

감정적 학대

가정내의 부모 또는 다른 성인이

1. 종종 또는 자주 당신을 야단치고 욕하고 모욕감을 주었는가?
2. 가끔 또는 자주 당신이 신체적으로 상처를 받을 수도 있겠다는 위협을 받은 적이 있는가?

신체적 학대

가정내의 부모 또는 다른 성인이

1. 종종 또는 자주 당신을 밀치고 잡고 때리거나 물건을 던진 적이 있는가?
2. 당신을 세게 쳐서 때리거나 손상을 입은 적이 있는가?

성적 학대

성인 또는 적어도 5살 이상의 사람이 당신에게

1. 성적인 방법으로 몸을 만지거나 애무하였는가?
2. 당신이 그 또는 그녀의 몸을 성적으로 만졌는가?
3. 당신에게 오럴 섹스, 항문 성교, 또는 정상적인 성적 행위를 시도하려 한 적이 있는가?
4. 실제로 오럴 섹스, 항문 성교, 또는 정상적인 성행위를 한 적이 있는가?

가정내에서의 중독성 물질 사용 여부

1. 알코올 중독자와 같은 사람과 같이 살아본 적이 있는가?
2. 중독성 약물을 복용하는 사람과 같이 살아본 적이 있는가?

가정내 정신 질환 여부

1. 가족 구성원 중에 우울증 또는 정신질환자가 있었는가?
2. 가족 구성원 중에 자살을 기도한 사람이 있는가?

어머니에 의한 폭력

당신의 어머니 또는 계모가

1. 종종 또는 자주 당신을 밀치고 잡고 때리거나 물건을 던진 적이 있는가?
2. 종종 또는 자주 당신을 주먹이나 단단한 것으로 때리거나 또는 발로 찬 적이 있는가?

가정내에 감금된 사람이 있는지 여부

1. 가족 구성원 중에 감옥에 간 사람이 있는가?

부모의 별거 또는 이혼

1. 부모가 별거 중이었거나 이혼한 적이 있는가?

점수를 모두 더하세요.

총점이 2점 이상인 경우에는 자가면역질환을 포함하여 만성질환에 걸릴 위험이 증가함.

[출처 : 미국 Adverse Childhood Experiences Study(ACE)]

미주신경 강화법

자율신경 중에서 미주신경은 부교감 신경계를 대표하는 신경이다. 미주신경의 톤을 강화시키는 것(그 신경의 활동성을 높이는 것)은 혈당 조절을 더 잘하게 만들고 당뇨, 심장병, 뇌졸중 발생 위험성을 줄여준다. 반대로 미주 신경의 톤이 약하게 되면 만성 염증성 질환들이 많이 발생하게 된다. 그래서 미주신경의 톤을 강화시켜주는 훈련법이 소화장애는 물론 정신이 멍한 상태, 피로, 우울증, 불안 등을 없애주는데 많은 도움을 주는 치료법으로 널리 사용되고 있다.

미주신경은 좌우 한쌍으로 실제로 귀 뒤쪽의 뇌간 양측에서 목을 타고 내려와 가슴을 가로 질러 복부내로 연결된다. 폐, 심장은 물론 복부에서는 위장관, 소장, 간, 췌장, 비장, 신장 등과도 연결되어 있다. 앞서 말한 대로 부교감 신경을 함께 포함하고 있어서 심폐기능의 휴식과 소화시스템을 작동시키는 역할을 주로 맡고 있다. 그래서 심박동수를 늦춰주고 위장관 운동과 분비샘들의 활동은 증가시켜 주며 위장관 내의 괄약근을 이완시켜 주는 작용도 하고 있다. 최근에는 미주신경이 뇌속의 신경전달물질 및 호르몬 신호를 위장관 속의 면역세포들에게까지 전달해주는 역할을 한다는 사실도 밝혀져서 면역기능의 조절 측면에서도 많은 각광을 받고 있다.

부교감 신경인 미주신경을 강화시키는 방법들에는 여러 가지가 있다. 다음은 그중에서 몇 가지만을 예로 든 것으로 여러분도 이를 통해 저하된 부교감신경을 활성화시키고 더 나아가서 여러분의 면역력을 증대시키는 방법으로 활용해보길 바란다.

명상

명상을 하면 교감신경의 활동성은 줄어들고 부교감신경의 활동성이 증가된다. 한 연구에서 명상을 하면 마음이 너그러워져서 다른 사람에 대한 배려와 사랑이 깊어지고 더 큰 행복감을 느끼며 사회적으로도 든든한 지원을 받는 사람이 된다고 한다.

요가와 호흡법

요가는 뇌에서 진정작용을 담당하는 GABA라는 신경전달물질의 농도를 증가시켜 준다. 요가를 하면 미주신경의 구심성 가지(afferent fibers)를 통해 그 신호가 뇌의 중뇌 및 시상하부에 전달되어 부교감신경의 활동성을 증가시키게 된다.

호흡법도 부교감 신경을 자극하는 방법이다. 특히 횡격막을 사용하는 복식 호흡을 하면 미주신경의 활성도가 따라서 증가하게 된다. 보통 1,2,3, 4를 세면서 숨을 코로 들이마시고 5, 6, 7, 8, 9, 10을 세면서 코로 천천히 숨을 내쉰다.

냉 치료(Cold Exposure)

찬물에 얼굴을 담그고 물 속에서 수영하듯 움직이면 부교감신경 활동성이 증가한다. 이는 미주 신경에 의해 이루어지는 변화라고 할 수 있다. 찬 물로 샤워 하거나 찬 물 속에 들어가는 냉수요법도 이런 작용을 한다.

마사지 받기

손으로 몸을 마사지하는 것은 미주 신경을 자극하는 방법 중 하나에 속한다. 특히 목 주변을 마사지 하면 미주신경이 자극받는다. 발 마사지도 역시 미주신경을 자극한다. 그래서 혈압을 낮춰주는 효과를 발휘한다.

웃음 치료

웃음은 교감신경의 활성을 낮춰주고 부교감신경의 활성을 증가시켜 준다. 크게 웃을 때 횡격막의 움직임으로 인해 미주 신경이 자극받게 되어 그렇게 되는 것이다.

하품과 기지개 펴기

양팔을 사용하여 기지개를 펴면서 하품을 하는 동작을 반복하면 부교감신경이 활성화된다. 이는 또한 뇌속으로 몸을 이완시키라는 신호를 보내주는 작용을 한다.

노래하기 또는 콧노래 부르기(humming)

노래하는 것은 폐활량을 증가시켜서 옥시토신 레벨을 올려주고 인두 후벽의 근육들을 움직이게 만들어 준다. 이 근육들은 미주 신경과 연결되어 있기 때문에 결국 미주신경을 자극하는 셈이 된다. 낮은 톤으로 콧노래를 부르며 인후두 근육을 떨게 하는 것도 같은 효과를 낸다.

금식하기 FASTING

금식은 부교감신경을 자극하는 강력한 수단이다. 소화가 에너지를 많이 소비하는 작업이기 때문에 그런 것이다. 그래서 음식을 먹지 않고 금식을 하면 소화기관들이 휴식을 취할 수 있게 되어 그 에너지를 다른 곳으로 보내 몸을 이완시키고 신경시스템의 손상을 다시 수리할 수 있게 만들어 준다. **양생 몸속 대청소 프로그램**도 이를 이용하는 방법이라 할 수 있다.

프로바이오틱스PROBIOTICS

락토바실루스와 같은 특정 장내세균들은 미주 신경을 통해 GABA 생산을 증가시켜 준다. 한 연구에서는 쥐 실험을 통해 bifidobacterium longum이란 세균이 미주 신경을 자극하여 불안 증상을 정상화시키는데 도움을 주었다고 밝히고 있다.

Chapter

11

장내환경과 관절염의 연관성

기존의 주류의학에서는 관절염을 단순히 관절의 국소적인 문제로만 보고 접근하고 있다. 그러나 양생의학적 입장에서 보면 관절염도 몸 속에 염증불이 일어난 상황이기 때문에 '**몸 속 환경**'을 개선하여 이같은 염증 문제를 근본적으로 해결하려는 것이 매우 합리적이며 올바른 접근 방법이라 할 수 있다. 물론 퇴행성 관절염의 경우 전적으로 염증이 원인이 아니라 대사 장애의 한 형태라고 주장하는 사람도 있을 것이다. 그렇다고 하더라도 '**몸 속 환경**'을 개선해 주면 인슐린 저항성과 산화 스트레스가 감소하기 때문에 관절의 국소적 염증도 함께 줄어들게 된다. 그 결과 증상이 줄어들고 구조적으로도 개선될 가능성이 커진다. 따라서 우리는 관절염을 단순히 국소적 질환이나 상태로 보는 근시안적 생각을 버리고 이를 '**몸 속 환경**'의 문제로 바라보는 더 넓은 시야를 가질 필요가 있다.

이처럼 큰 관점에서 바라보았을 때 관절을 포함하여 몸 속의 염증은 어디에서 오는가?

대부분 장 속에서 온다고 할 수 있다. 그러므로 장내환경을 개선시켜 주는 것이 무엇보다 중요하다. 이런 까닭에 나는 **관절염 환자들에게 관절의 문제에만 초점을 맞추지 말고 장내환경을 개선하는데 더 많은 신경을 써야 한다고 강조하고 있다**.

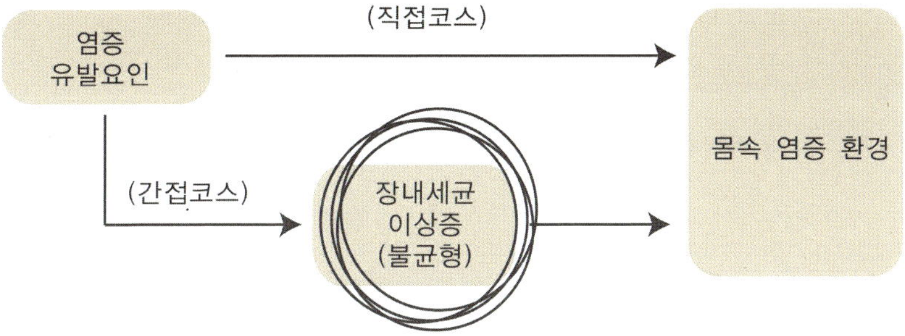

그림. **염증 발생의 두 코스. 실제로 간접적인 코스를 거쳐 염증이 발생하는 경우가 더 많다. 그러므로 우리는 장내환경이 얼마나 중요한지 알아야 한다.**

장 속에는 수 많은 미생물들이 살고 있으며 이들이 우리 몸 속의 세포들과 소통하며 지내는 공생 관계를 형성하고 있다. 그렇다고 해서 이들이 함부로 몸 속으로 들어오게 허락해서는 절대 안된다. 그래서 위장관 벽에는 점막층과 림프계와 같은 방어벽들이 설치되어 있다. 이 방어벽은 미생물을 포함하여 우리가 먹는 음식을 통해 들어오는 각종 독소와 이물질들이 뚫고 들어오는 검열하고 막아주는 역할을 한다.

그래서 이 장에서는 장내환경의 두가지 중요한 요소인 장점막의 방어벽과 장내 미생물에 대해 알아보기로 한다. 또한 이들이 관절염 발생에 어떤 영향을 미치는지 알아보고자 한다.

장점막 방어벽

위장관은 입에서 항문까지 이르는 긴 통로를 형성하고 있다. 그래서 몸 속에 있지만 실제로 엄밀히 따지자면 아직 우리 몸 밖에 해당된다. 그래서 이 속의 공간을 '**장내환경**'이라고 부르면서 '**몸 속 환경**'과 따로 구분하고 있다.

'**몸 속 환경**'과 '**장내환경**'을 구분지어 주는 것이 바로 위장관벽이다. 이것은 소장의 융모 구조 때문에 다 펼쳐 놓으면 그 면적이 테니스 코드장 크기만큼이나 된다. 그러므로 먹는 음식을 통해 우리 몸 속으로 들어오는 각종 독소들과 세균들에 노출될 수 있는 면적이 상당히 넓다는 점을 먼저 기억해둘 필요가 있다. 그리고 이런 위장관 경계 방어벽의 맨 첫 번째 층은 점막층이 되고 그 밑으로 점막하층이 존재하는데 이곳에 면역시스템을 구성하는 림프기관과 그 세포들이 위치하고 있다. 그래서 이들을 통틀어서 장주변 관련 림프조직 GALT(gut-associated lymphatic tissue)라고 부른다.

위장에서는 강한 산도의 위산이 분비되어 음식을 통해 들어온 세균들을 멸균시키고 단백질 소화를 돕는 작용을 하고 있다. 그러므로 제산제를 사용하여 위산의 강도를 줄이는 일은 살아있는 미생물들이 위장을 통과하여 소장으로 넘어갈 기회를 증가시켜주는 역할을 하기 때문에 '**장내환경**' 및 '**몸 속 환경**'을 망치는 매우 위험한 행동이라 할 수 있다.

소장은 얇은 점막층으로 덮혀 있으며 이 층이 소화된 음식물 중에 몸에 필요한 영양소들만을 걸러서 흡수하는 거름막 역할을 하고 있다. 소장과 대장을 경계 짓는 부위에는 회맹장 판막(ileocecal valve)이 있다. 소장의 길이는 약 7m 정도로 십이지장, 공장, 회장 3부분으로 되어 있으며 소화가 일어나는 곳은 주로 십이지장이고 영양분이 흡수되는 곳은 주로 공장과 회장 부분이다. 앞서 말했듯이 소장에는 영양분의 흡수 효율을 넓히기 위해 양탄자의 깃털처럼 작은 손가락 모양의 융모돌기(villi)들이 많이 존재하는 형태로 그 독특한 구조가 형성되어 있다.

대장도 역시 얇은 점막층으로 덮혀 있으며 표면은 소장과 달리 거의 편평한 구조로 되어 있으며 물을 흡수하는 역할과 소화가 안되고 남은 음식물들을 받아서 이를 배출하는 역할을 맡고 있다. 그 길이가 약 1.5m 정도고 내경이 소장보다는 더 큰 약 7-8cm 정도로 되어 있다. 또한 대장은 대부분의 장내세균들이 서식하는 장소에 해당되기도 한다.

장점막은 얇은 상피세포(epithelial cell)들로 구성된 반투과성 막으로 그 안에 존재하는 배상세포(goblet cell)들이 점액을 생산하여 분비하는 역할을 담당하고 있다. 이 점액이 장 상피세포층 위의 방어벽인 점액층을 형성하는 역할을 하며 세균들이 장 상피세포에 달라붙어 면역 반응을 일으키는 것을 막아주는 작용을 한다. 그래서 장을 따라 아래로 내려갈수록 배상세포들의 수가 더 많고 점액층이 두꺼워진다. 특히 대장에는 세균들이 많이 살고 있기 때문에 점액층의 두께가 가장 두껍게 형성된다.

일차 방어선인 장 점막층 아래에는 점막하층이 존재하는데 이곳에는 혈관과 림프관들이 그물망을 형성하면서 주변에 신경시스템과 면역 조직들이 함께 존재하는 느슨한 층을 구성하고 있다. 그래서 점막하층에 존재하는 면역조직들을 통틀어서 앞서 말했듯이 장주변 관련 림프조직(GALT)이라고 부른다고 했다. 특히 이중에서 면역 조직들이 모여 집중화된 곳을 페이어 팻취(Peyer's patch) 라고 부른다.

장누수(Leaky Gut)

장점막층은 그 면적이 테니스 코트장만 하며 이를 관리하고 유지하는데 기초대사량의 약 40% 정도를 사용할 정도로 많은 에너지를 소비하고 있다. 그 이유는 이곳을 통해 필요한 영양분들이 흡수되고 독소와 세균들이 들어오지 못하도록 막기 위해 투과성을 조절하는 등 매우 중요한 일들을 담당하고 있기 때문이다. 만약 이 층의 투과성이 제대로 조절되지 않는다면 몸 속으로 많은 양의 독소들이 유입될 것이다. 이런 상황을 **장누수**(leaky gut)라고 부른다. 즉, 장누수란 장점막층의 투과성이 증가되어 장관 속의 이물질들이 몸안으로 조절되지 않은 채 들어오는 상황을 일컫는 일반(비병리학적) 용어다. 그래서 현행 주류의학에서는 이런 일이 눈에 보이지 않는다고 하여 이를 인정하지 않고 있지만 **양생 의학**을 포함하여 기능 의학을 추구하는 분야에서는 이미 오래 전부터 이 개념을 매우 중요시해오고 있다. 왜냐하면 우리 몸 속으로 면역시스템을 자극하는 이물질 또는 독소들이 들어오는 것을 설명해 줄 수 있는 대표적인 이론이기 때문이다.

그런데 최근 의학 발달로 이 이론이 한낱 가설이 아니라 실제 과학적으로도 맞는 이론임이 새삼 입증되고 있다.

앞서 말한대로 장점막층은 상피세포층과 점액세포들이 만들어내는 점액(mucus)과 항미생물 작용을 하는 성분들이 모여 이루는 점액층으로 구성되어 있다. 상피세포들은 서로 밀착되어 있어 그들 사이를 '**긴밀한 밀착부위**(tight junction)'라고 부른다. 이 부분은 단백질로 구성되어 있으며 장관 속의 이물질들이 함부로 장점막층을 통과하여 점막하층으로 들어가지 못하도록 막아주는 역할을 하고 있다. **장누수 현상이란 바로 이 긴밀한 밀착부위(상피세포와 상피세포 사이의 틈새)가 망가져서 틈이 벌어진 상황을 일컫는 말이다**. 그렇게 되면 장점막의 투과성이 증대된다. 그래서 장내세균들이나 소화가 덜 된 음식물 분자들이 몸안으로 쉽고 자유롭게 들어갈 수 있게 된다. 그러면 이들이 바로 주변의 면역시스템을 자극하여 몸 안에서 염증 반응을 일으키게 되는 것이다. 이처럼 장누수 현상으로 인해 독소나 세균 같은 염증 유발 물질들이 몸 안으로 자유롭게 들어가는 상황을 다른 말로는 '**자가중독증**(autointoxification)'이라 부르기도 한다.

그러므로 **장누수 현상**과 **자가중독증** 이론은 우리 몸 안에서 일어나는 각종 염증 현상의 발생 기전을 합리적으로 설명해 주는 가장 기본적이면서도 확실한 핵심 이론이라 할 수 있다. 그리고 장누수를 통해 몸 안으로 유입된 독소나 이물질들이 혈류를 타고 몸 속 어디로든 갈 수 있기 때문에 이로 인해 피곤함, 정신이 멍하고 집중이 안 됨, 몸이 붓는 것과 같은 비특이적 염증 증상들은 물론이고 피부염,

갑상선염, 관절염, 뇌신경염, 간염 같은 여러 조직의 고유한 염증이나 알레르기 반응 등이 발생하는 기전을 설명할 때에도 이를 뒷받침해 주는 이론으로 널리 사용되고 있다. 또한 이 기전은 각종 대사 장애나 순환 장애를 설명할 때에도 매우 중요한 쓰임새가 있다. 즉, 이 기전을 통해 유입된 독소나 이물질들로부터 몸을 방어하기 위한 보완기전으로 인해 체지방량이 늘어나고 인슐린 저항성이 발생하며 그 결과 장기적으로 각종 대사질환과 혈액순환 장애 등이 차례로 일어나 당뇨, 고혈압, 심장병, 치매 등이 발생하게 된다는 설명은 참으로 멋지고 합리적인 과학적 시나리오라 하지 않을 수 없다. 그래서 이로 인해 그동안 의학적 추론 과정에서 빠져 있던 부분을 채울 수 있게 됨으로써 전체 기전이 매끄럽게 완성될 수 있게 되었다.

장점막 상피세포와 상피세포 사이의 **긴밀한 밀착부위**는 단백질로 구성되어 있는 동적인 구조로 상황에 맞게 조절되는 특징을 가지고 있다. 그래서 전하를 띤 이온들이나 최종 소화 산물 중에 수용성 입자들을 선택적으로 통과시키는 작용을 한다. 특히 이 곳에 있는 조눌린(zonulin)이란 단백질의 활성이 증가하면 몸 속으로 면역시스템을 자극하는 항원물질(세균, 독소, 식품 단백질, 기타 이물질)들이 더 많이 들어가는 것을 허락하게 된다. 류마티스 관절염과 같은 자가면역질환 환자들에서는 이와 같은 조눌린 단백질의 레벨이 많이 증가되어 있어 장투과성이 전반적으로 항진된 상태를 이루고 있다.

자가면역질환에서 긴밀한 밀착부위의 투과성이 증가되어 있는 이유는 그 부분이 유전적으로 취약한 사람들이 따로 있고 여기에 조눌린 시스템이 항원 물질들에 과민하게 반응하기 때문이라는 주장이다. 이 경우 조눌린 시스템을 자극하는 요인으로는 해로운 병원성 세균들, 글루텐과 같은 식품 단백질들, 알레르기 유발 물질, 기타 독소들을 열거해 볼 수 있다. 한편 글루텐 속에 들어있는 글리아딘 단백질도 조눌린과 결합하여 긴밀한 밀착부위를 열리게 만드는 작용을 한다. 그래서 이를 **글루텐 민감성 반응**이라 부른다. 또한 항암치료 수단인 방사선과 항암제는 세균 독소들처럼 이 밀착부위를 파괴시키는 작용을 한다. 그래서 결국에 장누수 현상을 일으키는 작용을 하는 것이다.

그렇게 되면 긴밀한 밀착부위를 중심으로 양방향으로 흐름이 증가하게 된다. 장관 속에서 몸 속 방향으로는 장 속의 독소나 이물질들이 들어가고 몸 속에서 장관 속으로는 면역세포나 면역 물질들이 몰려나오게 된다. 그러면서 긴밀한 밀착부위를 중심으로 면역세포들과 침입자들이 한 판 전쟁을 벌이게 되는데 이것이 바로 장점막의 염증 발생인 것이다.

앞서 말한대로 장점막층의 투과성을 변화시키는 요인에는 유전적 성향외에 여러 가지가 있다. 미생물들(세균, 이스트 등), 알레르기 물질들, 음식물 속의 렉틴 같은 단백질들, 효소, 자유기, 신경계 요소, 면역계와 소화기계의 요소 등등. 이들을 나는 다음과 같이 크게 두 부류로 나눠 보는 것이 편리하다고 생각한다. 하나는 섭취한 음식물 속에 들어 있는 유해 성분들이고 다른 하나는 세균들과 그들이 뿜어내는 독소들에 의해 장점막층의 투과성이 증가되는 경우 두 가지로 구분해 보는 것이다. 먼저 첫 번째로는 우리가 먹는 음식물 중에 설탕, 정제염, 글루텐과 같은 렉틴 물질, 가공식품 속에 들어 있는 계면활성제나 이멀션제, 알코올과 같은 유기 용제, 약물 속에 들어 있는 나노 입자들, 세균들이 방출하는 효소들 등이 **긴밀한 밀착부위**를 약하게 만들 수 있다. 다른 요인은 살아있는 미생물들에 의한 작용이다. 유해한 세균은 물론이고 유익한 세균들도 장점막 상피세포에 직접 달라붙으면 투과성을 변화시킬 수 있다. 그러나 점액층이 있어서 정상적인 상황에서는 이런 일이 일어나지 않는다. 그러므로 장내세균들의 상태를 잘 유지하고 이들이 장점막층에 손상을 주지 못하도록 미리 관리하는 것이 매우 중요하다. 왜냐하면 장점막층의 점액층을 파괴시키는 주범이 해로운 병원성 세균들과 그들이 만들어 내는 독소들이기 때문이다.

또한 장 투과성이 증대될 수 있는 요인으로는 장점막의 상피세포들이 약 5일마다 탈락되고 새롭게 바뀌는 과정에서 공간이 생길 수 있다는 점도 고려해 볼 수 있다. 이때 만약 장점막에 염증이 있는 경우라면 면역세포들과 상피세포들에 의해 분비되는 여러 염증 물질들에 의해 이런 교환의 속도가 빨라질 수 있다. 그래서 새롭게 생산되는 상피세포들에 비해 탈락하는 상피세포들의 수가 많게 되어 장점막의 방어벽에 구멍이 생길 수 있기 때문에 역시 장 투과성이 증가하게 된다고 말할 수 있다. 그러므로 장점막의 염증이 발생하지 않도록 장내환경을 잘 관리해 주는 것이 얼마나 중요한지 새삼 강조하지 않을 수 없다. 장내 환경을 잘 관리하는 것은 크게 (1)먹는 음식을 정갈하게 간소화시키는 것과 (2)장내세균총을 건강한 상태로 유지하는 것이 매우 중요하다. 게다가 (3)장점막 상피세포들의 재생을 빠르게 돕고 긴밀한 밀착부위의 기능을 안정화시키기 위해서는 이에 맞는 영양을 공급해 주는 것이 필요하다. 당분과 정제 식용유와 트랜스 지방이 많은 가공식품 위주의 식사를 하면 장점막 방어벽의 재건은커녕 도리어 장누수 현상이 더 많이 발생하게 된다. 또한 가공식품 속에 많이 들어가는 과당 역시 장내세균총의 불균형을 가져오고 유해한 세균들이 장 속에서 증식하여 장누수 현상을 더욱 가중시키는 역할을 한다. 이 밖에 비타민 A, D의 부족도 장점막층의 재건을 방해하고 장내세균이상증과 장투과성 증가에 기여하는 역할을 한다. 반면 채소와 과일 속에 들어 있는 항염증 성분인 플라보노이드와 퀴세틴 등은 점막 손상의 위험성을 낮춰주는 작용을 한다. 그리고 사골국물에 많은 글루타민 같은 아미노산들도 장점막 상피세포들의 재생에 많은 도움을 주는 것으로 알려져 있다

이와 동시에 장누수를 막고 장점막 방어벽을 재생하기 위해서는 **장내세균총**을 건강한 상태로 만들어 놓고 이를 유지시키는 전략을 반드시 함께 동반 실천해야만 한다. 유익한 세균들은 장 상피세포들이 사용할 수 있는 영양분을 만들어 공급해주고 장점막 방어벽을 강화시켜주는 단백질을 생산해 공급해 주는 역할을 수행한다. 또한 수백조에 달하는 장내세균들이 각종 면역물질들을 생산하여 장점막 세포들에 신호를 주면 우리 몸의 상피세포들과 면역세포들이 이에 화답하면서 장점막 기능과 면역 작용을 건강한 방향으로 진행, 유지할

수 있게 만들어준다. 이런 신호전달 과정에서 중요한 역할을 하는 장점막 세포의 수용체를 TLR(toll-like receptor)이라 부른다. 이를 통해 우리 몸과 유익한 장내세균들은 서로 정보를 교환하며 소통하고 있다. 그래서 장내세균의 구성이 좋아지면 그곳에서 유익한 신호물질들이 방출되어 다른 세포들로 하여금 또 다른 유익한 물질들을 만들어 분비하는 방식으로 선순환의 구조를 만들어 나갈 수 있다.

이상에서 우리는 장내세균총을 건강하게 만들어 장내 환경을 잘 유지하는 것이 장누수 현상을 막고 면역시스템을 안정화시켜 염증 레벨을 줄이는 가장 근본적인 방법이란 사실을 알 수 있게 되었다.

각종 연구에서도 장내 환경이 나빠져서 장점막층의 투과성이 증가하면 장누수 현상이 일어나 관절염을 포함하여 몸 속 여기저기에 각종 염증이 발생되는 것을 확실히 보여주고 있다. 반대로 장점막의 투과성이 안정화되어 있으면 이런 염증성 질환들이 면역시스템에 의해 진정되고 호전된다는 사실도 마찬가지로 보여주고 있다. 이는 나도 많은 임상 경험을 통해 체험한 사실이기 때문에 여러분에게 자신 있게 이것이 맞는 사실이라고 보증해줄 수 있다.

장내세균총(intestinal microbiome)

장내세균총은 소장과 대장에 살고 있는 미생물들을 모두 총칭하는 말로 그들이 만들고 있는 환경까지 포함하는 용어라고 할 수 있다. 여기에는 세균, 바이러스, 곰팡이, 기생충 등이 모두 포함된다. 이중에서 세균이 가장 풍부하고 이들의 역할에 대해 가장 많이 알려져 있다. 반면, 바이러스와 곰팡이들에 대해서는 아직도 모르는 것이 많은 편이다.

앞서 말했듯이 사람의 장 속에는 수백 조의 미생물들이 살고 있으며 그 종류가 수천 가지에 이른다. 그렇지만 수적으로 많은 것은 몇 가지 종류에 국한된다. 그래서 미생물 종류 중에 1%가 전체 수의 99%을 구성하고 있다고 생각하면 된다. 특히 세균들은 소장에서 아래로 내려갈수록 그 수가 증가하며 균의 성격도 호기성 세균들에서 혐기성 세균들로 바뀌게 된다. 그래서 대장에 이르게 되면 거의 대부분이 혐기성 세균들로 구성되어 있다.

여러분이 자신의 장 속에 얼마나 많은 세균들이 살고 있는지 짐작해 보기 위해서는 자신의 대변양의 60% 정도가 세균 덩어리라고 생각하면 된다. 일반적으로 자신의 몸 속에 존재하는 세포들의 수보다 약 10배 정도 많은 수의 장내세균들을 가지고 있으며 이 수는 사람마다 큰 차이가 없는 것으로 알려져 있다. 여기서 우리가 이해해야 할 중요한 점은 많은 세균들이 살고 있다는 사실보다는 그들의 구성 상태가 건강과 질병 발생 여부에 더 큰 영향을 미친다는 사실이다. 각종 연구에서 장내세균총의 구성이 다양할수록 건강하며 이는 그 사람의 영양 상태가 우수하고 균형 잡혀 있기 때문에 그렇게 되는 것이라는 결과들이 나와 있다.

그럼 장내세균총의 구성에 영향을 미치는 요인들에 대해 알아보자.

우선 항생제의 사용은 장내 유익한 세균들을 죽이고 그 수를 감소시켜주며 그 결과 해로운 세균들이 증식할 수 있는 기회를 제공해주는 것으로 이미 잘 알려져 있다. 특히 어린 시절에 항생제를 사용하면 장내세균총이 건강하게 형성되지 못하는 것으로 밝혀져 있다. 신생아가 자신의 장내세균총을 얻게 되는 것은 엄마의 산도를 통과할 때인데 만약 제왕절개를 통해 아이가 태어나게 되면 엄마로부터 유익한 장내세균을 공급받지 못해 장내세균총의 형성이 늦어지고 유익한 세균들이 부족한 채 그 구성을 갖추게 된다. 더구나 이 시기에 항생제까지 사용하게 되면 이런 아이의 장내세균총은 매우 열악하여 면역시스템의 발달에 아주 부정적인 영향을 미치게 된다. 그래서 나중에 성장하면서 기관지 천식, 알레르기성 비염, 각종 식품 알레르기 및 민감성 반응, 제1형 당뇨와 같은 염증성 질환에 걸리게 될 위험성이 크게 증가한다.

다음으로 성인에서는 식사가 장내세균총의 구성에 가장 큰 영향을 미치는 요인이라 할 수 있다. 그래서 주로 동물성 식품을 많이 먹는 사람의 경우에는 Bacteroides 균들이 우세하고 동물성 식품을 별로 먹지 않으면서 채소와 식이섬유를 많이 먹는 사람들은 Prevotella 균들이 지배적이게 된다. 한 연구에서는 육식을 하던 사람이 채식을 하거나 반대로 채식을 하던 사람이 육식을 하는 경우에는 그들의 장내세균총의 구성이 바뀌게 된다는 사실을 발표하고 있다. 그것도 고작 24시간이 지난 비교적 짧은 시간안에 말이다.

호주의 한 대학에서는 사람들의 장내세균 유형을 Bacteroides 우세형, Prevotella 우세형, Ruminococcus 우세형 3가지로 분류하였다. 물론 이는 호주 사람들의 장내세균 유형이라서 우리나라 사람들에게 전적으로 적용될 수 있다고는 생각하지 않는다. 그렇지만 이런 식으로 그 사람의 장내세균의 구성 유형을 보고 그 사람의 대사체질을 분류하는 것을 '**장내세균 체질**(enterotype)' **분류법**이라 부른다. 아직까지 장내세균 체질별로 특정 질환에 잘 걸리는 일이 있는지 등에 대한 연구가 광범위하게 진행된 바 없지만 앞으로 이런 관점으로 연구를 진행하면 상당히 재미난 결과들이 많이 나올 것이라 예상된다. 이는 그만큼 장내세균총의 구성이 그 사람의 건강에 미치는 영향이 크다는 점을 여러 연구들이 강력히 뒷받침해주고 있기 때문에 그렇다. 그래서 나는 염증성 질환을 앓고 있는 모든 환자들에게 "**장누수를 치유하는 일과 더불어 장내세균총의 구성을 바꾸려는 작업을 열심히 그리고 반드시 하라**"고 말해주고 있다.

장내세균총이 건강한 상태가 아닌 경우에는 이로 인해 우리 몸에 더 많은 독소와 이물질들이 유입되고 염증 레벨이 증가하게 된다. 그래서 이런 상태를 **장내세균이상증**(dysbiosis)이라고 부른다. 우리가 염증성 질환을 치유하기 위해서는 장누수 현상을 고치는 것과 더불어 장내세균총의 균형을 건강한 방향으로 회복시켜주는 작업을 동시에 할 필요가 있다.

이 작업을 할 때 나는 여러분께 장내세균총을 건강하게 바꾸는 일이 단기간에 간단하게 일어나는 일이 결코 아니란 점을 확실히 강조하여 말해두고 싶다. 이 작업을 수행하기 위해서는 상당한 시간이 필요하다. 따라서 나는 여러분께 "**몸속 대청소**"와 식단의 변화를 통해 관절염의 증세가 사라졌다고 방심하지 말고 장내세균총이 완전히 자신의 본래 건강했을 때의 유형으로 바뀔 때까지 계속 같은 식단을 유지해 나갈 것을 부탁하게 되는 것이다.

여러 연구에서 같은 가족 내에는 비슷한 장내세균 유형(enterotype)을 가진 사람들이 많이 있음을 밝히고 있다. 이는 장내세균 유형이 비슷한 식사 패턴을 통해 그 가족 구성원들 간의 공통 분모로 작용하고 있음을 말해주는 소견이다. 그러므로 만약 장내세균 균형이 깨진 경우에 항염증 식단으로 비록 몸 속의 염증 레벨은 일시적으로 낮출 수 있지만 이를 장기적으로 실천하여 원래 자신의 장내세균 유형으로 되돌려놓지 않는 한은 그 효과가 제한적일 수밖에 없다는 의미도 여기에 들어있다. 그래서 나는 그 사람의 장내세균 유형이 그 사람의 '**몸 속 환경**'을 대변하는 지표라고 생각하게 되었다. 즉, 자신의 본래 장내세균 유형을 회복하였을 때 그 사람의 '**몸 속 환경**'도 정상으로 돌아온 것으로 평가할 수 있다는 말인 것이다.

그럼 장내세균총이 왜 '**몸 속 환경**'의 균형을 대변하는지 알아보자. 우리 몸의 세포들은 장내세균들과 꾸준히 정보를 교환하며 소통하고 있다. 특히 장관 주변에 있는 면역시스템은 장내세균들의 표면 분자들과 DNA를 인지할 수 있을 정도의 소통 능력을 가지고 있다. 그래서 세균들이 유익한 우군인지 아니면 해로운 적군인지 파악할 수 있다. 우리 몸의 면역시스템과 장내세균들 간의 소통 능력은 상호 공존을 위해 반드시 필요하다. 세균들은 우리가 먹은 음식을 이용하여 생존하면서 이들을 자신만의 최종 대사산물로 변화시킨다. 그리고 이들은 몸 속의 면역시스템에 감지되어 서로 간에 정보를 주고받는 체계를 형성하고 있다. 그래서 위장관 주변에 몸 속 면역시스템의 약 70%가 존재하고 있는 이유인 것이다. 그러므로 먹는 식사를 통해 장내세균들이 만들어 내는 신호물질의 상태가 언제든지 변할 수 있기 때문에 내가 항상 먹는 것이 중요하다고 강조하는 까닭을 여러분도 꼭 이해해 주었으면 한다.

예를 들어 보자. 유익한 장내세균들은 대사산물로 단사슬 지방산(SCFA)을 만들어 낸다. 그래서 우리 몸의 에너지 생산량의 최대 10%까지 이것으로 담당할 수 있다. 이 과정은 섭취한 음식 중에 소화가 안되는 탄수화물(식이섬유)들이 대장으로 내려와 대장 속의 세균들(Lactobacillus, Bacteroides, Bifidobacterium 등)에 의해 대사되어 뷰티레이트(butyrate), 프로피오네이트(propionate), 아세테이트(acetate)와 같은 단사슬 지방산을 만들어 내고 이들을 대장 점막세포들이 에너지 연료로 사용하는 것으로 밝혀져 있다.

물론 이 때 생산되는 단사슬 지방산의 양은 장내세균의 종류와 먹은 음식의 종류와 양에 의해 결정된다. 예를 들어 대장의 첫 부분에서는 장내세균들이 탄수화물을 발효시켜 단사슬 지방산을 만들어 내지만 만약 탄수화물이 부족한 식사를 하는 경우에는 장내세균들이 탄수화물 대신에 단백질을 대사시키게 되므로 암모니아 같은 해로운 가스가 더 많이 발생하게 된다. 그 결과 피로감, 구역감, 두통, 근육약화 등의 증세가 발생할 수 있다. 또한 이런 유해한 물질들은 대장

암과 염증성 장질환 발생에도 기여할 수 있다. 이런 이유로 동물성 단백질과 정제 탄수화물의 함량이 높고 식이섬유 함량이 낮은 식사를 하는 것은 장내세균들의 입장에서 보았을 때에는 매우 좋지 않은 식사에 해당된다.

게다가 단사슬 지방산은 대장균, 살모넬라 균과 같은 병원성 세균들의 증식을 억제시키고 유익한 장내세균들이 증식하고 면역시스템이 건강하게 작동할 수 있게 도와주는 환경을 만들어준다. 그리고 뷰티레이트와 프로피오네이트는 장투과성을 조절하는데 중요한 역할을 하며 장점막층의 긴밀한 밀착부위를 수리하고 장점막 방어벽을 강화시켜 주는 물질의 생산을 자극함으로써 장누수 현상을 치유하는데도 많은 도움을 준다. 이 밖에 뷰티레이트는 직접 장점막에 영향을 주어 염증을 감소시켜주는 역할을 하고 이런 염증을 줄여주는 T-조절세포의 수를 증가시켜주는 역할을 하기도 한다.

T-조절세포는 백혈구 중 T세포라고 불리는 면역세포 중 하나에 속하는 하위 그룹의 세포다. 이것의 임무는 T세포의 하위 그룹에 속하는 여러 세포들을 조절하여 면역세포들이 자가 조직을 공격하지 않도록 막아주는 역할을 하는 것이다. 즉, 자가면역질환의 발생을 예방하는 기능을 담당하는 것이다. 그래서 몸 속에서 침입자와 몸 속에 원래 있는 것들과의 차이를 판독할 수 있는 면역 관용(immune tolerance)이란 능력을 만들어 내고 이를 유지시키는 책임도 함께 지니고 있다. 그러므로 T-조절세포는 면역시스템의 활동을 조율하고 자가면역질환의 발생을 예방하며 장내세균들과의 유익한 공조 활동

을 유지하는데 있어서 매우 중요한 역할을 하는 세포라고 말할 수 있다. 그러나 만약 장점막의 방어벽과 장내세균들이 제대로 기능하지 못한다면 T-조절세포는 우리 몸 속에서 그 기능을 충분히 발휘하지 못하게 된다. 그 결과 전신 염증성 질환이나 류마티스 관절염과 같은 자가면역질환이 발생할 수 있다. 이 점은 매우 중요한 핵심 포인트로 특히 류마티스 관절염과 같은 자가면역질환을 가지고 있는 사람들은 이 점을 꼭 이해하고 기억해 둘 필요가 있다.

한 연구에서 쥐를 대상으로 뷰티레이트가 T-조절세포에 미치는 영향을 살펴보았다. 그랬더니 뷰티레이트를 먹인 쥐에서 T-조절세포들의 수가 상당히 증가하는 것을 확인할 수 있었다. 이들 T-조절세포들은 림프절(T-조절세포들과 다른 면역세포들이 만들어지는 곳)과 비장(T세포들을 포함한 다른 면역세포들이 저장되어 있는 곳)에서 만들어져 방출되어 장 속으로 나오는 것이 확인되었다. 이 결과는 장이 멀리 떨어져 있는 면역시스템과도 뷰티레이트와 같은 단사슬 지방산 물질을 통해 서로 연결되어 있음을 보여주는 증거로 장이 자가면역질환 같은 염증성 질환과 몸의 면역력을 결정짓는데 얼마나 중요한 역할을 하고 있는지를 다시 한 번 확인시켜 주는 확실한 증거라고 할 수 있다.

참고적으로 대장의 상피세포들과 그 곳의 긴밀한 밀착부위의 기능에 최대로 유익한 효과를 얻기 위해서는 뷰티레이트를 경구로 주는 것보다는 항문을 통해 관장하는 방식으로 주는 것이 더 효과적이라는 연구 결과도 나와 있다. 이런 이유로 나는 뷰티레이트를 보충제로 사용하는 것보다 식이섬유를 많이 섭취하여 장내세균들로 하여금 스스로 뷰티레이트를 만들어 내게 하는 것이 더 효과적인 방법이라고 생각하게 되었다. 그래서 우리는 여기서도 식사를 조절하여 장내환경을 바꿔주는 것이 그 어떤 약이나 보충제 섭취보다 더 우수하고 근본적인 방법이 된다는 사실을 다시 한 번 깨달을 수 있다.

다른 연구에서는 장내세균이 없는 무균 쥐들에서 T-조절세포의 발달이 안되는 것이 이와 같은 단사슬 지방산의 부족과 연관이 있다고 주장하고 있다. 이런 쥐들에게 뷰티레이트를 투여하거나 또는 장내세균들이 서식할 수 있는 환경을 만들어주면 T- 조절세포의 수가 늘어난다. 그러므로 이 실험에서도 역시 뷰티레이트와 같은 단사슬 지방산을 만들어 내는 장내세균들이 장 건강을 유지하는데 있어 매우 중요한 역할을 담당하고 있음을 보여주고 있다.

이처럼 단사슬 지방산을 충분히 만들어 내기 위해서는 이를 만들어 낼 수 있는 유익한 장내세균들의 수가 충분해야 하고 그들의 먹이가 될 수 있는 프리바이오틱스가 풍부해야 한다. 이런 이유 때문에 채소, 과일, 콩류(대두콩 제외) 식품 등을 많이 먹고 육류를 적당히 제한하여 먹는 **양생 건강 식단**이 장 건강을 유지하는데 매우 효과적인 식단이라는 점을 알 수 있다.

유익한 장내세균들은 면역시스템을 강화하고 지원해주기 위해 뷰티레이트를 만드는 것 외에도 비타민과 같은 다른 유익한 물질들도 함께 만들어 낸다. 모든 종류의 세균들은 장 속의 특별한 장소에 서식하면서 그 나름대로의 잠재적 목적을 수행하고 있다. 우리는 아직도 장내세균들이 하는 수많은 작용들을 전부 이해하지 못하고 있는 상태다. 그렇지만 이들과의 공조가 우리 몸의 건강과 장수에 매우 귀중한 역할을 한다는 점만은 확실하게 알고 있기 때문에 이들을 잘 관리하는 식생활 태도를 최우선 순위로 두고 이를 실천해야만 한다. 우리는 유익한 장내세균들이 번성할 수 있게 먹이를 주어야 하고 그들은 우리가 음식을 소화시키고 흡수하는 것을 도와주며 이 과정에서 우리 몸에 필요한 비타민과 기타 영양소들을 생산하여 공급해주는 역할을 담당하여 상호 이익을 취하는 공존 관계를 형성하도록 만들어 주어야 한다. 예를 들어 한 연구에서는 Bacteroides 라는 특별한 종의 균들로 인해 원래 소화가 안될 상추나 양파들이 소화가 될 수 있는 방향으로 변하게 된다는 사실을 밝히고 있다. 또한 Bifidobacteria와 lactobacilli 같은 균속들은 엽산(비타민 B9)을 만들어 낼 수 있다고 한다. 그래서 이런 비타민들이 장 주변에 존재하는 면역시스템들의 건강을 유지하는데 많은 도움을 주고 있다는 사실도 알고 있어야 한다.

이런 맥락의 연장선 상에서 우리는 비타민의 적절한 공급이 장내세균총의 균형 및 건강에도 많은 영향을 주고 있음을 알 수 있다. 예를 들어 비타민 A와 그 활성형인 레티노익산의 부족은 장점막 방어벽의 면역력을 저하시켜 그 사람을 감염에 취약한 상태로 만들어 사망률을 증가시킬 수 있다는 연구 결과가 나와 있다. 레티노익산은 미생물총의 다양성을 증가시키는데 도움을 주고 T-조절세포의 수를 증가시켜 준다. 이 외에도 비타민 D, 비타민 B12, 엽산 등도 장 속에서 T-조절세포의 수를 지원하는 작용을 한다.

이 밖에 유익한 장내세균들은 다른 측면에서도 면역력을 증강시켜 주는 일을 돕고 있다. 그들은 병을 일으키는 병원성 세균들을 직접 억제시키는 항균 작용을 하고 장점막 상피세포들과 면역세포들로 하여금 면역글로불린 IgA 항체를 더 많이 생산하도록 자극하는 역할도 한다. IgA 항체는 위장관, 구강, 기관지 등에 존재하는 주요 항체로 병원균으로부터 몸을 보호해 주는 작용을 한다. 그래서 위장관에서는 핵심 면역물질로 바이러스 또는 세균들과 결합하여 이들이 장점막에 직접 달라붙어 몸 속으로 들어오는 것을 막아주는 역할을 한다. 또한 IgA 항체는 장 점막에서 발생하는 염증을 줄여주는 작용도 한다. 이처럼 IgA는 여러 작용을 통해 궁극적으로 장누수 현상을 막는 작용을 하게 되는 것이다.

또한 장내세균들은 B 림프구의 한 형태인 형질세포(plasma cell)들이 IgA를 만들고 이를 성숙시켜 적절하게 기능하도록 돕는 과정에서도 가장 중요한 역할을 한다. 위장관 점막하층에 존재하는 페이어 팻취(Peyer's patch)가 형질세포들이 거주하는 곳으로 여기서 대부분의 IgA가 만들어지고 일부가 장점막에서 생산된다. IgA 항체를 가지고 있지 않은 쥐에서는 장내세균들이 소장 전역에 걸쳐 수백배로 증가되어 있음이 확인되었다! 이는 IgA가 유익한 세균들까지도 억제시키는 역할을 하고 있음을 보여주는 단적인 예라 할 수 있다. 왜냐하면 아무리 좋은 것도 너무 많으면 과유불급으로 해를 끼칠 수 있기 때문이다. 실제로 이렇게 세균들이 과잉 증식을 하게 되면 장은 물론 전신의 면역시스템들이 모두 과잉으로 흥분된 상태에 있게 된다. 이런 쥐에게 다시 IgA를 투여하면 세균들의 과잉 증식이 정상화되는 것을 관찰할 수 있다. 따라서 우리는 **장내세균이상증**(dysbiosis)**을 치료하는 가장 핵심적인 전략이** IgA **레벨을 증가시키는 것이라는 결론을 이런 사실로부터 도출해 낼 수 있다**. 그리고 프로바이오틱스가 IgA 레벨을 증가시키기 때문에 장내세균이상증을 치료하기 위해 프로바이오틱스를 사용하는 것도 이런 맥락에서 보면 올바른 치료법 중 하나라고 할 수 있다.

그럼 면역 세포들이 장내세균을 우군인지 아니면 적군인지 어떻게 알아볼 수 있는가?

면역세포들은 항상 장의 내용물들을 모아 표본 추출을 하고 있는 것처럼 보인다. 그래서 이 과정에서 유익한 우군 박테리아를 무시함으로써 면역 관용을 베푸는 법을 배우고 있는 것이 아닌가 생각된다. 세균의 표면에는 면역시스템에 의해 우군 또는 적군으로 인식될 수 있는 패턴들이 존재하기 때문에 면역세포들이 이를 인식하여 그런 판단을 하는 것으로 추정된다. 그러나 이 방법 말고도 세균의 DNA가 직접 T-조절세포들의 수를 증가시키거나 또는 감소시키는 작용을 하고 염증 반응을 억제시킨다는 사실도 밝혀져 있다. 이는 장내세균이상증으로 질병이 발생하는 이유가 이들 장내세균들이 면역자극성 DNA 또는 면역억제성 DNA를 증가시키기 때문에 그렇게 된다는 사실을 강력히 시사해주는 내용이라서 장내세균들이 염증 발생에 영향을 미치는 결정적인 요인이 될 수 있음을 보여주는 확실한 증거로 채택되고 있다. 다른 연구에서도 Lactobacillus종, Bacteroides fragilis

종, Clostridium종 같은 유익한 세균들의 DNA가 T-조절세포의 수를 증가시키고 Lactobacillus paracasei종의 DNA가 쥐에서 기생충 감염을 예방시켜 주는 역할을 한다고 밝히고 있어 이와 같은 주장들을 뒷받침해 주고 있다.

장내세균 외에 장내 곰팡이들 역시 장내 염증과 전신 염증을 일으키는데 기여할 수 있다. 가장 대표적인 것이 캔디다란 곰팡이다. 정상적인 경우에도 장 속에는 이런 곰팡이들이 소량으로 존재하고 있다. 그러나 유익한 세균들에 의해 이들이 기세를 펴지 못하고 소수로만 상존하고 있으며 장점막 방어벽이 튼튼하고 면역시스템이 건강하기 때문에 전혀 문제가 되지 않고 있다. 그러나 장내세균총의 균형이 깨지면서 유해한 세균들이 늘어나게 되면 캔디다 역시 증식하여 장내환경을 그들 세상으로 바꿀 수 있다. 이를 장내 캔디다증(intestinal candidiasis)이라 하며 더 심할 경우에는 캔디다가 몸 속으로 침투하여 전신 캔디다증(systemic candidiasis)을 일으킬 수도 있다. 이런 경우에는 약물이 아닌 약초를 사용하여 캔디다와 유해 세균들의 증식을 억제시켜 장내환경을 복원시켜주는 조치들을 취해주어야 한다.

장내세균의 구분법과 이름에 대하여

장내세균을 분류할 때 가장 기본이 되는 최하 단위가 종(species)이고 이들의 위가 속(spp)이고 이보다 더 큰 분류 기준이 문(phylum)이다.
예를 들어,
Lactobacillus acidophilus는 종(species)이고 이는 Lactobacillus 속(spp)에 속하며 이는 다시 더 큰 그룹인 Firmicutes 문(phylum)에 속한다.
또 다른 예로
Bifidobacterium bifidum은 종(species)이고 이는 Bifidobacterium 속(spp)에 속하며 이는 다시 더 큰 그룹인 Actinobacteria 문(phylum)에 속한다.
Bacteroides fragilis는 종(species)이고 이는 Bacteroides 속(spp)에 속하며 이는 다시 더 큰 그룹인 Bacteroidetes 문(phylum)에 속한다.
Prevotella intermedia는 종(species)이고 이는 Prevotella 속(spp)에 속하며 이는 다시 더 큰 그룹인 Bacteroidetes 문(phylum)에 속한다

장내세균들과 관절염의 관계

이제부터는 장내세균들과 관절염의 관련성에 대해 살펴보기로 한다.

먼저 장내세균이상증(dysbiosis)이 관절염과 깊은 관련이 있음을 알아야 한다. 장내세균이상증이란 장 속에 사는 세균들의 균형이 깨져서 유익한 세균들에 비해 해로운 세균들과 곰팡이들의 수가 증가하여 장내환경이 열악해진 상태를 표현하는 말한다. 많은 사람들이 어떻게

장 속에서 세균들의 균형이 깨진 상황이 멀리 떨어진 관절에까지 영향을 주어 염증을 일으킬 수 있는가 라며 반문하곤 한다. 그렇지만 확실한 점은 앞서 말한 장누수 현상 및 자가중독증(autointoxification) 기전에 의해 이런 일이 충분히 그리고 얼마든지 일어날 수 있다는 사실이다. 자가중독증이란 장에서 잘못된 일이 발생하면 그 곳에서 독소와 이물질들이 발생하여 이들이 몸 안으로 유입되면서 전신 어디로든 가서 그 사람에서 가장 약한 곳에서부터 염증을 유발시키는 과정을 설명해주는 이론이다. 관절염도 당연히 이 기전에 의해 발생될 수 있는 염증 반응의 한 유형이라 할 수 있다. 그래서 관절염 환자들을 자세히 문진하면 소화기 장애 증상들을 가지고 있는 사람들이 많이 있음을 발견할 수 있다. 이는 또한 다른 자가면역질환자들에서도 마찬가지다. 그래서 나는 관절염이나 자가면역질환을 가지고 있는 사람들에게 소화기 증세나 대변 검사에서 양성 소견이 나오지 않은 사람들에게도 장내세균이상증과 같은 장내 환경 이상의 소견이 어느 정도 있다고 가정하고 이들을 치료하는 것을 원칙으로 삼고 있다. (**참고** : 안타깝게도 현행 주류의학에서는 이런 사실을 인정하지 않고 있다. 그래서 관절염 환자들에게 장내세균이상증을 치료하는 것을 인정하지 않고 있다. 대신에 오직 관절에 대한 치료만 인정하고 있다.)

장내세균이상증은 스트레스, 항생제 복용, 제산제 사용, 특히 프로톤 펌프 억제제의 사용, 장내 감염증(**예** : 이질 설사), 불량 식사 등에 의해 일어날 수 있다. 이로 인해 몸 안에서 염증불이 발생하게 되면 이것이 혈관을 타고 관절에까지 침범하여 관절염을 일으키게 되는 것이다. 그러므로 **관절염을 올바르게 치료하기 위해서는 장내세균이상증을 바로잡고 장내 염증부터 진정시키려는 노력을 하는 것이 원칙이다**. 그렇게 하면 장내세균들의 균형이 회복되고 장누수 현상도 멈추게 되어 관절염도 사라지게 된다. 그러나 현행 주류의학에서는 이와 같은 근본적인 치료는 인정하지 않고 오직 관절의 염증만을 진정시키는데 주력하고 있어 늘 재발과 악화의 코스가 반복되는 것을 기정사실로 받아들이고 있다. 그리고 나서는 나중에 안되면 해당 관절을 수술로 제거하려는 길만 고집하고 있다.

류마티스 관절염에서도 장내세균이상증이 동반되어 있는 경우가 많다. 장내세균이상증은 장관 속의 염증은 물론이거니와 장점막층에도 염증을 유발시켜 장누수 현상을 일으키고 흡수되어서는 안될 세균들의 일부분과 장점막 방어벽의 구성 요소 일부들이 혈류를 타고 들어와 몸의 다른 부분으로 가서 염증을 일으키는 과정에도 영향을 미친다. 그래서 관절강의 삼출액에서 이런 장내세균의 구성 성분 일부가 발견되고 이들이 산화 스트레스와 염증 반응을 일으켜서 관절이 붓고 아프며 궁극적으로 조직의 손상까지 일으키는 과정을 반복하게 만든다. 그러므로 관절염을 예방하고 근본적으로 치료하기 위해서는 이와 같은 장내세균이상증이 절대 일어나지 않도록 미리 예방하는 것이 가장 좋은 치료법이라 할 수 있다.

장내세균이상증에는 몇 가지 다른 유형이 있다. 일반적으로 여러 종류의 세균들이 다 같이 그 수가 늘어나 있거나 또는 감소해 있는 경우가 있을 수 있고 특정 세균들만이 증가하여 염증을 일으키는 경우도 있을 수 있다. 그래서 과거에는 이런 장내세균들의 비정상적 패턴과 특정 질병 사이의 연관성에 대하 많은 관심을 가졌었다. 예를 들어 "류마티스 관절염 환자들에서 Clostridium perfringens라는 세균 비율이 높게 나온다" 라는 등의 연구 결과들이 발표된 것이 그런 예라 할 수 있다. 그러나 이런 연구들은 우리가 장내세균들에 대한 직접적인 확인 능력을 갖기 이전의 연구들이었다. 우리가 장내세균들이 염증성 질환과 면역 질환의 직접적인 원인이 될 수 있다는 생각을 가지면서부터는 최근에 특별한 세균들의 종류를 직접 확인하는 방법들이 자주 사용되고 있다.

제1장에서 장내세균 중에 Proteus mirabilis란 세균이 류마티스 관절염을 유발시킬 수 있다고 말했다. 또한 최근에는 Prevotella copri라는 세균이 류마티스 관절염을 유발시킬 수 있는 것으로 밝혀졌다. 여기서 오해하지 말아야 할 사항은 장 속에 이런 Prevotella 균속에 속하는 균들이 많이 있다고 해서 꼭 류마티스 관절염에 걸리게 된다는 의미는 절대 아니라는 사실이다. 실제 임상에서도 분변 검사에서 Prevotella 균이 많이 나오는데도 류마티스 관절염이 없는 환자들도 종종 만나볼 수 있다. 그 이유는 이런 사람들은 그런 병에 취약한 유전자를 가지고 있지 않아서 그렇다고 추정해 볼 수 있다.

일본에서 나온 연구에서도 일부 류마티스 환자들 중에 Prevotella 균을 지배적으로 많이 가지고 있는 사람들이 있다는 연구 결과가 있다. 이 연구는 또한 장 속에 있는 세균들이 장 밖에 있는 다른 곳의 면역세포들을 자극하여 염증 반응을 유발시킬 수 있다는 점을 확실히 보여주고 있다. 그래서 류마티스 관절염 치료의 초점을 장내세균의 치료에 맞춰 진행해야 함을 강조하고 있다.

그런 방법 중 극단적인 것이 분변이식 또는 대변미생물이식(FMT; fecal microbiota transplantation)이란 방법이다. 이 방법은 지금 현재에는 Clostridium difficile 같은 아주 지독한 병원성 세균의 감염 치료에만 주로 사용되고 있다. 그러나 류마티스 관절염 환자 중에도 장내환경이 개선되지 않는 경우에는 이 방법을 사용해 볼 수 있다고 생각한다. 이처럼 우리는 관절염 치료에 있어서 사고의 지평을 넓혀 관절 이외의 장내환경까지도 고려할 줄 아는 큰 시야를 가져야만 한다. 그래야만 만성 관절염을 극복하고 치유를 달성할 수 있는 올바른 길을 찾을 수 있다.

중국에서 나온 연구에서도 류마티스 관절염 환자 그룹이 정상 그룹에 비해 장내세균 및 구강세균 구성에 있어 불균형 혹은 이상증(dysbiosis)을 더 많이 가지고 있다고 밝히고 있다. 이 연구에 따르면 류마티스 환자 그룹에서는 구강 속에 Lactobacillus salivarius, Atopobium속 균들, Cryptobacterium curtum 등이 많고 정상적으로 건강한 그룹에서는 Neisseria속균, Rothia aeria 같은 다른 균들이 많이 존재한다고 말하고 있다. 또한 장내세균의 구성 패턴에 있어서도 두 그룹간에 서로 다른 차이가 있음을 볼 수 있었다고 밝히고 있다. 흥미롭게도 메쏘트렉세이트(MTX)를 투여하기 전과 후의 장내세균들을 비교하였더니 이 약물이 장내세균총을 부분적으로 회복시켜주었다고 밝히고 있다.

그리고 이런 변화가 있는 사람들이 치료에 잘 반응하여 호전된다고 말하고 있다. **이는 결국 약물의 효과도 장내세균총의 균형을 개선시킴으로써 작용하는 것이 아닌가 하는 추측을 낳게 만들고 있다. 결국 류마티스 관절염은 구강 및 장 속의 유익한 세균들이 감소하고 나쁜 세균들이 증식하면서 일어나고 악화되는 만성 염증성 질환으로 규정할 수 있다는 주장인 것이다**. 그리고 치료 약물의 효과가 면역시스템에 작용하여 염증 레벨을 줄이는 것에 의해 일어나는 점도 있지만 장내세균들을 긍정적인 방향으로 변화시켜서 그런 효과를 낸다고도 볼 수 있다는 새로운 견해를 제시하고 있다는 점에서 매우 참신한 연구라고 생각된다. (참고 : 아스피린과 설파계 항생제의 혼합물인 설파살라진과 항말라리아약인 하이드록시클로로퀸은 둘 다 모두 항염증 약물로 류마티스 관절염 치료에 사용되고 있는데 그 기전이 지금까지 이해가 안되었다. 그러나 이 연구에 따르면 이런 약물들의 효과가 **장내세균총의 긍정적인 변화를 유도해서 그런 효과를 만들어 내는 것**으로 이해해 볼 수 있다는 가능성을 제시하고 있다.)

인도에서 나온 한 연구 논문에서는 류마티스 관절염 환자들에서 Clostridium perfringens 레벨이 높게 나오고 이를 설파살라진이란 약제로 치료한 결과 그 수가 줄었다고 밝히고 있다. 이 연구에서도 역시 약물 효과가 장내세균총의 변화를 통해 나타난 것임을 보여주고 있다.

최근에 발표되는 더 많은 연구에서도 이처럼 장내세균이상증, 장점막 방어벽의 손상, 그리고/또는 장누수 현상들이 류마티스 관절염은 물론 건선 관절염과 같은 염증성 관절염에서도 분명하게 원인으로 지목되고 있으며 이를 바로잡기 위해 항생제 요법, 프리바이오틱스와 프로바이오틱스 사용, 심지어는 분변이식과 같은 방법들도 적극 권장되고 있는 실정이다.

강직성 척추염과 관련하여서도 장내세균총의 수적인 변화와 장내세균이상증이 동반되어 나타나고 있음을 보여주고 있다. 예를 들어 한 연구에서는 강직성 척추염 환자들에서는 Lachnospiraceae, Prevotellaceae, Ruminococcus 등의 수가 증가되어 있고 Streptococcus, Actinomyces의 수가 감소되어 있다고 하며 다른 연구에서는 Bacteroides균들이 증가되어 있다고 말하고 있다. 여기서 보면 우리는 조사하는 질병에 따라 다른 패턴의 장내세균이상증이 얼마든지 존재할 수 있음을 알 수 있다. 그래서 나는 이렇게 접근하는 것이 너무 복잡하기 때문에 장내세균이상증에서 어느 세균들이 많이 존재한다는 패턴에 초점을 맞출 것이 아니라 장내세균총의 불균형이 존재한다는 사실 그 자체가 중요하다는 점에 집중하는 것이 더 이해하기 쉽고 간편한 접근법이라고 생각하게 되었다. 다시 말해 장내세균이상증 또는 장내세균들의 불균형이 문제의 근본이며 이를 바로잡는 것이 염증 해결의 실마리가 된다는 점을 깨닫게 된 것이다. 그리고 이것을 해결하려는 방향으로 치료 전략을 세우는 것이 훨씬 효과적이란 생각을 하게 되었다. 왜냐하면 양생의학적 관점에서 장내세균이상증은 광범위 항염증 약초를 사용하여 장내환경을 개선시켜주는 것이 공통의 절차이자 목적이지 특별히 어느 세균들을 겨냥하여 그들을 몰아내는 선택적 방법을 사용하는 것은 매우 비효율적인 방법이라 생각하기 때문이다. 이와 같은 방법은 **특정 균을 억제할 수 있는 항생제를 사용하는 현행 주류의학에서 주로 사용하는 방법이지 장내환경 및 몸 속 환경을 개선시키는 양생 의학의 방법은 아니기 때문이다.**

자! 이제 우리는 장내세균 이상증과 그와 같이 동반된 장누수 현상들로 인해 관절염이 올 수 있음을 명확히 알게 되었다. **그러므로 이것의 치료는 관절의 증상들만 치료하려는 국소적인 노력에서 벗어나 문제의 근본 원인인 장내환경을 회복시키는 것에 더 많은 노력을 집중해야 한다는 것도 당연히 터득하게 되었을 것이라 생각된다.**

좀 더 추가로 살펴보자. 염증성 장질환(IBD)을 가진 환자들을 살펴보면 장내 환경과 관절염 사이의 연관 관계를 더욱 명확히 알 수 있다. 염증성 장질환은 소화기관 전체 또는 일부에 걸쳐서 만성 염증이 존재하는 상황으로 대장에 발생하는 궤양성 대장염과 대장은 물론 소장까지도 침범하는 크론씨병 두가지가 대표적이다. 이런 염증성 장질환 환자의 약 10%에서 강직성 척추염이 발생하고 역으로 강직성 척추염과 류마티스 관절염 환자들에서 염증성 장질환(IBD)의 발생 빈도가 일반인들에 비해 훨씬 높다는 사실은 장과 관절염 또는 장과 자가면역질환 사이에 긴밀한 관련성이 있음을 확실히 시사해주는 소견이라 할 수 있다.

또한 장내세균이상증 중에 소장내 세균증식(SIBO; small intestinal bacterial overgrowth)이라는 특별한 형태의 세균 불균형 유형이 있다. 이는 소장의 윗부분까지 장내세균들이 과잉 증식하는 독특한 형태의 장내세균이상증으로 복부에 물이 흐르는 듯한 느낌, 가스 참, 식후 90분이내에 헛배 부름 같은 특징적인 증상들이 나타나는 경우를 말한다. 종종 과다 증식한 세균들의 원인이 나쁜 세균들이 아니라 유익한 세균들일 수도 있다. 비록 유익한 세균이라고 하더라도 이들이 소장의 윗 부분에서 과잉 증식하여 소장의 기능을 방해하고 지방과 지용성 비타민, 기타 비타민 B군 영양소, 항산화제들의 흡수를 차단시킨다면 당연히 이로 인해 몸 속에서 산화 스트레스가 증가하고 몸은 그만큼 상당한 피로감을 느끼게 될 것이다. 또한 이런 경우에는 해당 부위 및 그 이하 부위에서 장누수 현상을 일으킬 수 있다. 왜냐하면 소장은 점막층을 보호하는 점액층이 매우 얇아서 세균들이 과잉으로 증식하게 되면 이들이 점막의 상피세포들과 직접 접촉할 가능성이 높아져 장 투과성이 증가되는 일이 쉽게 발생하기 때문이다. 이런 일은 비교적 최근에 밝혀진 기전이라서 이것이 관절염과 관련이 있는지에 대한 조사 및 연구 결과는 아직 나와 있지 않은 상태다. 그렇지만 나의 개인적인 경험과 직관으로 판단하건데 SIBO 환자들에게도 이 책의 제3부에서 제시하는 약초 처방법을 수차례 적용해 보는 것이 도움이 될 수 있다고 생각한다.

이번에는 장내세균과 퇴행성 관절염의 관계에 대해 알아보자. 나는 제2장에서 퇴행성 관절염이 대사 질환의 한 유형으로 볼 수 있다고 말한 바 있다. 즉, 퇴행성 관절염이 인슐린 저항성, 비만, 대사증후군, 당뇨 등과 관련이 있고 이것의 진행 과정상에서 나타나는 한 현상으로 간주해야 된다고 말이다. 이런 관점에서 보면 몸 속의 당분과 지방 대사의 이상으로 인해 관절과 주변 조직이 염증에 취약해짐으로써 발생하는 것이 퇴행성 관절염이라 할 수 있다.

그런데 최근에 비만 또는 인슐린 저항성과 장내세균과의 관련성이 계속 발표되고 있다. 예를 들어 캐나다에서 나온 연구에서는 쥐에게 고설탕과 고지방 식사를 하게 만든 후 비만을 유도하여 장내세균의 구성을 살펴보았더니 대조군에 비해 완전히 다른 구성을 가지게 되었다는 점을 발표하고 있다. 비만한 쥐가 체지방률이 더 높고 Lactobacillus종의 세균 레벨이 낮으며 퇴행성 관절염 발생의 위험 점수가 높게 나온다고 말이다. 반대로 Lactobacillus 종의 레벨이 높을수록 퇴행성 관절염의 발생 위험 점수가 낮아지고 혈액이나 관절액 속의 염증 수치가 적고 지방세포에서 분비되는 렙틴이란 염증성 물질의 수치도 줄어드는 결과가 나왔다. 그러나 한편으로 Methanobrevibacter라는 다른 세균 종에서는 이와 반대되는 결과가 나타났다. 즉, 이 세균 레벨이 높으면 염증 레벨이 증가하고 퇴행성 관절염 발생 위험 점수도 증가하게 되는 것으로 말이다. 또한 비만 쥐들에서는 혈액 속에 장내세균들의 세포벽을 이루는 일부 조각들(이를 일명 LPS 또는 lipopolysaccharide라고 부름)이 높은 레벨로 존재함이 밝혀졌다. 이는 곧 장누수가 있음을 시사하는 중요한 소견이라 할 수 있다. 따라서 우리는 이 연구를 통해 장내세균이상증과 장누수 현상이 어떤 식으로든 퇴행성 관절염의 발생과 진행 과정에 기여하고 있음을 추론해 볼 수 있다. 우리는 앞서 장누수가 전신 염증을 유발하는데 기여하고 있다는 사실을 언급하였기 때문에 류마티스 관절염 뿐 아니라 퇴행성성 관절염 환자에 있어서도 장내환경을 회복시키는 것이 매우 중요한 일임을 깨달을 수 있다.

류마티스 환자 사례

최씨는 53세 미혼으로 지난 20년 동안 류마티스 관절염을 앓아 왔다. 어린 시절 그리 건강한 편은 아니었지만 특별히 아픈 곳도 없이 비교적 잘 성장하였다. 그러나 대학 시절부터 외식이 늘어나면서 소화불량과 배앓이를 자주 경험하였고 직장을 다니면서부터는 술과 회식으로 과민성 대장 증세를 자주 경험하였다. 그녀는 그 때마다 약 처방을 받아 사용하였고 30세 때 지방 출장에서 회를 먹고는 큰 배탈 설사로 병원에 입원하여 치료받은 적이 있었다. 그후 운동을 하다가 발가락이 부러지는 경험을 한 적이 있고 이후부터는 손마디가 쑤시고 붓는 관절염 증세가 본격적으로 나타나기 시작했다. 그래서 대학 병원에서 류마티스 관절염이란 진단을 받고 꾸준히 계속해서 약물을 복용하여 왔다. 처음에는 약물 사용으로 증상이 가라앉는 듯했으나 계속 심해져서 손목 관절이 심하게 변형되는 고통까지도 겪었다. 그런 상황에서도 그녀는 자신의 식사 대부분을 밖에서 사 먹는 외식 생활에 의존해 왔다. 그녀는 관절염의 증상이 자신의 소화 장애 증상과 관련이 있다는 생각을 한 번도 해본 적이 없다고 말했다. 그동안 약물 부작용으로 입안에 궤양이 자주 발생하고 머리털과 손발톱이 쉽게 부러지고 밤에 깊은 잠을 이루지 못해 수면제에 의존하는 등의 고달픈 생활을 해왔던 것이다. 그러면서도 그녀는 자신의 문제가 장 속에서 발원하고 있다는 사실을 전혀 눈치채지 못하고 돈 버

는 일과 사회생활에만 매진하며 살아왔다.

이상에서 보면 류마티스 환자들에서 과거에 장이 안 좋아서 여러 가지 고생을 한 병력을 거의 대부분 가지고 있음을 알 수 있다. 이를 근거로 우리는 그런 환자들에서 장내세균이상증이 발생하여 해로운 세균들, 이스트, 기생충들이 일으킨 염증불이 관절로까지 번져나간 것임을 쉽게 추정해 볼 수 있다. 따라서 이런 사람들을 치료하기 위해서는 관절보다 장내환경을 복원시키는데 더 많은 관심을 기울여야 한다는 점도 쉽게 깨달을 수 있다.

장내세균이상증을 치료할 때 나는 '**몸속 대청소**'와 더불어 천연 약초를 사용한다. 장누수를 치료할 때에는 장점막세포에 영양을 주고 손상을 복구시키는 아미노산인 글루타민 가루를 사용한다. 캔디다 감염증이 있는 경우에는 (간혹) 니스타틴이란 처방약물을 사용하기도 한다. 그리고 자기전에 프로바이오틱스를 먹게하는 것으로 기본적인 치료를 시행하고 있다. 그렇지만 내가 항상 말하듯 이런 조치보다 더 근본적인 것은 먹는 식단을 간결하게 조정하는 것이다. 이것이 증상을 빨리 완화시키는 가장 확실한 길이 된다. 그래서 나는 이를 "**양생 장재건 식단**"이라고 말하는데 그 기본은 염증을 유발하는 유제품, 달걀, 밀가루, 옥수수, 대두콩 등을 배제하는 식단을 실천하는 것이라 할 수 있다. 또한 관절염 유발과 관련하여 채소 중에 가지과 채소들(토마토, 감자, 가지, 고추, 후추 등)의 섭취를 제한하는 것도 여기에 포함된다.

이런 식단을 장누수 및 장내세균이상증이 완전히 사라질 때까지 계속하도록 지시한다. 그렇지 않으면 다시 증상이 재발하는 사태가 발생하게 된다. 심한 경우에는 장내세균이상증을 치료하기 위해 같은 코스를 몇 차례 반복할 수도 있다. 그러므로 이를 단축시키기 위해 나는 강력한 "**몸속 대청소**" 프로그램을 함께 실시할 것을 권장하고 있다. 어찌 됐든 우리의 궁극적 목표는 장을 치유하여 더 이상 염증 유발물질들이 몸 안으로 들어가지 못하게 만드는 것이다. 이를 위해 장건강에 도움이 되는 약초나 보충제, 약물들을 사용하는 것도 중요하지만 가장 기본은 식단 변화라는 사실을 절대 잊으면 안된다. 대부분의 사람들이 자꾸 재발하고 다시 같은 코스를 반복하는 과정을 되풀이하는 것도 바로 식단 변화를 철저히 지키지 못해서 그런 것이다. 그러므로 나는 항상 관절염 환자들에게 식단의 변화를 철저히 지키라고 강조하고 있다.

구강내 세균총

우리 몸 속에 세균들이 모여 사는 곳이 장 속만 있는 것이 아니다. 입 속에도 많은 세균들이 모여 살고 있으며 그들만의 독특한 환경을 만들어내고 있다. 그래서 이를 따로 구강내 세균총(oral microbiome)이라 부른다.

문제는 구강내 세균총이 전신 건강에 미치는 영향이 상당한데도 현행 주류의학에서는 의학과 치의학을 따로 구분하여 이 점에 많은 관심을 기울이지 않고 있다는데 있다. 그렇지만 내 생각은 이것이 앞으로 의사와 치과의사들이 서로 협력해 나가면서 해결해야 할 미래의 핵심 분야라고 생각한다. 그리고 이 분야에 있어서 그 중간 연결고리는 바로 세균과 같은 미생물의 역할이라는 점을 강조해 말해두고 싶다. 그래서 치료자나 환자들이나 모두 만성 질환을 바로잡고자 할 때에는 반드시 이런 점(**구강내 세균과 전신 질환과의 연관성**)을 고려하는 태도를 가져야 한다.

구강 속에는 치아들이 턱뼈에 박혀 있고 그 주변을 치주조직들이 감싸고 있다. 그리고 이들 사이의 작은 공간 속에는 수많은 세균들이 서식하고 있다. 정상적인 경우에는 장 속처럼 구강내에도 점막과 점액에 의한 방어층이 형성되어 세균들의 몸 속 진입을 막고 있다. 그렇지만 이 방어선이 무너진 경우에는 언제든지 구강내 세균들이 혈액 속으로 침투하여 몸 속 어느 곳으로든 퍼질 수 있다. 바로 이런 사실 때문에 구강내에서도 장 속에서와 마찬가지로 얼마든지 자가중독증과 같은 현상이 일어날 수 있는 것이다. (참고 : 이 점에 대해서는 나중에 다른 책에서 좀 더 자세히 다루기로 약속한다.)

구강 속에서 몸 속으로 들어갈 수 있는 침입자로는 단연 세균과 그들이 뿜어내는 독소들이 대표적이고 이 밖에 구강내 보철 이물질로부터 스며 나오는 화학물질들이 있을 수 있다. 이들이 몸 속으로 들어가 면역시스템을 자극하게 되면 얼마든지 류마티스 관절염을 포함하여 각종 만성 염증성 질환을 일으키는데 기여하게 된다. 문제는 이런 경우 대부분 염증 유발물질의 유입 경로를 파악하지 못하고 이를 방치한 채 증상 치료만 하게 된다는 사실이다. 이런 이유 때문에 나는 우리가 염증의 뚜렷한 원인을 찾지 못하는 경우에는 장내세균 이상증도 의심해야 하지만 구강내 염증원도 함께 색출하려는 노력을 함께 경주해야 한다고 주장하는 것이다.

실례를 하나 들어보자. 62세 여자 환자 한 명이 목과 어깨 주변이 무겁고 늘 심한 두통과 피곤함을 주소로 찾아왔다. 자세히 물어보니 손과 발의 작은 관절에도 통증이 있다고 하여 류마티스 검사를 실시하였다. 결과는 양성으로 나왔다. 나는 그녀에게 **양생 관절염 치유 프로그램**의 일환으로 '**양생 장재건 식단**'(**일종의 배제 식단**)을 실천하도록 권하였다. 그러나 한 달이 지나도 증상이 쉽게 개선되지 않아 다시 검사를 해보니 염증 수치는 약간 호전되었지만 류마티스 인자와 ACPA항체 수치는 그대로였다. 그래서 그녀의 구강 상태를 살펴보았더니 좌측 윗어금니 부분이 좋지 않아 그녀를 치과에 의뢰하였다. 치과의사는 그녀의 좌측 어금니를 포함하여 주변 여러 개의 치아에 치주염이 있음을 발견하고 이를 한 달에 걸쳐 치료하였다. 그 사이에 나는 그녀에게 **몸속 대청소**와 더불어 **양생 장재건 식단** 및 항염증 치료를 병행하도록 지시하였다. 그 결과 그녀의 모든 증상은 사라지고 혈액에서도 류마티스 항체 및 염증 수치들이 거의 정상 레벨까지 내려간 것을 확인할 수 있었다. 그 후 그녀는 같은 치료를 다시 한 코스 더 반복하여 받았고 이 후 현재까지 근육 및 관절통 없이 잘 지내고 있다.

이처럼 몸 속으로 염증 유발물질들이 유입되는 경로에 치과적인 통로가 있다는 사실을 모르고 지나치는 경우가 자주 있다. 염증 물질의 공급원이 장 속이 아니라 구강 속인 경우에도 세균들과 그 독소들이 혈액 속으로 침투해 들어가 얼마든지 유사한 전신 염증성 문제를 일으킬 수 있다는 사실을 우리는 명심하고 있어야 한다. 그래서 나는 모든 만성 염증질환자들에게 반드시 구강 검사와 치료를 같이 받을 것을 열심히 권하고 있다.

실제 노르웨이에서 나온 한 연구에 따르면 류마티스 관절염 환자의 관절액 속에서 구강 내에 서식하는 세균들의 DNA를 발견할 수 있었다고 밝히고 있다. 또 다른 조사에서도 류마티스 관절염 환자들의 혈액 속에서 구강내 세균인 Porphyromonas gingivalis 레벨이 정상인들에 비해 높게 존재한다고 밝히고 있다. 이런 연구들을 근거로 우리는 유해한 세균들이 조직을 파괴시키는 효소들을 생산하여 방출시키기 때문에 각종 자가면역질환들이 발생하게 된다는 **세균 가설**을 세워볼 수 있다. 물론 담배를 피는 경우 담배가 이런 세균들로 하여금 조직을 파괴시키는 효소들을 더 많이 생산하게끔 자극하는 효과까지 발휘하였을 것이다. 그래서 류마치스 관절염과 같은 염증성 질환자들은 담배도 끊어야 한다. 그렇지만 가장 중요한 핵심은 바로 몸속에 존재하는 세균들의 증식을 조절하여 유해한 세균들이 절대 어느 한도 이상으로 극성을 부리지 않게 만들어야 한다는 점이다.

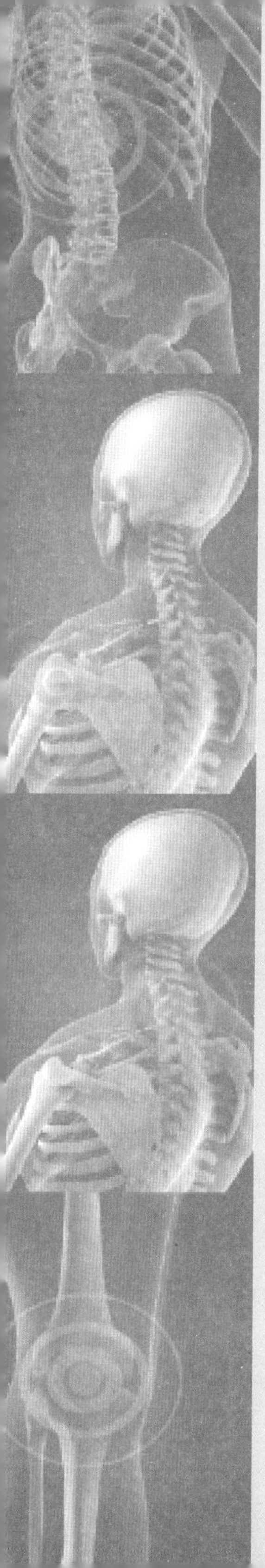

제 3 부

양생 관절염 치유 프로그램

관절염 치유하기

Chapter 12

장점막 방어벽을 회복시키는 법

관절염을 비롯하여 각종 염증 질환에 장내세균이 직간접적으로 관여하고 있다는 사실은 이제 더 이상 의심할 필요가 없는 명백한 사실이다. 이런 이유로 나는 관절염과 같은 몸 속의 염증 질환을 치료하기 위해 장을 꼭 치료해야 한다고 주장하는 별난 사람이 되어 버렸다. 내가 이런 생각과 주장을 말하면 많은 사람들이 나를 돌팔이 취급을 한다. 관절의 염증을 치료해 달라고 했지 누가 장 염증을 치료해 달라고 했느냐며 내 말을 인정하려 들지 않으려는 사람들이 너무나도 많다. 심지어 동료 의사들조차 나를 이상한 사람으로 생각한다. 그렇지만 앞으로 우리 나라에도 나처럼 관절염이나 만성 염증을 치료하기 위해 장을 치료하는 의사들이 많이 나타날 것이라 생각한다. 왜냐하면 약물 치료와 같은 단기적인 치료는 한계가 있을 수밖에 없다는 점을 언젠가 모두 깨닫는 날이 올 것이기 때문이다. 오늘날 우리가 많은 만성 염증성 질환자들을 약이 없어서 못 고치고 있는 것이 아니다. 또 이를 고칠 수 있는 새로운 신약이 아직 개발이 안되어서 그런 것도 아니다. 아무리 약이 많고 좋아도 몸 속으로 계속해서 유입되는 침입자의 통로가 열려 있는 한 이 게임은 끝나지 않을 것이며 절대 승리할 수도 없을 것이란 점을 우리는 빨리 깨달아야 한다.

이제부터는 실제 관절염을 치료하는 방법에 대해 알아보기로 한다. 그 중에서 제일 우선순위가 바로 장내환경을 건강하게 만드는 법이다. 그래서 이 장에서는 이 점에 대해 다음과 같이 3부분으로 나눠 살펴보고자 한다. 첫째는 장내세균총의 균형을 회복시키기 위한 방법이다. 이를 위해 유익한 장내세균들을 프로바이오틱스라는 명목으로 공급해 주는 방법에 대해 먼저 알아보기로 한다. 두 번째는 장내세균이상증을 프로바이오틱스가 아닌 다른 방법으로 해결하는 법에 대해 알아보고 마지막으로 장누수 현상을 치유하는 방법에 대해 살펴보기로 한다.

장 치유 전략을 살펴보기 전에 여러분이 꼭 짚고 넘어가야할 사항이 있다. 그것은 장내환경을 열악하게 만든 원인을 찾아서 이를 먼저 제거해 내는 조치들을 취하는 것이다. 장내환경을 열악하게 만든 원인이 식단이나 스트레스일수도 있지만 현재 또는 과거에 복용한 항생제나 제산제(특히 프로톤 펌프 억제제) 같은 약물일 수도 있다. 그러므로 이런 약물의 복용 여부를 어떻게 할 것인지도 담당 의사와 충분히 상의하여 미리 결정을 해 놓는 것이 현명한 방법이라 할 수 있다.

1. 장내환경 개선하기
(배제 식단 + 프리 및 프로바이오틱스 공급)

장내환경을 개선하기 위해서는 가장 중요한 점이 염증을 유발시키는 음식을 먹지 않는 배제 식단을 실천하는 것이다. 이 점에 대해서는 제9장에서 설명하였는 바 여기서는 생략하고 또 다른 방법으로 유익한 장내세균인 프로바이오틱스를 공급하는 방법에 대해서만 설명하기로 한다.

프로바이오틱스란 살아있는 유익한 장내세균을 일컫는 말로 장내환경을 개선하기 위해 이런 균을 질적 그리고 양적으로 조절하여 섭취하는 것이 예로부터 면역력을 살리는 한 방법으로 널리 알려져 왔다. 그래서 이를 식사의 일환으로 먹을 수도 있고(**예** : 청국장, 요거트) 아예 보충제 형태로 섭취할 수도 있다. 어느 경우나 그 목적은 장내 유익한 세균들의 수를 증가시켜 장내세균이상증을 치료하고 장점막의 염증을 개선시켜 장내환경을 최적의 상태로 만들고자 하는 것이다. 구체적으로 프로바이오틱스는 단사슬 지방산을 생산하는 유익한 세균들의 수를 증가시켜 장내세균들이 스스로 염증을 치유하고 친염증성 병원성 세균들(Escherichia coli, Enterobacter aerogenes, Klebsiella pneumoniae, Streptococcus viridans, Bacteroides fragilis, Bacteroides uniformis, Clostridium ramosum 등)의 증식을 억제시키는 일도 도와주는 작용을 한다.

장 속에 해로운 병원성 세균들의 수가 증가하면 장내세균이상증(dysbiosis)이 발생하는데 이를 치료하기 위해서는 우선 프로바이오틱스 보충제를 공급해줄 필요가 있다. 그러나 모든 프로바이오틱스 보충제가 다 똑 같은 것이 아니라서 신중한 선택을 해야 한다. 제품마다 함유하고 있는 균종이 다르고 그 수도 달라서 효과에 있어 차이가 날 수밖에 없다. 일반적으로 말해 관절염을 치료하기 위한 프로바이오틱스는 T-조절세포의 수를 늘려주고 그 기능을 더 잘할 수 있도록 도와주며 염증을 줄여주고 장점막의 방어벽과 긴밀한 밀착부위를 재건시켜 줄 수 있는 유익한 세균들로 구성된 것이어야 한다.

이란에서 여러 종류의 프로바이오틱스를 사용하여 류마티스 관절염 환자들을 치료한 결과에 따르면 Lactobacillus rhamnosus GG, Lactobacillus rhamnosus GR-1, Lactobacillus reuteri RC-14 로 치료한 그룹이 환자들의 전반적인 상태는 호전시켰지만 통증 점수나 염증성 마커의 수치는 개선시키지 못했다고 밝히고 있다. 그러나 Bacillus coagulans로 한 달간 치료한 그룹에서는 통증 및 전반적인 평가 점수가 개선되고 염증성 마커들의 레벨도 감소하였다고 밝히고 있다. 또한 8주 동안 Lactobacillus casei 균을 사용한 그룹에서도 통증 점수 및 염증 마커들과 각종 사이토카인들의 수치가 개선되었다고 한다. 이 결과는 류마티스 관절염 환자들에게 프로바이오틱스를 단기간만이라도 사용하는 것이 매우 효과적이고 특히 어느 균들을 사용하였는가에 따라 그 개선 효과에 있어서 차이가 날 수 있음을 보여주고 있다.

특히 Lactobacillus casei를 사용한 연구 결과가 매우 고무적이어서 다른 연구들에서도 이를 많이사용하고 있다. 다른 연구에서 류마티스 관절염 환자들에게 이 균을 사용하여 치료한 결과 친염증 세포 및 사이토카인들의 수가 감소하고 항염증 사이토카인인 인터루킨 -10(IL-10)의 수가 증가하고 통증 점수도 감소하였다고 밝히고 있다. 또 다른 연구에서도 이 균을 사용한 치료가 염증 레벨을 낮춰 아프고 부은 관절의 수를 줄여주었고 혈액 내의 염증 마커들의 수치가 낮아지고 DAS28 수치도 개선시켜 주었다고 밝히고 있다. (참고 : 이 연구에서 사용한 프로바이오틱스의 용량은 1억 CFU짜리 캡슐을 하루 1캡슐씩 8주 동안 먹는 것이었다.)

캐나다에서는 류마티스 관절염 환자들에게 Lactobacillus rhamnosus와 Lactobacillus reuteri 두 가지 균종을 사용하여 3개월 동안 이중맹검 연구를 시행하였다. 각 그룹에 15명씩 아픈 관절의 수도 같고 스테로이드를 사용하지 않고 나머지 약물도 같은 상태에서 비교하였다. 그 결과 프로바이오틱스를 섭취한 그룹에서 관절의 기능과 삶의 질 측면에서 모두 긍정적인 결과들이 나타났다.

쥐를 사용한 동물실험에서도 마찬가지다. 유전적으로 염증성 관절염에 매우 취약한 Lewis rat을 사용하여 실험한 결과 Lactobacillus rhamnosus GG 균을 생균 또는 사균으로 사용했는지 여부에 상관없이 모두에서 항염증 효과가 나타났다. 이는 매우 놀라운 결과로 우리가 항상 프로바이오틱스를 냉장 보관하여 생균 상태를 유지해야만 된다고 알고 있었지만 이 연구에서는 적어도 항염증 효과를 얻기 위해서는 균이 꼭 살아있지 않아도 된다는 점을 보여주었다. 이는 아마도 세포벽의 일부 또는 세균의 다른 부분이 면역시스템에 작용하여 효과를 일으켰기 때문에 그런 것이 아닌가 추정해 볼 수 있는 대목이다. 또한 이 연구에서는 프로바이오틱스 균을 요거트처럼 유제품 속에서 배양시켜 주는 것이 훨씬 효과적이라고 말하고 있다. 이는 세균들이 식품 속에서 살아있으면 무언가 생리 물질들을 만들어 방출하기 때문에 더욱 효과를 발휘하는 것이 아닌가 생각되어 역시 중요한 의미를 지닌 포인트라 여겨진다. 이런 이유 때문에 나는 프로바이오틱스를 평소 음식의 일부로 사용하는 것이 질병 예방과 치유에 도움을 주는 좋은 방법이라고 생각하게 되었다.

이 밖에 프로바이오틱스가 면역시스템을 더 강하게 만들어 준다는 연구 결과들도 많이 나와 있다. 그래서 이들을 음식이나 보충제 형태로 오래 먹을수록 장속에서 림프구의 발달과 성숙 과정이 더 좋아지고 식품 항원에 대한 과민반응들도 줄어든다고 말하고 있다. 또한 프로바이오틱스가 항염증이나 친염증성 사이토카인 같은 신호전달 물질의 방출을 조절해 주는 작용을 한다고 주장하는 논문들도 있다. 그렇다면 프로바이오틱스가 사이토카인들 간의 균형을 조절하기 때문에 알레르기 반응 같은 질환에도 사용하면 도움이 될 수 있을 것으로 추측해 볼 수 있다고 생각한다.

인도에서 나온 동물실험 연구에서는 Lactobacillus casei 균을 여성 쥐에 투여한 결과 관절염 발생을 예방하는 효과가 있었고 이미 관절염에 걸린 쥐에서는 관절염의 증상을 줄여주고 관절의 움직임을 개선시켜 주는 효과를 보여주었다고 밝히고 있다. 또한 항염증 및 친염증 사이토카인의 수치를 측정하였더니 Lactobacillus casei 균이

TNF-α, IL-6 같은 친염증성 사이토카인들의 분비를 줄여주고 COX-2 염증 발생 경로를 억제시키고 염증 매개 물질인 NF-κB의 활성도 줄여주는 것으로 드러났다. 마지막에 언급한 이 두 가지는 류마티스 관절염 뿐 아니라 퇴행성 관절염에서도 염증 반응을 중계하는 강력한 신호전달 및 연골과 뼈 손상을 야기시키는 무서운 동력원 역할을 하는 기전들이다. 같은 연구자들이 이번에 Lactobacillus acidophilus란 균을 사용하여 그 효과를 살펴보았더니 이들이 전신 염증 레벨을 낮추는 작용을 통해 관절에 대한 손상을 줄여주는 역할을 한다는 사실도 발견하였다. 즉, 관절 손상 과정에 주된 영향을 미치는 것이 TNF-α란 사이토카인인데 Lactobacillus acidophilus는 이것의 작용을 차단하고 염증을 억제시키는 작용을 통해 관절 손상을 막아주는 작용을 하는 것으로 밝혀진 것이다. 인터루킨-6(IL-6)도 역시 관절 파괴를 일으키는 사이토카인인데 Lactobacillus acidophilus 균에 의해 이것의 작용도 억제되는 것으로 밝혀졌다.

우리나라 광주과학기술원에서 나온 연구에서는 퇴행성 관절염에 걸린 쥐들에게 경구로 Lactobacillus casei균을 투여한 결과 염증 레벨이 감소하고 연골 파괴가 감소하였다고 한다. 이는 퇴행성 관절염에서도 프로바이오틱스를 사용하여 장내환경을 회복시켜주는 것이 도움이 될 수 있음을 지지해주는 연구 결과로 받아들일 수 있어 보인다.

이처럼 모든 종류의 관절염을 치료하는데 있어 장내세균들의 균형을 회복시켜주는 일이 중요한 치료의 일부분이 되어야 함을 여러분도 이제 분명히 알 수 있을 것이다. 다만 우리는 어느 균을 사용하는 것이 좋고 그 중에서 가장 효과가 좋은 균이 무엇인지에 대해서는 개인별 차이가 있을 것 같고 이에 대해 앞으로 좀 더 많은 임상 연구가 필요할 것으로 생각된다.

프로바이오틱스와 장건강

현행 주류의학에서도 염증성 장질환(IBD), 장누수, 소장내 세균과다증식(SIBO) 등의 염증 상황을 치료하는데 프로바이오틱스를 많이 사용하고 있다.

아일랜드에서 나온 논문에 의하면 사람의 장 속에서 추출한 Lactobacillus salivarius란 균종은 장점막 상피세포에 부착하여 mucin(점액의 주요 성분)과 몇 가지 항염증성 물질들을 분비시키는 효과를 발휘한다고 한다. 이는 분명 장내세균이 면역시스템과 장점막 방어층 형성에 기여하고 있음을 지지해주는 소견이라 할 수 있다.

지금까지 장 치유를 위해 사용된 프로바이오틱스를 살펴보면 Escherichia coli Nissle strain이 장점막의 긴밀한 밀착부위의 통합성을 증대시키고, Bifidobacterium infantis가 오클리딘(occludin)이란 단백질을 증가시켜 긴밀한 밀착부위의 손상을 수리해주는 역할을 증대시켜 장투과성을 안정화시키고, Lactobacillus plantarum이 긴밀한 밀착부위를 더 강화시키는 작용을 한다는 내용 등이 발표되어 있는 상태다. 이 밖에 다른 락토바실루스 균들(L salivarius, L rhamnosus GG, L casei등)도 장점막 방어벽을 강화시키는 역할을 한다고 한다. 이들은 장점막 표면에 해로운 세균들이 달라붙어 손상을 일으키고 장누수 현상을 초래하는 것을 막아주는 역할을 하는 것으로 알려져 있다.

해로운 세균들은 장점막층에 달라붙어 긴밀한 밀착부위를 용해시키는 효소들을 방출시킨다. 그래서 긴밀한 밀착부위가 약해져서 장누수가 일어나고 염증이 발생하게 되는 것이다. 바로 이점 때문에 우리는 유해한 세균들이 우세한 상황(장내세균이상증)을 반드시 먼저 또는 동시에 치료하여 바로잡아야만 문제를 근본적으로 해결할 수 있게 된다.

이외에도 장점막을 보호하는데 효과적인 것으로 알려진 다른 균들이 많이 있다. Streptococcus thermophilus와 Lactobacillus acidophilus를 혼합하여 좋은 효과를 보았다는 연구 결과도 있고 Escherichia coli Nissle 191로 장누수를 개선시켰다는 보고도 있다.

이 모든 보고들을 종합해 보면 프로바이오틱스가 장점막 상피세포의 기능을 증대시켜 긴밀한 밀착부위를 강화시키는 물질들과 점액을 만들어 내는 과정을 도와주고 해로운 세균들이 달라붙어 방어벽을 파괴시키는 것을 막아주는 작용을 하는 것으로 요약해 볼 수 있다. 한마디로 장점막의 방어벽을 강화시키는 역할을 하는 것으로 해석해 볼 수 있는 것이다.

따라서 이들을 장 건강을 보호하기 위한 목적으로 예방적으로 미리 사용할 수도 있고 장내 환경이 나빠진 뒤에 이를 다시 회복시키기 위한 치료 목적으로도 사용할 수 있다.

관절염과 관련하여서는 가장 많이 연구된 것이 락토바실루스 균속들이다. L casei, L acidophilus, L reuteri, L rhamnosus GG, L salivarius, L plantarum 등. 또한 Bifidobacterium bifidum, Bifidobacterium infantis, Escherichia coli Nissle 등도 장 방어벽을 강화시켜 관절염 같은 전신 염증을 치유하는데 도움을 준다

어찌됐든 중요한 점은 우리가 염증성 질환을 치유하고자 할 때 장내환경을 개선시키는 방향을 가장 중요한 치료 목표로 삼고 이를 우선시하거나 또는 이를 빠뜨리지 않으려고 하는 태도를 가져야 한다는 사실이다.

다음은 가장 효과적이라고 알려진 프로바이오틱스 균종들이다. 보통 캡슐 한 개당 2-3백억(20-30 billion) 정도의 균수가 들어 있는 것을 사용한다. 그러나 항생제를 사용한 사람이나 염증성 장질환을 앓고 있는 환자의 경우에는 이보다 더 많은 양을 사용하기도 한다.

- Lactobacillus acidophilus
- Lactobacillus bulgaricus
- Lactobacillus casei
- Lactobacillus paracasei
- Lactobacillus plantarum
- Lactobacillus rhamnosus
- Lactobacillus salivarius
- Bifidobacterium bifidum
- Bifidobacterium breve
- Bifidobacterium lactis
- Bifidobacterium longum
- Saccharomyces boulardii
- Saccharomyces thermophilus

2. 장내세균이상증 치료하기

약초 추출액

나는 이 방법을 장내세균이상증을 치료하는 주된 방법으로 삼고 있다. 장내세균이상증을 치료하기 위해서는 무엇보다 먼저 장 속에서 해로운 세균들이나 이스트 때론 기생충들을 몰아내는 작업을 해야 한다. 이를 위해 항생제와 같은 항균 작용을 하는 약초들을 사용하고 특히 이들을 프리바이오틱스 또는 프로바이오틱스와 함께 사용하는 방법을 택하는 것이 가장 효과적이라 생각한다.

소장내 세균 과잉증식(SIBO)은 장내세균이상증의 가장 대표적인 상황으로 나쁜 세균들을 몰아내기 가장 어려운 경우 중 하나에 속한다. 그러므로 지금부터는 소장내 세균 과잉증식(SIBO)을 치료하는 방법을 중심으로 상기 언급한 약초 사용법을 설명해 보기로 한다.

현행 주류의학에서는 소화기내과 전문의들이 SIBO를 치료하기 위해 장 속에서 흡수되지 않는 rifaximin이란 항생제를 사용하고 있다. 이것은 호기성 및 혐기성 세균 모두에게 광범위적으로 작용하는 항생제로 성공률이 약 50% 미만으로 알려져 있다. 용량은 하루 1,200-1,600mg 정도다. 가장 큰 문제는 여러 코스를 반복해서 사용해야 하는 경우가 흔하다는 점이다. 심지어 SIBO가 잠시 사라졌다가 나중에 다시 재발하는 경우도 흔히 있다. 그래서 SIBO와 같은 장내세균이상증을 치료하기 위해서는 항상 방심하지 말고 그 원인까지 함께 치료하는 것을 원칙으로 삼아야 한다. 식사, 스트레스, 위산 저하 문제, 제산제 복용 문제, 변비, 알코올 상습 음용 등도 모두 고려하여 이런 위험요소들까지도 모두 철저하게 조절해 주어야 한다. 특히 SIBO의 경우에는 신경 손상을 일으키는 전신 질환이 동반되고 있는지 여부도 함께 체크해 봐야 한다. 만약 신경 손상으로 인해 위장과 소장의 운동성이 저하되어 있으면 SIBO 발생의 가능성도 덩달아 증가하기 때문이다. 이런 질환에 속하는 대표적인 것으로는 당뇨, 피부경화증 같은 자가면역질환, 수술이나 외상으로 장 신경에 손상이 가해진 경우 등이 있다.

이 때 Rifaximin 못지않게 효과적인 방법이 바로 약초 추출물을 사용하는 것이다. 이 방법은 세균은 물론 이스트까지 함께 효과적으로 억제할 수 있어 나의 양생 의학에서 선호하는 방법이다. 항생제의 경우 세균만 죽이기 때문에 자칫 이스트의 과잉 성장이라는 부작용을 초래할 수 있다. 더구나 장기간 사용할 경우 항생제에 내성을 보이는 균들이 발생할 가능성도 많이 있다. 그렇게 되면 혹 떼려다 혹 붙이는 식으로 Clostridium difficile 같은 독한 세균에게 기회 감염을 일으킬 수 있는 계기를 제공해줄 수 있다. 그래서 양생 의학에서는 항생제 사용을 절대 서둘러 먼저 사용하지 않는다.

약초 추출물은 대부분 여러 가지 약초를 달여서 만든 혼합액이다. 존스 홉킨스 대학에서 실시한 연구에서 약초 추출물을 사용한 경우 치료율이 46%인 반면 rifaximin 항생제를 사용한 경우 치료율은 34% 였다고 밝히고 있다. 그들이 사용한 약초 추출물을 보면 다음과 같다.

- 오레가노(Origanum vulgare) 오일 : 장내세균들과 캔디다를 직접 죽이거나 억제시킴
- 웜우드(Wormwood, Artemisia absinthium) : 항기생충 성질을 가지고 있다.
- 황련(coptis) 뿌리 : 인간의 장내세균들의 성장을 억제시키는 효과를 가지고 있다.
- 백리향(Thyme) : Escherichia coli, Staphylococcus aureus, Candida의 성장을 억제시키는 효과
- 버베린 추출액(Berberine extract)과 인도 바베리뿌리 추출액(Indian Barberry root extract) : 강력한 항균 작용을 하는 버베린(berberine)이 들어 있다.
- 쇠뜨기풀(horsetail, Equisetum arvense) : 여러 미생물들에 대해 광범위한 항균 작용을 가지고 있다. Staphylococcus aureus, E coli, Klebsiella pneumoniae, Peudomonas aeruginosa, Salmonella enteritidis, 곰팡이인 Aspergillus niger, candida albicans 등
- 올리브잎 추출물(Olea europaea) : Staphylococcus aureus를 비롯한 여러 Staphylococcus 종의 성장을 억제시킨다.

약초 추출액을 사용하면 그 효과가 뛰어나다는 점 이외에도 여러 가지 장점이 있다. 우선 가격이 저렴하고 대부분의 사람들이 이를 잘 견딜 수 있으며 이스트 증식을 촉발시키지 않는다는 장점을 가지고 있다. 그렇지만 간혹 일부 사람들에서 부작용 반응이 나타날 수 있기 때문에 가능한 가장 낮은 용량으로 시작하면서 점차 그 용량을 증가시켜 조절해 나가는 것이 바람직하다. 그리고 아주 드물지만 약초 추출액을 사용하고 나서 구역, 구토, 기타 심한 부작용을 느끼는 사람

이 있는데 그 때에는 이를 당장 중단할 것을 권한다. 또한 이를 사용하고 나서 소화기 증상들이 좋아진다면 사용량을 줄여 나가도록 노력해 보길 권장한다. 그리고 만약 증상이 사라졌다가 다시 나타난다면 다른 약초 추출액을 사용해 보는 것도 권해본다. 예를 들어 버베린 대신에 오레가노를 사용해 보는 식이다.

또한 임신 중이거나 수유하는 여성의 경우에는 이런 약초 추출액을 절대 사용하지 말길 권한다. 그리고 현재 항생제를 복용 중인 사람, 특히 azithromycin이나 clarithromycin을 복용하고 있을 때에는 버베린을 먹지 않도록 주의해야 한다. 이 밖에 간에 문제가 있는 사람도 약초들이 간에서 대사되기 때문에 반드시 사전에 의사와 상의한 후 복용 여부를 결정해야 한다. 같은 이유로 간 독성을 유발시킬 수 있는 처방 약물(예 : 스타틴 등)을 여러 가지 먹고 있는 사람들도 역시 의사와 상의하고 사전에 미리 간기능검사를 받아 간 상태를 확인하고 난 후 복용할 것을 권한다. 대부분의 사람들이 이런 주의 조치를 시행하지 않고 약물이나 약초 추출액들을 복용하기 때문에 간 독성 문제가 심심치 않게 발생하고 있다. 그러므로 이 점은 의사로서 반드시 환자들에게 강조해 두고 싶다.

현대 의학을 전공한 의사들은 합성 약물에 대해서만 교육을 받고 천연 약물에 대해서는 잘 모르는 경우가 대부분이다. 그렇지만 간 기능을 보호하는 차원에서 보면 합성 약물이나 천연 약물이나 큰 차이가 없다. 따라서 환자의 전신 상태를 관리한다는 차원에서 접근하면 크게 다른 점도 없다는 사실을 깨달을 수 있을 것이다.

다음은 장내세균이상증을 치료하는데 사용하는 약초들이다. 단일 약초를 사용할 때도 있지만 여러 약초들을 함께 병용 사용할수록 그 효과가 커진다. 특히 가장 치료하기 어려운 SIBO 환자들을 치료할 때 이와 같은 방법을 사용한다.

약초 추출액을 혼합하여 사용하는 제품 예

GI Micro-X(Designs for Health사 제조)

- Berberine sulfate : 100mg
- Barberry(berberine) : 50mg
- Bearberry extract : 100mg
- Tribulus extract : 200mg
- Magnesium caprylate : 150mg
- Black walnut : 100mg
- Artemisinin : 15mg

GI Synergy Packets(Apex Energetics사 제조) - 고유 혼합 제품 2,200mg

- Wormwood extract
- Black walnut extract(hull)
- Undecylenic acid
- Caprylic acid
- Barberry extract(root)
- Olive extract(leaf)

- Garlic extract(bulb)
- Bearberry extract(leaf)
- Catclaw extract(bark)
- Pau d'arco extract(bark)
- Goldenseal extract(root)
- Oregano extract(leaf)
- Oregon grape extract(root)
- Chinese goldthread(Coptis chinensis) extract(root)
- Yerba mansa(Anemopsis californica) extract(leaf)

CandiBactin-BR(Metagenics사 제조): 호두 알레르기가 있는 사람에게 좋음

- Berberine HCl : 400mg
- Coptis(berberine) : 30mg
- Oregon grape(berberine) : 70mg
- Blend of Coptis root and rhizome, Chinese skullcap root, Phellodendron bark, Ginger rhizome, Chinese licorice root, Chinese rhubarb root and rhizome : 300mg

Tricycline(Allergy Research Group사 제조)

- Berberine HCl : 400mg
- Artemisinin: 60mg
- Citrus seed extract : 400mg
- Black walnut : 100mg(hulls)

Oregano capsules(Designs for Health사 제조)

- Oil of Oregano : 150mg

Biocidin(액상 또는 캡슐형)(Bio-Botanical Research사 제조)

- Bilberry extract(25% anthocyanosides), noni, milk thistle, echinacea(purpurea and angustifolia), goldenseal, shitake, white willow(bark), garlic, grapeseed extract(최소 90% polyphenols), black walnut(hull and leaf), raspberry, fumitory, gentian, tea tree oil, galbanum oil, lavender oil(plant and flower), oregano oil(plant and flower)

이번에는 몇 가지 주요 약초의 효과를 살펴보자.

버베린(berberine)

동양 의학과 인도 아유르베다 의학에서 3천년 이상 사용해온 물질로 여러 식물 속에 들어 있다. 골든씰(goldenseal), 중국 황련(Coptis chinensis), 구골나무매자(Berberis aquifolium, 오레곤 그레이프), 매자나무(Berberis vulgaris, Barberry), Berberis aristate(tree turmeric) 등에 들어있는 성분이다. 요즘에는 실험실에서 버베린을 Berberine chloride, Berberine sulfate 형태로 합성하기도 한다.

버베린은 전통적으로 세균성 설사 질환을 치료하는데 사용되어 왔다. 이는 세균, 진균, 기생충, 벌레, 바이러스 등에 대한 항미생물 효과가 우수하기 때문이다. 그런데 20세기 후반 들어 버베린의 새로운 약리 효과가 밝혀졌다. 그것은 버베린이 혈압과 혈당을 낮춰주고 심부정맥을 치료하고 암과 치매 발생을 막고 염증과 통증 레벨을 줄여주고 기분도 개선시켜 주며 자유기의 활성을 진정시키는 항산화 효과까지 가지고 있음이 드러난 것이다. 또한 제2형 당뇨병과 심혈관 질환자들에서 친염증성 사이토카인의 레벨을 줄여주고 궤양성 대장염에 효과적이라는 연구 논문도 발표되어 있는 상태다. 정말로 많은 능력을 가진 물질이라 말하지 않을 수 없다.

이중에서 우리가 주목할 점은 역시 장내세균이상증을 바로잡는데 있어서의 버베린의 역할이다. 버베린은 장내 유해 세균들을 억제시키는 작용을 한다. 이들이 장점막 상피세포에 달라붙는 것을 막고 이들이 분열하여 증식하는 것도 막는 작용을 한다. 지금까지 밝혀진 항균효과들을 보면 Staphylococcus, Streptococcus, Salmonella, Klebsiella, Clostridium, Pseudomonas, Proteus, Shigella, Vibrio, Cryptococcus 등을 억제시키는 것으로 되어 있다. 또한 독소를 만들어 내는 대장균(Escherichia coli)이 일으키는 설사병을 예방하고 치료하는데도 효과적이라 한다.

그러면서 유익한 장내세균들에게는 별로 해를 주지 않아서 락토바실루스와 비피도박테리움 같은 균종들의 수는 그대로 유지 또는 회복시켜주는 역할을 하기 때문에 안전하게 사용할 수 있다. 그러나 임산부는 이를 절대 사용하지 말아야 한다. 왜냐하면 버베린이 자궁을 자극하여 수축시킬 수 있고 태반을 통과하여 태아에게 영향을 줄 수 있기 때문이다. 그리고 수유를 통해서도 엄마로부터 신생아에게 전달될 수 있기 때문에 이를 피하는 것이 좋다. 이런 점 말고는 다른 특별한 위험 요인이 없는 안전한 천연 약물이라 할 수 있다.

사람을 상대로 한 임상 실험에서도 사소한 위장관 문제가 나타난 것 말고 안전성이 입증되어 있다. 그러나 처방 약물과의 상호작용이 일어날 수 있기 때문에 면역억제제인 싸이클로스포린 A, 레보도파 성분이 함유된 항파킨슨 약, 백금 성분인 cisplatin이 함유된 항암제, 쿠마딘과 같은 항혈액응고제, 마취제로 사용하는 thiopental 같은 약을 사용할 때에는 버베린을 복용하지 말아야 한다.

위장 속의 헬리코박터 파일로리 감염증을 치료하기 위해서는 버베린을 하루 300mg씩 3번, 6주동안 복용해야 효과를 볼 수 있다. 그러나 십이지장 궤양에서는 그 효과가 조금 떨어지는 것으로 나타났다. 다른 연구에서는 용량을 500mg 올려 사용하였어도 부작용이 나타나지 않았으며 또 다른 연구에서는 성인에게 하루 2g까지 올려 8주 동안 사용해도 안전한 것으로 밝히고 있다. 그렇지만 아이들에게는 아직 안전성이 발표되어 있지 않기 때문에 주의할 필요가 있다.

버베린의 부작용으로는 구역, 구토, 혈압저하 또는 상승, 호흡 부전, 감각이상(바늘로 찌르는 듯한 느낌), 두통, 서맥 등이 문헌에 나와 있지만 실제 임상에서 이를 경험하고 보고하는 일이 거의 없는 것으로 보아 그리 심각한 정도는 아닌 것으로 생각되고 있다.

자몽씨 추출액(grapefruit seed extract)

자몽씨 추출액 속에는 레스베라트롤, 나린제닌, 헤스페리딘(페퍼민트, 오렌지, 레몬, 라임 등에 많이 있음) 같은 플라보노이드들이 많이 들어 있다. 이들은 모두 세균이나 진균 같은 미생물들을 죽이는 효과를 가지고 있다. 이 밖에 TNF-α, NF-κB와 같은 염증 물질들의 수치를 낮춰주는 항염증 효과 및 자유기를 제거하는 항산화 효과도 가지고 있다. 이런 유효 성분들이 장 속에서만 작용하는 것이 아니라 혈액 속에서도 발견되고 있어 섭취 후 전신적으로도 효과를 발휘하는 것으로 생각되고 있다.

이를 섭취한 후 장내세균들 중 락토바실루스와 비피도박테리움 같은 유익균은 거의 영향을 받지 않고 다른 특별한 부작용도 나타나지 않는 것으로 알려져 있다. 이런 이유로 장내세균이상증을 치료하는 데 있어 항상 약방의 감초처럼 사용되고 있다.

실제 이를 설사 질환에 사용한 결과 특히 Salmonella enteritidis 균에 강한 항균 효과를 나타내며 이는 그 속에 들어 있는 나린제닌과 헤스페리딘 효과 때문인 것으로 추측되고 있다. 피부 아토피 환자 15명에게 경구로 자몽씨 추출액 150mg을 하루 세 번씩 한달간 먹인 결과 장 속에서 캔디다 속과 Geotrichum 속 미생물들을 감소시키고 Staphylococcus aureus 균도 약간 줄어들게 하는 효과를 나타냈으며 변비, 배 속에 가스 참, 복부 불쾌감, 밤에 변을 보기 위해 일어나는 증상들이 모두 호전되었다고 한다.

원래 약초는 사람에게 독성을 나타내지 않고 효과를 발휘하는 특성을 지니고 있어야 한다. 자몽씨 추출액도 이런 물질로 여러 균들에 대해 광범위 항균 효과를 지니고 있다. 그래서 자몽씨 추출액을 화상 상처에 적용해 본 결과 15분 이내의 짧은 시간안에 Enterobacter cloacae, E coli, Acinetobacter baumannii, Pseudomonas aeruginosa, Morganella morganii 같은 균들을 사멸시키는 효과를 발휘하였다. 이런 균들은 때론 장내세균이상증 발생에도 기여하는 것으로 알려져 있다. 비록 이 연구 결과가 실험실에서 진행된 것이라 사람에게 직접 적용될 수는 없지만 임상에서 낮은 용량으로 사용하면 안전하면서도 효과가 있을 것으로 추측해 볼 수 있다.

보통 자몽씨 추출액의 사용량은 경구로 150-200mg을 하루 2-3번 복용하는 것이다. 그러나 이것도 역시 다른 처방 약물들과 상호 반응할 수 있기 때문에 항상 사전에 담당 의사와 상의하여 복용 여부를 결정하길 권장한다. (**참고** : 자몽씨 추출액과 자몽 주스는 똑 같은 것은 아니다. 그렇지만 비슷한 효과가 나타날 수 있기 때문에 처방 약물을 복용하는 사람인 경우에는 자몽 주스 섭취 여부도 의사와 상의하여 결정하는 것이 좋다.)

베어베리(bearberry, Arctostaphylos uva-ursi)

이는 월귤나무의 잎으로 전통적으로 방광염 치료에 사용되어 온 약초다. 이 속에 플라보노이드는 물론 페놀, 하이드로퀴논, 탄닌 등의 성분이 들어 있어 세균들의 성장을 억제시키는 작용을 한다. 통상 사용하는 용량으로 몇 주에서 몇 달 동안 복용해도 특별한 부작용이 나타나지 않는다. 방광염에 사용하는 용량은 250-300mg을 하루 3회까지 먹는 것이다. 그러나 장내세균이상증을 치료하기 위해 다른 약초 추출액들과 같이 혼합하여 사용하고 이 경우에는 그보다 적은 용량인 하루 50-100mg으로 2-3회 섭취하는 것을 권장하고 있다.

검은 호두(Black walnut, Juglans nigra)

검은 호두나무 역시 장내세균이상증을 치료하기 위한 약초 추출 혼합물에 흔히 포함되는 성분이다. 전통적으로 검은 호두 추출액은 디프테리아, 매독 등에 사용되어 왔다. 한 연구에서는 항생제에 내성인 Staphylococcus epidermidis 감염증을 치료하는데 항생제와 같이 사용하면 효과적이라고 밝히고 있다. 폴란드에서 나온 한 연구에서는 검은 호두나무 추출액이 Listeria monocytohenes, Staphylococcus aureus, Escherichia coli O157:H7, Brochothrix thermosphacta, Pseudomonas fragi, Salmonella typhimurium, Lactobacillus plantarum 등에 효과적이라고 밝히고 있다. 일부 체험자들의 말에 따르면 검은 호두나무 추출액이 변비와 설사를 완화시키는데 효과적이라는 주장도 있다. 이는 그 속에 수렴 성질을 지닌 식물성 탄닌이 들어있어 장 분비액을 줄여주고 자극을 완화시켜주기 때문에 그런 것이 아닌가 생각된다.

시판되는 제품 속에는 검은 호두나무 분말이 보통 500mg 또는 1,000mg 들어있다. 그러나 나는 이것만을 단독으로 사용하지 않는다. 앞서 말했듯이 다른 여러 약초들과 혼합하여 더 적은 용량으로도 광범위한 항균 효과를 나타내게 만들어 사용하고 있다. 그래서 실제로는 검은 호두 추출액이 한 번에 50-100mg씩 하루 2-3회 들어가게 사용하는 방법을 선호하고 있다. 그러면 여러 약초들 간에 상호 시너지 작용으로 적은 용량으로도 더욱 유익한 효과가 나타나게 만들 수 있다.

일반적으로 검은 호두 추출액을 6개월 이상 장기적으로 고용량으로 사용하면 안전하지 않은 것으로 알려져 있으므로 주의해야 하고 이것에 알레르기가 있는 사람도 이를 피해야 한다.

웜우드(wormwood, Artemisia Annua)

기생충 역시 장누수를 일으키고 그 결과로 전신 염증도 일으킬 수 있다. 많은 사람들이 기생충을 가지고 있으면서도 증상이 별로 없기 때문에 이를 자각하지 못한 채 살고 있다. 그러나 자세히 보면 종종 설사나 변비와 같은 염증성 장질환의 원인으로 기생충이 작용하고 있는 경우를 발견할 수 있다. 대부분의 기생충들이 장벽 근처에 자리 잡고 살고 있기 때문에 매일 보는 분변을 통해 빠져나오지 않는 경우도 많다. 그래서 분변 검사에서 결과가 양성으로 나오지 않는 경우도 종종 있다.

이처럼 기생충 감염은 진단하기가 쉽지 않기 때문에 나는 장내세균 이상증을 치료할 때 기생충 박멸 효과가 큰 웜우드(Artemisia Annua) 약초를 함께 함유하고 있는 약초 혼합액을 사용하는 것을 선호하고 있다. 이 다년생 식물은 아시아와 남부 유럽에서 많이 자라던 것이나 요즘에는 인도, 베트남, 중국 등에서도 대규모로 경작되고 있다.

웜우드의 약효가 가장 잘 드러나는 곳이 말라리아 치료 분야다. 또한 가시아메바(Acanthamoeba)라는 장내 기생충의 증식을 억제시키고 이들을 죽이는 효과도 가지고 있다. 많은 기생충들이 면역시스템의 감시를 피하기 위해 낭성(cyst) 구조를 형성하는데 웜우드 추출액은 이것마저 파괴시키는 능력을 가지고 있기 때문에 아주 훌륭한 기생충 치료제라고 말할 수 있다.

기생충은 우리 주변에 많이 널려 있다. 예를 들어 아메바는 흙, 공기, 물 그리고 바닷물 속에서도 살고 있다. 그래서 우리가 마시는 물, 수영장, 에어컨 냉수 등에 얼마든지 들어 있을 수 있다. 심지어 마트에서 파는 먹는 샘물 속이나 콘택트 렌즈 세척액 속에서도 발견된 경우가 있다고 한다.

웜우드 추출액의 활성 성분은 artemisinin으로 이것이 자유기 생산을 증대시켜 면역시스템이 기생충을 없애는데 많은 도움을 준다. 이는 일반적으로 안전하며 암 세포, 바이러스, 세균 그리고 편형동물과 말라리아를 일으키는 Plasmodium falciparum 같은 원형동물에도 효과적이며 세균과 진균의 성장을 억제시키는 작용도 가지고 있다. 말라리아 치료 약물 속에도 들어 있지만 일반 장내세균이상증을 치료하는 혼합 약초액 제품 속에도 들어 있다. 예를 들어 라벨에 'artemisia 150mg, artemisinin으로 10% 표준화됨'이라고 적혀 있으면 유효 성분을 15mg을 섭취하는 것이라고 이해하면 된다. 그래서 artemisia 300mg이 들어 있는 혼합액을 하루 두 번 복용한다면 하루 총 60mg의 artemisinin을 섭취하는 셈이 된다.

오레가노 오일(oregano oil)

캔디다 알비칸스(Candida albicans)는 이스트 감염증을 일으키는 주요 병원성 진균이다. 이들이 과잉 증식하게 되면 장내세균이상증 및 장누수 현상을 일으킬 수 있다. 보통 때에는 이들의 성장이 우리 몸의 면역시스템과 유익한 장내세균들에 의해 억제되어 있지만 항생제를 대량 사용한 경우에는 그 영향으로 인해 이들이 많이 증식할 수 있다. 그러면 그 사람은 자꾸 설탕 같이 단 것을 먹고 싶어하고 구역, 가스 참, 헛배 부름, 변비 또는 설사와 같은 장내세균이상증의 증상들을 나타내게 된다.

오레가노 오일은 이와 같은 이스트 감염을 치료하는 에센스 오일로 잘 알려져 있다. 이것의 항진균 효과는 항진균제인 clotrimazole보다 더 크다고 한다. 이스트의 세포벽에 손상을 주고 바이러스와 세균을 억제시키는 능력과 항산화 효과도 함께 가지고 있다고 알려져 있다. 그래서 모든 캔디다 알비칸스 종의 치료에 널리 사용되고 있다. 이것은 약초로 사용하는 것보다 에센스 오일로 사용하는 것이 훨씬 효과적이다.

나는 이스트 감염증을 치료할 때 오레가노 오일을 단독으로 사용하기도 하지만 니스타틴이나 플루코나졸과 같은 처방 약물들과 함께 사용하기도 한다. 특히 플루코나졸 내성이 있는 경우에 오레가노 오일을 사용하면 매우 효과적이다.

사용량은 보통 식사와 함께 오레가노 오일을 200mg씩 하루 세 번, 약 6주 동안 복용하는 것을 기본으로 한다. 이로 인해 나타나는 특별한 부작용은 없는 편이다.

약초 혼합물 제품

GI Synergy Packets(Apex Energetics) : 한 팩킷 속에 3 캡슐이 들어 있다.

- 웜우드, 검은 호두, undecylenic acid, caprylic acid, barberry, olive leaf, garlic, uva-ursi(bearberry), catclaw, Pau d'arco, goldenseal, oregano, Chinese goldthread, yerba mansa가 들어 있다.

Gut Cleanse Packets(BlumHealthMD) : 한 팩킷 속에 6 캡슐이 들어 있다.

- berberine sulfate, barberry(berberine), uva-ursi(bearberry), tribulus extract, magnesium caprylate, black walnut, artemisinin가 들어 있는 약초 캡슐 2개
- 오레가노 오일 캡슐 2개
- 글루타민 캡슐 1개
- 소화효소 혼합물이 들어 있는 캡슐 1개 : amylase, protease, diastase, lactase, glucoamylase, alpha-galactosidase, beta-glucanase, acid protease, phytase, cellulase, hemicellulose, invertase, lipase

분변미생물 이식(FMT; fecal microbial transplantation)

이것은 최근에 널리 사용되고 있는 방법으로 건강한 공여자의 분변을 미생물과 함께 환자의 장속으로 이식하는 방법이다. 경구로 할 수도 있고 항문을 통해 할 수도 있다. 주로 분변 전체를 처리하여 사용할 때마다 사용액을 만들기도 하지만 이를 캡슐로 만들어 사용하는

곳도 있다. 현재 주된 적응증은 가장 치료하기 힘들다는 Clostridium difficile 감염증을 치료하는 경우다.

이 치료법은 환자의 장내세균총을 완전히 바꾸기 위해 고안된 방법이다. 그래서 본래는 아주 심한 장내세균이상증을 치료하기 위한 것이지만 최근에 이론적으로 류마티스 관절염과 같은 염증성 질환의 치료에도 효과적일 것으로 예상되어 다른 나라에서는 꾸준히 그 적응 대상을 넓혀가는 시도가 진행 중이다.

물론 현재까지 단기적인 부작용은 그리 심하지 않은 것으로 나타나 있지만 장기적으로 이 방법의 안전성 문제에 대한 논란은 여전히 해결되지 않고 남아 있는 상태다. 특히 분변을 통해 바이러스나 다른 감염성 질환들이 전염되는 문제가 여전히 잠재적 위험성으로 지적되고 있다. 아직 이 치료법은 걸음마 단계이기 때문에 향후 더 많은 발전과 좋은 결과들이 발표될 것을 기대해 본다.

3. 장누수 현상 치료하기

글루타민

장내세균이상증을 치료하려면 장누수를 일으키는 손상된 장점막의 방어벽을 다시 회복시키는 일도 같이 병행해야 한다. 이를 위해 프로바이오틱스를 사용하는 것이 장누수와 장내세균이상을 모두 치료하는데 도움이 될 수 있다고 말한 바 있다. 그렇지만 이것 외에 다른 영양소들도 장점막 방어벽을 회복하는데 필요하다. 그 중에서 제일 먼저 장 투과성을 줄여주는 영양소가 글루타민이란 아미노산이다. 이는 우리 몸에서 가장 풍부한 아미노산 중 하나이기도 하다. 근육은 물론 우리 몸에서 빠르게 분열하는 장점막 상피세포와 같은 세포들에게 꼭 필요한 영양소라 하지 않을 수 없다.

동물 실험에서 글루타민이 부족하면 장 투과성에 이상 소견을 일으킨다. 글루타민은 장 상피세포의 통합성을 유지하고 이들의 투과성을 줄여주는 작용을 한다. 게다가 이 영양소를 보충해 주면 영양실조인 아이들이나 환자들에서 장점막 방어벽의 기능이 개선되는 것을 빠르게 목격할 수 있다. 그래서 복부 수술 후에 감염의 기회도 줄여준다. 또한 저체중 신생아들에서 생후 1년 이내에 글루타민을 사용한 치료를 하면 알레르기 증상도 개선되는 것으로 알려져 있다.

프랑스에서 나온 한 논문에 따르면 자극성 장증후군(IBS) 환자들은 전반적으로 장 투과성이 증가되어 있기 때문에 이들에게 글루타민을 투여하고 장점막의 긴밀한 밀착부위의 기능에 어떤 변화가 생기는지 살펴보았다. 그 결과 글루타민은 긴밀한 밀착부위를 조절하고 수리하는 중요 단백질을 증가시키는 것으로 밝혀졌다. 다른 연구 논문에서도 글루타민이 수술이나 외상으로 손상된 장점막을 보호하고 수리하며 장 투과성을 줄여주고 손상된 융모 조직의 구조를 회복시켜주는 작용을 하는 것으로 발표되었다. 또한 염증성 물질인 TNF-α와 NF-κB의 레벨을 낮춰주는 효과를 가지고 있다는 사실도 발표되었다. 이 밖에도 장 운동성을 개선시켜 변비, SIBO, 장내세균이상증을 치료하는데 많은 도움을 주는 것으로 드러났다. 암환자들에서는 글루타민을 보충해주면 장내 신경시스템이 손상 받는 것으로부터 보호반도록 해주는 작용을 하는 것으로 알려져 있다.

사용량은 일반적으로 하루 3g에서 20g까지 다양하며 특별한 부작용은 없는 것으로 알려져 있다. 나는 보통 하루에 6-8g 정도로 시작하면서 3-6개월간 복용시키고 그 다음에는 3-4g으로 줄여서 다시 6개월 이상 또는 장누수 현상이 완전 해결될 때까지 복용하도록 권하고 있다. 이렇게 하려면 보통 1-2년이란 긴 시간이 소요된다.

커큐민

강황은 Curcuma longa라는 식물의 일반 명칭이다. 강황 속 가장 중요한 화학 성분은 curcuminoids란 물질들이고 이중에서 가장 대표적인 성분이 커큐민(curcumin) 이다.

커큐민은 예로부터 중국이나 인도에서 비정상적인 세포들이 존재하거나 암세포들이 있을 때 이를 치료하는 목적으로 사용되어 왔다. 이는 천연 항염 성질을 가진 물질로 대장염을 예방하고 치료하는데 있어서도 효과적인 것으로 알려져 있다. 또한 강력한 항산화 작용으로 면역시스템을 지지해주고 이를 강건하게 뒷받침해 주는 효과도 지니고 있다. 이런 이유로 커큐민은 염증을 치료하는데 많이 사용되고 있다. 그러나 장점막을 재생시키는 효과에 대해서는 아직까지 많이 연구되어 있지 않은 상태다. 그 중 몇 가지 발표된 것을 요약하면 다음과 같다.

장점막의 손상 전에 커큐민을 섭취하면 장 투과성이 증가된 점막에 손상이 가해지는 것을 막을 수 있다고 한다. 또한 식이 섭취를 한 경우 대장에서 락토바실루스 균들의 양을 증가시켜 준다고 하는 논문도 있다. 이는 유익한 장내세균들의 활동을 증가시켜 간접적으로 장점막 방어벽을 강화시켜 준다는 의미로 해석해 볼 수 있다.

그래서 나는 장점막 방어벽을 치유하는 프로그램 속에 커큐민을 사용하는 것을 꼭 포함시키고 있다. 이를 캡슐로 먹기도 하고 분말로 먹거나 음식에 첨가하여 먹기도 한다. 커큐민은 장 염증을 줄여주는 것 외에 관절염의 염증 증상들을 완화시켜 주는데도 매우 효과적이다.

기타 영양소

장점막의 긴밀한 밀착부위를 재건하는데 필요한 또 다른 영양소는 레스베라트롤과 아연 등이 있다. 동물 실험에서 레스베라트롤은 긴밀한 밀착부위를 강화시켜 주고 장 투과성을 감소시켜 주었다. 이 때 아연의 존재 여부가 긴밀한 밀착부위의 기능에 변화를 주는 작용을 통해 장점막 방어벽을 재건시키는데까지 영향을 미치는 것으로 드러났다.

아연은 또한 장 상피세포들을 보호해주는 작용을 한다. 그래서 아연 보충제를 섭취하면 술로 인한 장점막의 손상을 개선하고 이를 역전시켜주는 효과까지 발휘되는 것으로 알려져 있다. 아연 이외에도 퀴세틴, 뷰티레이트, 버베린 등도 모두 긴밀한 밀착부위 기능을 살려주고 장점막 방어벽을 강화시켜주는 작용을 한다. 이런 이유로 버베린 같은 성분도 장내세균이상증을 치료하는 프로토콜에 꼭 포함시켜야 한다.

장누수 현상을 치유하기 위한 영양 보충제들

나는 장누수 현상을 치유하기 위해 식단 조절과 더불어 다음과 같은 영양보충제들을 사용하고 있다.
(참고 : 프리바이오틱스는 제9장에서 설명하였고 프로바이오틱스와 약초 추출액은 앞에서 언급하였으므로 여기서는 제외함.)

- L-글루타민 분말 또는 캡슐
- 커큐민 캡슐 또는 가루
- 뷰티레이트(ghee 형태로)
- 소화효소들
- 레스베라트롤
- 아연
- 버베린
- 쿼세틴

[참고]

장점막 방어벽을 회복시키기 위한 이상의 조치들을 취하면서 결과가 나타나려면 상당한 시간이 필요하다. 보통 3-6개월 이상의 시간이 걸린다. 그러므로 너무 조급하게 생각하지 말고 꾸준한 실천이 필요하다는 점을 사전에 미리 알고 있어야 한다. 만약 이 사이에 통증이나 부종, 헛배 부름, 설사 같은 불편한 증상들이 나타나면 혈액 청소와 같은 치료를 통해 몸 속으로 들어온 세균이나 그들의 독소(내독소, 외독소) 그리고 이들로 인해 발생된 친염증성 사이토카인들의 레벨을 낮춰주는 작업을 해야 한다. 이 점은 병원에서 전문적인 의사의 도움을 받아야 하는 부분이기 때문에 주저하지 말고 자신의 담당 의사와 충분한 상의하여 해결해 나갈 것을 권한다.

Chapter 13

양생 관절염 치유 프로그램

자 이제 여러분은 식사, 스트레스, 외상 그리고 장 건강 상태가 관절염 발생과 몸 안의 염증, 통증 증상을 일으키는데 있어 주된 요인이 된다는 사실을 알았다. 그럼 지금부터는 이런 점들을 모두 고려하여 자신에게 맞는 치료 계획을 짜야 할 차례다. 나는 이를 위해 "**양생 관절염 치유 프로그램**"을 만들었다.

본 **양생 관절염 치유 프로그램**에서는 관절의 염증 진행을 막고 이를 수리하여 다시 사용할 수 있도록 다음과 같은 5가지 항목에 중점을 두어서 프로그램을 운영하고 있다.

- 몸속 대청소 프로그램
- 영양 프로그램
- 운동 프로그램
- 교육 프로그램
- 스트레스 관리 프로그램

효과를 보기 위해서는 이들을 동시에 같이 실천해 나가는 것이 필요하다.

이 프로그램을 진행하는 의사는 환자를 한 번만 보고 말 사람이라고 생각해서는 안된다. 마찬가지로 환자도 의사를 아플 때 약처방만 해주는 사람으로만 생각하면 안된다. 의사와 환자는 서로를 평생 같이 가야할 동반자로 여겨야 한다. 특히 만성 질환을 치유하기 위해서는 이런 자세가 꼭 필요하다. 그 이유는 오직 하나다. 그래야만 효과를 볼 수 있기 때문에 그런 것이다.

그래서 나는 관절염과 같은 만성질환을 치료하기 위해 일회성 치료보다는 꾸준한 관리를 위해 프로그램 방식의 치료를 선호하고 있다. 관절염 치료에서도 이렇게 하는 것이 효과적이란 경험에서 "**양생 관절염 치유 프로그램**"을 만든 것이다. 이 프로그램은 의사와 환자가 같은 배를 타고 가는 동반자란 입장을 기본으로 삼고 있다. 그래서 나의 이런 생각에 동의하지 않는 사람은 이 프로그램에 참여시키지 않고 있다. 그렇지만 그런 사람들도 이 책의 내용을 참고해 두면 나름 많은 도움을 얻을 수 있을 것이라고 생각한다.

나의 '**양생 관절염 치유 프로그램**'은 크게 3 단계로 구성된다.

1. 양생 몸속 대청소 프로그램 : 몸 속을 대청소 하는 단계
   (예상 소요기간:1개월)
2. 양생 장재건 프로그램 : 장점막 방어벽을 재건하는 단계
   (예상 소요기간: 2개월) : 몸 속 미생물총(집단)을 다스리는 단계
3. 양생 건강(유지) 프로그램 : 재발 방지 및 유지 단계
   (예상 소요기간 : 6개월)

이제부터는 "**양생 관절염 치유 프로그램**"의 각 단계별 개요를 설명하기로 한다.

1. 양생 관절염 치유 프로그램 제1단계 : 몸 속을 대청소 하는 단계 ("몸속 대청소" 프로그램)

이 단계는 환자의 상태를 전체적으로 파악하는 검사와 더불어 우선적으로 몸에 염증을 일으키는 독소들을 제거해 냄으로써 더 이상의 악화를 막고 증상들을 사라지게 만드는 시기라고 할 수 있다.

이 단계에 내가 일반적으로 시행하는 검사들을 소개하면 다음과 같다.

- 혈액 검사 : 염증 여부 및 면역학적 검사 포함
- 소변 검사
- 분변 검사
- 영상의학적 검사

검사 결과를 기다리는 동안 나는 환자들에게 장내환경을 개선하고 몸 속 염증 레벨을 낮추기 위한 "**몸속 대청소**"를 실시할 것을 제안한다. 이것은 우선 몸 속으로 염증 물질이 추가 유입되는 상황(예 : 장누수 현상)을 막고 이미 몸 안에 들어와 있는 염증 물질들과 이를 유발시키는 물질들을 가능한 최대로 제거해 내는 작업을 함께 시행하는 것을 말한다.

몸속 대청소의 진행과정

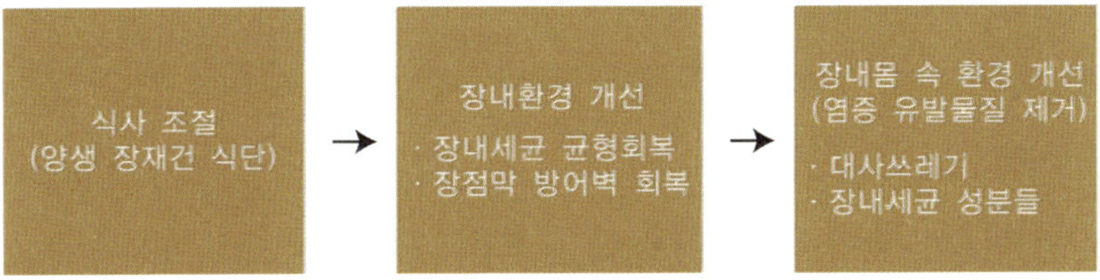

"**몸속 대청소**"(**염증물질 제거 및 유입 방지**)를 위해 다음과 같은 일들이 동시에 같이 진행되어야 한다.

- 식단 조절 : 배제 식단
- 영양보충제 섭취
- 염증 청소 :
  - ✓ 장청소 프로그램
  - ✓ 간세정 프로그램
  - ✓ 혈액세정 프로그램
- 스트레스 조절
- 생활스타일 개선 : 운동, 수면, 체중 감량 등
- 국소적 관절 통증 치료

이중 제일 힘든 부분이 식단 조절이다. 우선 자신이 먹고 있는 현재의 식단에서 염증을 유발시키는 것으로 알려진 식품들을 모두 배제시키고 비교적 단순화된 정갈한 식사를 해야 한다. 식품첨가물, 방부제, 색소 등이 들어 있는 가공식품은 물론 글루텐 함유 곡물들, 유제품, 대두콩, 옥수수 , 달걀, 설탕, 알코올, 커피 등을 먹지 말아야 하고 식품을 농약이 없는 유기농 식품으로 골라서 먹고 채소 중에 가지과 채소들(토마토, 가지, 고추, 후추 등)은 먹지 않도록 해야 한다.

이를 실천하기 위해서는 본인의 굳은 의지도 중요하지만 주변의 다른 사람들이 많이 도와주어야 한다. 특히 가족들과 친구, 직장 동료들의 도움이 꼭 필요하다. 환자가 병을 고치려 하는 것을 방해하지 말고 이를 도와주려는 노력을 함께 해야 한다. 본인도 자신이 먹을 것을 스스로 만들어 도시락을 챙겨 가지고 다니는 습관을 들여야 한다.

"양생 염증 방지용 배제 식단"의 실례

피해야 할 음식과 먹어야 할 음식과

식품 회사가 만든 가공식품, 기름에 튀긴 패스트푸드 식품, 조미료를 많이 사용한 외식 식당의 음식들은 일절 피해야 한다. 그러면서 다음과 같은 식단을 만들도록 노력해야 한다. (**참고** : 아래 내용은 어디까지나 한 예로 절대적인 것은 아니란 점을 기억해주길 바란다.)

아침 식사는 단백질 가루로 만든 스무디에 커큐민 같은 항염증 물질과 오메가 3 지방산을 첨가하여 먹는다. 이는 장점막벽의 치유와 재생을 위한 목적이다. 또한 관절염의 증상을 완화시키기 위한 측면에서도 유리한 방법이다. 그 이유는 강력한 항산화 효과와 장 재건을 지원하는 영양 성분(글루타민)과 폴리페놀이 들어 있기 때문이다. 단백질 가루 속에는 장누수를 치유하는데 도움을 주는 글루타민과 퀘세틴 등도 들어 있어야 한다. 여기에 오메가 3 지방산과 커큐민, 생강 등의 항염증 물질을 첨가한다. 또한 냉동 유기농 베리류 과일을 약간 첨가(블루베리, 라스베리, 블랙 베리 딸기 등)할 수도 있고 때론 약간의 시금치 케일 등을 넣을 수도 있다.

(달걀을 먹어도 문제가 안되는 사람은 양생 달걀 영양탕을 만들어 먹어도 된다.)
점심은 여름철에는 주로 샐러드를 먹는다. 단, 가지과 채소들은 제외하고 말이다. 대신 무우, 샐러리, 오이, 올리브, 붉은 양파, 등을 추가한다. 단백질 공급원으로는 빈콩류(아주키콩, 녹두, 팥, 병아리콩, 렌틸콩 등)를 추가한다. 건강한 지방을 섭취하기 위해 올리브, 아보카도를 샐러드에 첨가하고 호박씨와 해바라기씨를 섞는다. 그리고 올리브 오일과 레몬으로 만든 드레싱유를 샐러드 위에 뿌린다. 가능한 매일 채소와 콩류 씨앗들을 바꿔서 섭취하면 장내세균들도 건강해지고 여러분도 행복해질 수 있다.
저녁은 가능한 집에서 먹는데 다음 6가지를 하루에 한 가지씩 주재료로 삼아 먹는다. 닭고기, 생선, 두부, 달걀, 콩류, 육류. 콩류는 대두콩이 아닌 빈콩(bean)을 먹는다. 육류는 목초를 먹인 유기농 고기를 골랐을 때에만 먹는다. 외식을 할 때에는 주로 생선을 먹으러 간다.
그리고 곡물을 빼고 채소를 먹되 가능한 가지과 채소들을 먹지 말아야 한다.(토마토, 감자, 가지, 고추 등) 대신에 시금치 같은 녹색 채소들, 케일, 아루굴라, 쥬키니, 호박, 브로컬리, 차드, 브루셀 스프라우트, 상추, 아스파라거스, 버섯 등을 먹는다. 퀴노아는 먹어도 된다. 현미도 약간은 먹을 수 있고 디저트로 포도 같은 과일은 조금만 먹어야 한다.
위와 같은 음식을 집에서 만들어 먹을 때에는 큰 문제가 되지 않는다. 그러나 피치 못하게 외식을 하는 사람들이 많이 있다. 특히 주말에는 다른 가족들과의 관계를 생각해서라도 외식을 할 수밖에 없는 경우가 있다. 그런 경우에도 술, 밀가루, 유제품, 정제 식용유 등을 먹지 않는 그런 식당으로 가야한다. 이런 음식을 먹으면 자기 몸 속에 음식으로 인한 염증불이 크게 일어날 수 있다는 점을 항상 명심하고 스스로 절제해야 한다.

장점막 방어벽과 장내환경을 재건하고 염증을 줄이기 위해서는 몇 가지 영양보충제도 챙겨 먹어야 한다. 내가 제일 먼저 권하는 것은 EPA, DHA 같은 오메가 3 지방산이다. 오메가 6 지방산 중 감마리놀렌산(GLA)도 염증을 감소시키는데 기여한다. 그래서 오메가 3 지방산은 하루 약 3g, 감마리놀렌산은 하루 500mg 정도를 섭취하도록 권하고 있다. 이를 액상으로 선택하여 단백질 스무디를 만들 때 같이 섞어 마시는 법도 있다. 이 밖에 비타민 D3(5,000mg/d), 커큐민 같은 항염증 영양제, 프로바이오틱스(다균주, 25 billion CFU 이상) 등을 보충해주면 '**몸속 대청소**'가 더 빨리 진행된다.

식단 조절과 영양보충제 섭취를 하면서 기존 몸 속에 존재하는 염증 유발물질과 잔존 쓰레기들을 청소해 내는 작업을 함께 병행해야 한다. 이를 위해 가능한 매일 장세정을 실시하고 필요하면 간세정, 혈액세정도 함께 하는 것이 많은 도움을 준다.

생활스타일을 개선하기 위한 내용으로는 먼저 지나친 일상의 스트레스 부담을 줄이기 위한 부분에 집중하길 바란다. 그래서 나는 환자들에게 불필요한 일에 관여하지 말고 가능한 환자 자신만의 시간을 갖으라고 충고해 주고 있다. 그런데도 스트레스를 감당할 수 없으면 이는 결국 몸에서 탈이 나게 되는 보증수표라는 점을 열심히 강조해 주고 있다. 몸과 마음은 서로 긴밀하게 연결되어 있기 때문에 관절염과 같은 염증 반응들이 그런 정신적 심리적 스트레스에 대한 반응의 한 형태로 얼마든지 나타날 수 있다. 그래서 자신의 능력보다 분에 넘치는 욕심을 부리지 말고 힘들면 손에 잡은 것을 놓아버리고 그 상황에서 벗어나 탈출해 버림으로써 보고 싶지 않은 것과 하고 싶지 않은 것을 잊어버리는 이기적인 행동이라도 주저 없이 하라고 권장하고 있다. 그러나 많은 사람들이 이런 경우 죄의식 또는 책임감 때문에 과감한 탈출을 하지 못한 채 살고 있다. 나는 그런 사람들에게 "이 세상에 당신보다 더 소중한 존재는 없다"는 점을 말해주며 그들을 위로해 준다.

또한 나는 환자들에게 무엇보다 먼저 밤에 깊은 숙면을 취할 수 있도록 만반의 준비를 다하라고 강조해서 지시하고 있다. 그리고 이른 아침이나 낮에는 가능한 짬을 내어 몸을 이완시키는 시간을 가져보라고 독려한다. 마음이 평온하면 몸도 아픈 곳을 치유하고 새롭게 재생될 수 있기 때문에 자주 시간을 내어 외부 세계로부터 들어오는 각종 자극들을 차단하고 자신만의 내면 세계로 몰입하는 심호흡법이나 명상 훈련을 하는 것이 관절염과 같은 염증을 진정시키고 치유하는데 있어 지름길이라 생각한다.

한편, 운동은 일반적으로 생리 기능은 물론 전신에 활력을 증대시켜 주는 작용을 하기 때문에 중요한 생활 속의 일부분이 되어야 한다. 그렇지만 관절염 환자에 있어서는 너무 무리한 운동을 함으로써 회복에 방해가 될 수 있기 때문에 이를 자제하고 전신의 생리 기능에 자극제가 될 수 있을 만큼만 하되 혈액과 림프 순환을 도와주는 차원에서 그 움직임을 꾸준히 지속해 나가도록 하는데 더 큰 의미를 두라고 말해주고 있다. 특히 관절 염증이 심한 사람이나 외상후 스트레스 장애를 겪고 있는 사람인 경우에는 운동을 할 때에 반드시 주변 사람들의 도움을 받아 시행할 것을 권하고 있다. 이런 사람들은 타인, 특히 전문가의 도움을 받아 관절 기능을 회복시키는 재활 프로그램에 참여하는 것이 훨씬 도움이 된다.

퇴행성 관절염에서는 체중 감량의 과제가 중요한 목표의 일부분을 차지한다. 그러므로 생활스타일 개선 프로그램 속에 반드시 이를 포함시켜 식단 조절, 운동, 수면 조절 등을 체중 감량 목적에 맞춰 진행하려는 노력을 병행하는 것이 효과적이다.

또한 이 기간에는 염증이 있는 해당 관절의 보존적 치료를 통해 더 이상 관절 조직이 염증으로 인해 추가 손상되지 않도록 관리하고 각종 증상들이 하루 빨리 사라지게 하는 대증적인 노력도 열심히 병행할 필요가 있다. 그렇지만 이런 목적을 위해 스테로이드와 같은 처방 약물을 사용하는 것은 가능한 맨 마지막 수단으로 미루고 대신에 자연적인 방법을 통해 염증 원인을 제거하려는 자세와 노력을 먼저 기울이도록 해야 한다.

제1단계 : 몸 속을 대청소 하는 단계 요약

- 진단을 위한 검사

- 혈액 검사 : 염증 여부 및 면역학적 검사 포함
- 소변 검사
- 분변 검사
- 영상의학적 검사

- 식단 조절 : 양생 배제 식단

- 유제품, 글루텐, 대두콩, 옥수수, 설탕, 달걀, 알코올, 커피 등을 배제하는 식단.
- 가지과 채소들을 배제하는 식단
- 가공식품 배제 : 식품 첨가물, 방부제, 색소 등 배제
- 유기농 식단 : 농약, 살충제 등 배제

- 영양보충제

- 단백질 보충제
- 항산화 영양제 : 커큐민 등
- 프로바이오틱스
- 오메가 3 지방산 : EPA 또는 DHA
- 비타민 D3

- 염증 제거를 위한 몸속 대청소

- 장세정
- 간세정
- 혈액세정
- 피부세정
- 림프세정

- 스트레스 조절 및 생활스타일 개선

- 명상, 심호흡, 이완 훈련
- 수면
- 운동

- 국소적 관절 치료

- 물리 치료
- 통증 치료
- 처방 약물 : 맨 마지막 수단

2. 양생 관절염 치유 프로그램 제2단계 : 장점막 방어벽을 재건하는 단계 (양생 장재건 프로그램)

제1단계 과정을 마치고 나면 대부분의 환자들이 관절의 통증과 전신 염증 신호들이 사라지는 것을 경험하게 된다. 동시에 생활 속에 에너지가 넘치고 활력이 되살아 남을 느끼게 된다. 그래서 잠도 잘 자고 몸 동작이 가벼워졌다고들 말한다. 그러나 이것으로 치료가 다 되었다고 생각하면 큰 오산이다. 왜냐하면 이 문제의 근본이 장과 구강 속에 있기 때문에 문제 해결을 원한다면 반드시 장내 및 구강 환경을 원상으로 회복시키는 일을 해야만 한다.

안타깝게도 장내 및 구강 환경을 회복하기 위해서는 장시간에 걸쳐 꾸준한 노력을 해야만 한다. 이 문제는 결코 하루 이틀안에 끝날 문제가 아니다. 그래서 나는 이 문제를 근본적으로 해결하기 위해 **"양생 장재건 프로그램"**을 따로 만들어 운영하고 있다. 여기에는 장내환경을 개선하기 위한 방법, 장내세균이상증을 치료하기 위한 방법 그리고 장점막 방어벽을 재생시키기 위한 방법 세 가지가 핵심을 이루게 된다.

(참고 : **몸 속 세균들이 서식하는 공간은 모두 몸 속 환경에 나쁜 영향을 줄 수 있는 잠재적 위험 공간이다. 장 속, 구강속, 호흡기도 속, 비뇨생식기 속, 피부 속 등 여러 곳이 언제든지 문제를 일으킬 수 있다. 이들을 일일히 다 나열하는 것은 매우 불편하기 때문에 나는 이를 편의상 장내환경 및 구강환경이란 말로 간략하게 표현한다는 점을 양해하여 주길 바란다. 왜냐하면 장내환경과 구강환경이 가**

장 중요하고 이 속에 가장 많은 미생물들이 살고 있기 때문이다. 그래서 내가 제12장에서 장점막 방어벽을 개선한다고 말하는 것이 엄밀히 말해 장점막에만 국한되는 것이 아니라 구강 점막, 호흡기 점막, 요도 및 질 점막, 피부 등 모든 인체 방어벽을 개선시키는 일까지 함께 포함하는 말이란 점도 이해하여주길 바란다.)

> **"양생 장재건 프로그램"**
>
> - 장내환경 개선을 위한 방법(예 : 배제 식단 및 프리바이오틱스, 프로바이오틱스 공급)
> - 장내세균이상증을 치료하기 위한 방법
> - 장점막 방어벽을 재생시키기 위한 방법

나는 장내세균 이상증을 치료하기 위해 항생제와 같은 약물 사용을 최대로 자제하고 가능한 자연적인 약초와 프리바이오틱스 및 프로바이오틱스를 사용하여 이를 바로잡으려는 방법을 선호하고 있다. 그 이유는 항생제와 같은 약물을 사용하면 해로운 세균들이나 이스트들이 더욱 극성을 부려 또 다른 부작용을 낳을 가능성이 많기 때문이다. 이에 반해 천연 약초를 사용하는 방법은 결과도 좋을 뿐 아니라 이와 같은 부작용이 거의 없어서 안전하다는 장점을 가지고 있다.

장점막 방어벽을 재생시키기 위해서는 장내세균이상증을 치료하는 것 외에 L-글루타민, 커큐민, 소화효소, 뷰티레이트 같은 영양소들을 보충해 주면서 앞서 제9장에서 말한 장내환경 개선을 위한 **"양생 건강 식단(배제 식단 + 항염증 식단 + 장재건 식단)"**을 같이 실시해주면 된다. 이렇게 하여 일단 장내 염증이 완전히 사라진 것을 확인한 뒤에 식품 선택에 있어서 선택의 폭을 넓혀 나갈 수 있다.

제2단계 : 장점막 방어벽을 재건하는 단계 요약 ("양생 장재건 프로그램")

- 진단을 위한 검사

- 혈액 검사 : 염증 여부 및 면역학적 검사 포함
- 소변 유기산 검사
- 분변 검사
- 영상의학적 검사

- 식단 조절 (장내 환경 개선을 위한 "양생 건강 식단")

- 유제품, 글루텐, 대두콩, 옥수수, 설탕, 달걀, 알코올, 커피 등을 배제하는 식단.
- 가지과 채소들을 배제하는 식단
- 가공식품 배제 : 식품 첨가물, 방부제, 색소 등 배제
- 유기농 식단 : 농약, 살충제 등 배제

- 영양보충제

- 단백질 보충제
- L-글루타민
- 항산화 영양제 : 커큐민 등

- 소화효소제
- 뷰티레이트
- 프로바이오틱스
- 오메가 3 지방산 : EPA 또는 DHA
- 비타민 D3
- 약초 추출액 혼합물 : 장내세균 이상증을 치료하기 위한 목적

-염증 제거를 위한 몸속 대청소
- 장세정
- 간세정
- 혈액세정
- 피부세정
- 림프세정

-스트레스 조절 및 생활스타일 개선
- 명상, 심호흡, 이완 훈련
- 수면
- 운동

-국소적 관절 치료
- 물리 치료
- 통증 치료
- 운동 재활 치료
- 처방 약물 : 맨 마지막 수단

3. 양생 관절염 치유 프로그램 제3단계 : 재발 방지 및 유지 단계 (양생 건강(유지) 프로그램)

앞서 언급한 두 단계를 마치고 나면 일단 장내환경이 정상으로 회복된 상태라고 볼 수 있다. 물론 본인이 얼마나 열심히 했느냐에 따라 그 결과에 있어 약간의 차이는 있을 것이다. 아무튼 일단 나쁜 장내세균들이 사라지고 장벽이 정상으로 회복됐다고 가정하고 다음 단계로 넘어가는 상황을 상정해 보자.

장내환경은 잘못된 식생활과 스트레스로 쉽게 망가질 수 있다. 그러므로 건강한 섭생을 통해 양생하는 생활 태도를 갖지 않는 한 언제든지 쉽게 다시 과거의 염증 상태로 되돌아 갈 수 있다는 점을 절대 잊어서는 안된다. 특히 한 번 염증성 질환에 걸려 본 적이 있는 사람은 그만큼 취약한 몸 구조를 가지고 있기 때문에 이 점에 각별히 주의하고 재발 방지에 더욱 신경 써야 한다.

이를 위해 제일 중요한 점은 역시 건강한 식단을 유지하는 것이다. 지금까지 **장내환경을 개선하는 식단**은 장내세균이상증 및 장누수를 일으키는 물질을 배제하기 위한 목적에서 엄격한 배제 식단을 유지함으로써 면역시스템을 안정화시키는 쪽에 중점을 두어 왔다. 그러나 이제부터는 장내세균이상증 및 장누수가 치유되는 단계로 접어들었다고 판단하여 좀더 다양한 건강 음식들을 여유 있게 먹도록 허락하고 있다. 그렇지만 이 때에도 염증을 유발시키는 식품이나 음식은 계속 멀리하는 것이 좋고 가능한 건강한 양생 항염증 및 항산화 식품들을 먹도록 노력해야 한다.

사람마다 개인적으로 선호하는 음식이 다르고 또한 염증을 일으키는 음식들도 약간 다를 수 있다. 가장 대표적으로 급성 알레르기 반응을 일으키는 식품들을 연상해 보면 된다. 그러므로 자신의 미각을 자극하는 음식을 먹을 때에는 무조건 먼저 먹고 후회하지 말고 먹기 전에 이것이 자신의 몸에서 어떤 반응을 일으킬 것인지 한 번 생각하고 먹을 것인지 여부를 결정하는 습관을 들이도록 해야 한다.

오늘날 우리가 살고 있는 현대 사회가 너무 복잡하다 보니 내가 말하는 **양생 건강 식단**을 철저히 지킬 수 없는 상황에 부딪히는 일도 자주 생기게 된다. 이런 경우 100% 목표를 달성하지 못했다고 하더라도 자책하거나 포기하지 말고 항상 다시 시작하는 마음으로 새롭게 접근하길 바란다. 실제 나 자신도 사람들과 같이 어울리거나 모임을 할 때 불가피하게 먹지 말아야 할 음식을 먹게 되는 경우가 있다. 이럴 때마다 항상 자신의 몸에서 일어나는 변화를 체크해보면서 무엇이 문제였는지 생각하며 피드백을 하는 습관을 들이면 크게 잘못된 방향으로 빗나가는 일은 생기지 않게 된다. 다시 말해 아무리 어려운 상황이어도 스스로 빨리 자각하여 양생 건강 식단으로 돌아온다면 관절염 같은 염증 질환이 재발하는 일을 충분히 막을 수 있다.

또한 평소 자신의 스트레스를 잘 관리하는 것이 중요하다. 많은 사람들이 스트레스를 받는 이유가 자신의 몸과 마음이 감당할 수 있는 양보다 더 많은 일을 하려고 하기 때문이다. 그래서 이를 욕심이란 단어로 표현하는 것도 무리가 아니라고 생각한다. 스트레스를 잘 조절하려면 자기가 감당할 수 없는 것은 붙잡지 말고 떠내려 가게 내

버려야 한다. 그래야만 내 몸이 살고 몸 속에서 에너지와 생명력이 다시 살아나게 만들 수 있다. 즉, 치유가 시작되게 만들 수 있는 것이다. 그래서 나는 임상에서 치료에 반응하지 않는 사람들을 목격할 때 처음에는 "내가 잘못 치료해서 그런가?" 라는 생각을 했지만 자세히 보면 그 중 대부분의 사람들이 치료를 받아들일 준비가 안된 사람들이라서 그렇게 되었다는 점을 깨닫게 되었다. 이런 사람들에게는 그 어떤 방법을 사용해도 치료 효과를 기대할 수 없다. 그래서 이런 사람들에게는 몸과 마음의 긴장과 경직을 풀고 남의 의견을 받아들일 수 있는 탄력성이 생길 때까지 기다리는 수밖에 없다. 이런 이유로 나는 항상 환자들과 동반자가 되려고 노력한다. 환자들과 동반자가 되지 않으면 그들이 내 치료를 제대로 받아들일 자세가 안되어 있어 내가 아무리 열심히 치료를 해도 별 효과가 나타나지 않을 것이기 때문이다. 그래서 나는 모든 환자들에게 "여러분이 치료자와 동반자가 될 마음이 없으면 병원에 오지 말고 나중에 응급실로 가라"고 말해주고 있다.

많은 사람들이 스트레스 받는 이유를 자세히 들여다보면 표면적으로는 인간 관계와 경제적 문제로 요약될 수 있다. 그러나 그 이면에는 자신의 역할과 책임을 다하지 못한데서 오는 죄의식과 그로 인해 생존에 대한 불안감을 간직하고 있음을 알 수 있다. 이런 이유로 맨 정신 상태에서 사소한 통증도 견디지 못하고 자꾸 그것으로부터 벗어나려고만 한다. 그래서 이런 사람들은 가장 쉬운 방법인 약물에 의존하는 습성을 갖게 된다. 대부분의 관절염 환자들도 이런 정신심리적 배경을 지닌 채 살아온 사람들이기 때문에 이들의 문제를 현명하게 해결하는 방법은 그들에게 자신의 문제들을 피하지 말고 그대로 직시하도록 가르쳐주는 것이다. 그리고 나서 그 사람이 자신의 문제와 부딪혀 싸우거나 아니면 그것으로부터 도망치거나 하는 것을 그 사람이 결정하도록 도와주기만 하면 된다.

나는 실제 임상에서 환자들이 자신의 문제와 싸우지도 않고 그것으로부터 도망가지도 않는 경우를 많이 보아왔다. 이들은 결국 견디다 못해 제자리에서 몸만 망치는 길로 걸어가는 모습을 보여준다. 그래서 이들은 약물에 의존하여 끝까지 버티다가 나중에 각종 수술을 받거나 아니면 스스로 기대와 희망을 포기하며 사는 코스를 답습하게 되는 것이다. 나는 이런 사람들에게 스스로 자신의 인생에서 주인이 될 수 있는 방법과 길이 있다고 가르쳐주고 있다. 그것은 바로 욕심을 버리고 자신의 분수를 알며 낙관적인 자세로 양생 건강 식단을 잘 지키며 사는 방법이라 설명해 주고 있다.

우리가 환자가 되어야만 깨닫는 것을 건강할 때 깨닫는다면 아무도 환자가 되지 않을 것이다. 그러나 이는 너무 이상적이라서 근시안적이고 유한한 인간에게는 기대할 수 없는 이상몽이다. 그러므로 오직 가능한 일은 이것을 가능한 일찍 깨닫는 행운이 오기만을 기다리는 것이 아닐까 생각해 본다. 이런 행운은 자신의 주변에서 이런 지혜를 알려주는 멘토나 스승을 만날 때 좀 더 빨리 올 수 있다. 그러므로 관절염으로 고생하는 환자들은 하루라도 빨리 자신에게 이런 지혜를 알려주는 사람을 주변에서 찾으려고 노력해야 한다.

제3단계 : 재발 방지 및 유지 단계("양생 건강(유지) 프로그램")

- 식단 조절 (양생 건강 식단)

- 그 동안 배제시킨 식품들을 한 번에 한가지씩 재도입하여 먹어보면서 몸에서 나타나는 반응들을 체크한다.
- 달걀, 커피 등을 먼저 시도해 본다.
- 알코올도 가끔 소량으로 마셔볼 수 있다.
- 일반적으로 유기농 식단을 실천한다 : 농약, 살충제 등 배제
- 자신에게 알레르기 반응이나 식품 민감성 반응을 일으키는 것을 피한다.
- 가지과 채소들은 여전히 멀리하는 것이 도움이 된다.
- 가공식품 중에 맞지 않는 것을 골라낸다.(식품 첨가물, 방부제, 색소 등이 많이 첨가된 것들)

- 영양보충제

- 영양보충제들을 필요한 경우에만 복용한다.

■ 단백질 보충제
■ L-글루타민
■ 항산화 영양제 : 커큐민 등
■ 소화효소제
■ 프로바이오틱스
■ 오메가 3 지방산 : EPA 또는 DHA
■ 비타민 D3

- 염증 제거를 위한 몸속 대청소

- 몸 속 염증 물질 제거를 필요한 때에만 실시한다.

◆ 장세정
◆ 간세정

- ◆ 혈액세정
- ◆ 피부세정
- ◆ 림프세정

- 스트레스 조절 및 생활스타일 개선

- ● 명상, 심호흡, 이완 훈련
- ● 수면
- ● 운동

- 국소적 관절 치료

- ● 필요할 때에만 실시한다.
- ➢ 물리 치료
- ➢ 통증 치료
- ➢ 운동 재활 치료

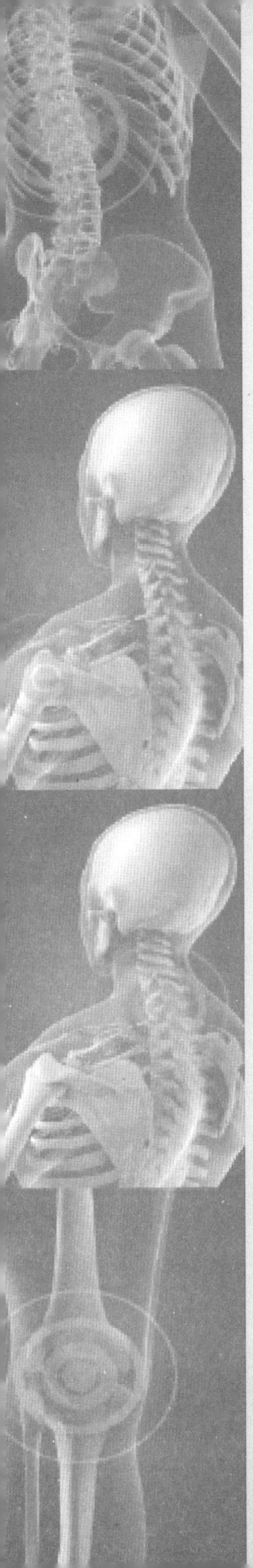

부 록

관절염 치유하기

관절염과 만성(부신)피로와의 관계

관절염 환자들 중에는 만성 피로를 호소하는 사람들이 많다. 이들은 몸 속 염증 환경의 증대, 각종 생활 속 스트레스, 독한 소염진통제 복용 등으로 인해 부신 기능이 많이 떨어진 상태에 있는 경우가 많다. 더구나 장내미생물총의 균형이 깨지고 장누수가 빈번하게 일어나서 몸이 제대로 된 휴식과 안정을 취할 기회를 갖지 못하는 경우가 거의 대부분이라 할 수 있다. 이런 이유로 관절염 환자들을 치유의 길로 인도하기 위해서는 그 사람의 부신 기능을 도와주는 치료도 함께 진행되어야 한다.

나는 이를 위해 스트레스 조절 방법에 대한 심도 있는 상담은 물론 항염증 양생 식단, 부신 기능을 도와주는 영양보충제의 섭취, 규칙적인 운동, 햇빛 쬐기 등을 늘 잊지 않고 환자들에게 권하고 있다.

(참고 : 나는 만성 피로를 호소하는 사람들에게 부신 기능을 회복시켜주기 위한 별도의 프로그램을 운영하고 있다.)

관절염과 우울증 관계

관절염 환자들은 만성적인 통증과 운동 제한으로 우울증에 빠지기 쉽다. 반대로 우울증 환자들은 신체 증상으로 가장 많이 호소하는 것이 관절의 통증과 염증 증상이다. 아마도 만성 통증과 신체적 움직임의 제한이 정신 건강에 나쁜 영향을 주고 정신 기능의 저하가 다시 음식과 장내세균의 변화를 통해 관절의 염증과 퇴행을 조장하는 연결고리를 만드는 것이 아닌가 추정된다.

이런 경우 내가 이 책에서 주장하는 **'양생 관절염 치유 프로그램'**을 시행하면 관절의 건강은 물론 정신 건강까지도 함께 좋아지는 것을 목격할 수 있다. 그 이유는 관절염과 우울증이 모두 몸 속의 염증 환경에서 시작되어 진행하는 공통점을 가지고 있기 때문이다. 그래서 장내환경과 몸 속 환경을 개선하여 염증 레벨을 낮추려는 **'양생 관절염 치유 프로그램'**이 이 두 가지 질환을 동시에 치유하는 놀라운 효과를 발휘하곤 한다.

항염증 항산화 식단에 항산화 영양보충제 그리고 규칙적인 운동과 스트레스 관리는 관절염과 우울증 치료에 모두 필요한 치유 수단이라는 점을 기억해 두길 바란다. 그리고 이들을 약으로 치료하려고 하면 절대 치유가 일어나지 않는다는 사실도 명심해 두길 바란다.

(참고 : 나는 우울증 환자들을 약물이 아닌 자연적인 양생법으로 회복시키는 프로그램을 운영하고 있다.)

약물 부작용

관절염 환자들이 먹는 진통제는 염증을 없애주는 소염진통제와 통증만 없애주는 일반진통제(아세트아미노펜)로 구분해 볼 수 있다. 소염진통제는 다시 스테로이드와 비스테로이드성 소염진통제로 구분된다.

- **스테로이드** : 부신 피질에서 생산되는 스테로이드는 대사 조절은 물론 면역 반응(염증 반응)을 조절하는 작용도 가지고 있다. 주로 세포 손상으로 발생된 프로스타글란딘이란 염증 물질의 전구 물질인 아라키돈산의 생성을 막거나 백혈구 같은 면역세포들의 활성을 억제시켜 염증 반응을 빠르게 진정시키는 작용을 한다.
- **비스테로이드성 소염진통제**(NSAIDs) : 세포 손상으로 발생된 국소 호르몬인 프로스타글란딘이란 생리활성 물질은 사이클로옥시지나제(COX; cyclooxygenase)란 효소에 의해 아라키돈산으로부터 만들어진다. 프로스타글란딘이 염증 반응에서 통증과 발열 작용을 일으키는 주된 물질이라서 이것의 생성을 억제시키면 소염 및 진통 작용을 기대할 수 있다. 때론 발열 억제 효과도 있기 때문에 해열소염진통제라고도 부른다. 그래서 이 COX 효소를 억제시키는 작용을 하는 약물이 바로 비스테로이드성 소염진통제인 것이다. 이것은 스테로이드 구조를 가지고 있지 않다. 여기에 속하는 것으로는 살리실산(salicylic acid) 유도체(아스피린), 프로피온산(propionic acid) 유도체(이부프로펜, 록소프로펜), 초산(acetic acid) 유도체(아세클로페낙), 페나민산(메페남산), 옥시캄(oxicam) 유도체(멜록시캄), 피라졸론(pyrazolone) 유도체(설피린, 아미노피린 등), 그리고 특정 효소에만 작용하는 선택적 COX-2 억제제 등이 있다.

[참고] 타이레놀로 잘 알려져 있는 아세트아미노펜은 역시 사이클로옥시지나제(COX) 효소의 작용을 억제하지만 중추신경계를 통해 억제하다 보니 말초 장기에 영향을 주지 않아 프로스타글란딘의 긍정적인 역할을 억제하지 않은 채 해열과 진통 효과만을 발휘하고 소염 효과는 거의 없어 소염제로 분류되지 않는다. 그래서 이것은 그냥 일반진통제에 해당된다. 그렇지만 아세트아미노펜도 간혹 급성 간기능부전을 일으킬 수 있으므로 복용시 주의해야 한다.

[참고] 항류마티스약, 항통풍약, 항히스타민제, 면역억제제, 그리고 국소적으로 작용하는 수렴제와 같은 약들도 몸 속의 염증 반응이 원인인 질병의 치료제로 사용되고 있다. 이들은 일반적인 소염작용을 가지고 있지는 않지만 장내세균에 영향을 미치는 등의 간접적인 작용을 통해 몸 속의 염증 반응에 영향을 미치고 있어 넓은 의미로 소염제에 포함시키자는 의견도 있다.

관절염 환자들은 염증과 통증을 가라앉히기 위해 각종 소염진통제를 많이 복용하고 있다. 그런데 이들을 만성적으로 복용하다보면 그로 인한 약물의 부작용을 경험하게 된다. 그것은 다름이 아니라 프로스타글린딘의 긍정적인 생리 작용들을 억제시킴으로써 발생되는 것들이다. 프로스타글란딘은 위장관 점막, 신장의 내피세포, 혈소판을 보호하는 긍정적인 작용도 하는데 소염진통제를 사용하면 이런 긍정적인 효과들이 억제되어 위장관의 출혈, 신장 손상, 심장발작 및 뇌졸중의 위험성 증가와 같은 합병증이 나타날 수 있다.(그림) 특히 나이 많은 사람들에서 소염진통제는 다른 약물들과의 상호작용을 통해 여러 합병증과 사망률을 증대시킬 수 있는 것으로 발표되어 있다. (참고 : 우리나라를 포함하여 전세계적으로 의약품 부작용 발생의 제일 많은 원인을 차지하는 것이 바로 소염진통제의 오남용이다.)

이런 이유로 나는 가능한 약물 사용을 피하고 자연적인 방법으로 관절염을 치유하는 방법을 적극 권장하고 있다.

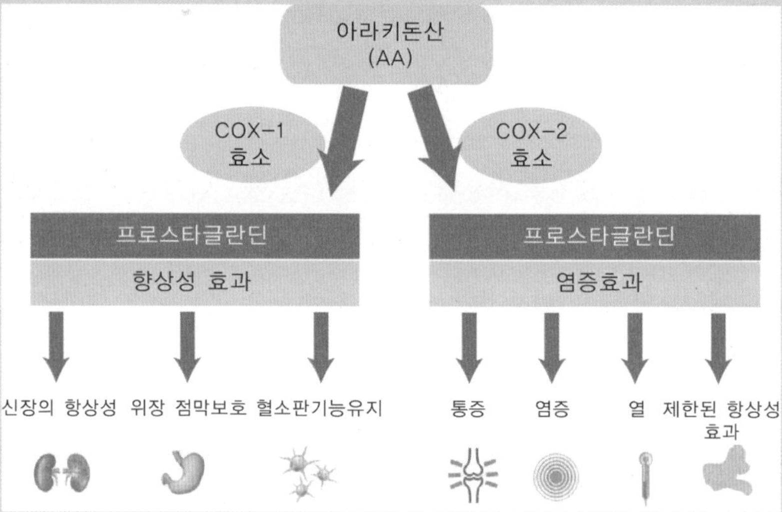

그림. 프로스타글란딘의 효과

맺음말

이 책은 관절염 환자들을 위한 책이다. 그렇지만 이 책의 내용은 비단 관절염 환자들만을 위한 내용이 아니고 모든 사람들을 위한 양생 원칙을 담고 있다. 그러므로 모든 사람이 읽어도 도움이 될 것이라 생각한다. 다만 그 내용이 너무 전문적인 것이 많아서 일반인들에게 다소 부담을 줄 수 있다는 점을 죄송하게 생각한다. 이 책의 내용이 어렵다고 생각하는 사람은 본인에게 언제든지 상담을 요청하면 성실히 응답해 줄 것을 약속한다.

양생의원

경기도 오산시 운천로 76 한마음빌딩 3층

전화 : 031-372-7666

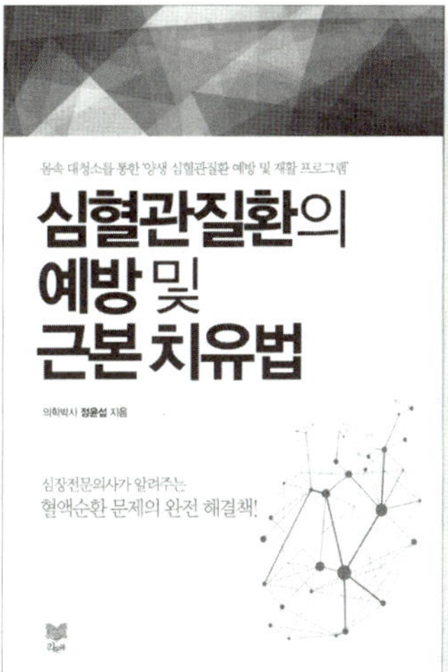

심혈관질환의 예방 및 근본 치유법

심장전문의사가 알려주는 혈액순환문제의 완전 해결책!

심장 발작, 뇌졸중은 하루아침에 오는 병이 아니다. 미리 준비하면 얼마든지 예방할 수 있다. 꼭 당하고 나서야 정신 차리시겠는가? 심혈관질환은 예방 가능한 질환이다. 또한 역전도 가능한 질환이다.

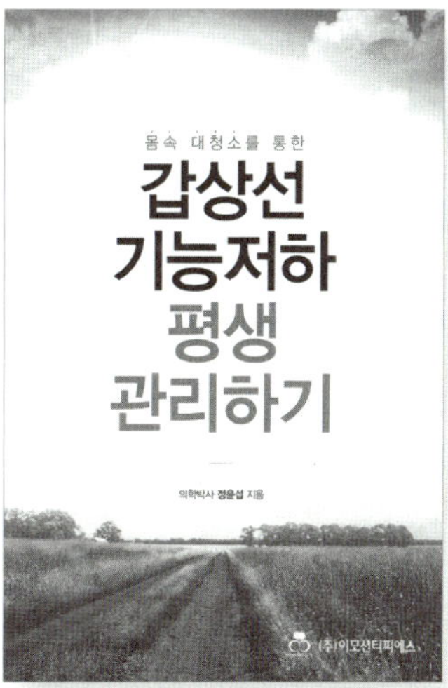

갑상선 기능저하 평생 관리하기

몸속 대청소를 통한 갑상선 기능저하 평생 관리하기

갑상선 기능저하 당신도 극복할 수 있다!
병원에서 갑상선 기능 검사가 정상이라고 해도 이를 믿지마라! 당신의 몸에서 나타나는 증상과 징후가 더욱 중요하다.

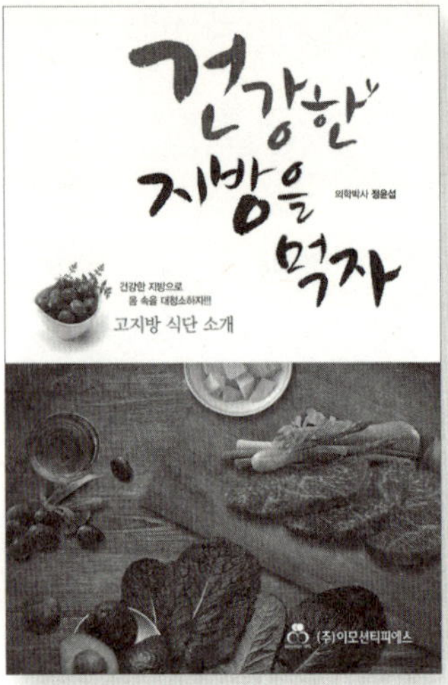

건강한
지방을 먹자

건강한 지방으로 몸 속을
대청소하자!

지방은 생명의 원천이다!
우리 몸은 유익한 지방을 섭취하길 열망하고 있다!
그러려면 건강한 지방과 나쁜 지방이 무엇인지 구분할 줄 알아야 한다.
양생의사 정윤섭 박사가 지방을 이용하여
몸을 청소하고 치유시키는 방법을 알려준다!

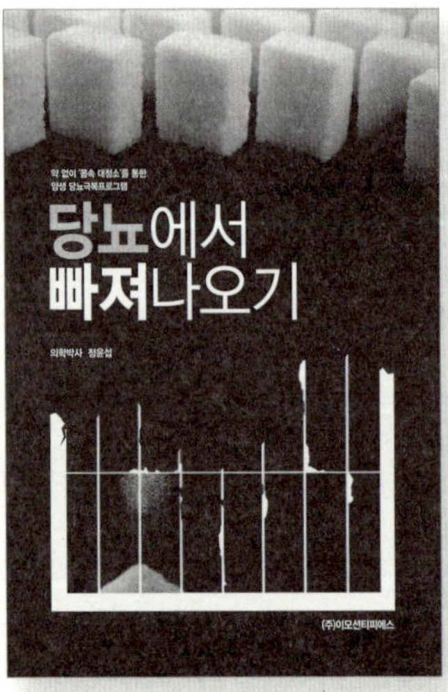

당뇨에서
빠져나오기

약 없이 '몸속 대청소' 를 통한
양생 당뇨극복프로그램

양생 의사 정윤섭 박사가 "몸속 대청소"를 통해
여러분을 당뇨에서 빠져 나와 새롭게 태어나는 법을 알려준다.
당뇨를 약으로 치료하겠다고 하는 것은 매우 어리석은 생각이다!
그것은 절대 이길 수 없는 게임을 하는 것과 같다.

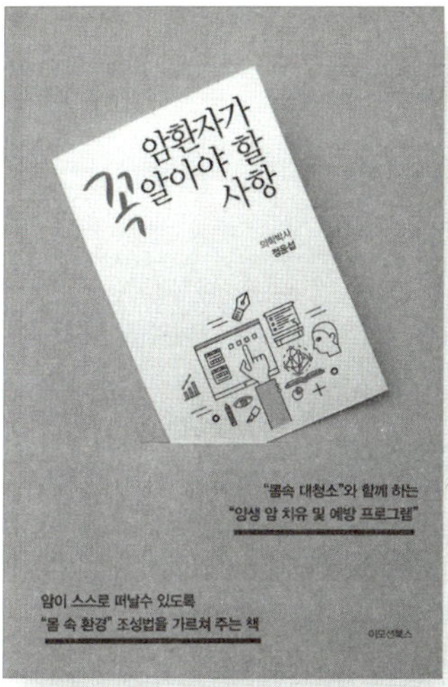

암환자가 꼭
알아야 할 사항

“몸속 대청소”와 함께 하는
“양생 암 치유 및 예방프로그램”

양생 통합의학적 접근법으로
새로운 개념의 암 치유법을 소개하는 책.
우선 100일만이라도 이 프로토콜을 실천해 보라.
그리고 판단하라.

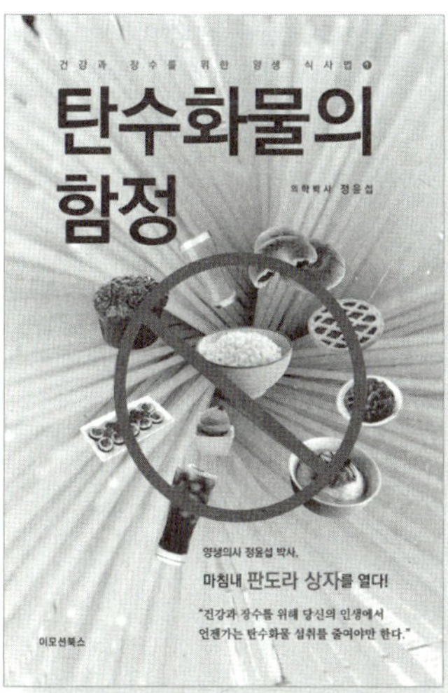

탄수화물의
함정

건강과 장수를 위한 양생 식사법 ①

탄수화물 과잉 섭취의 함정에서 빠져 나오는 실질적인
전략들을 알려주는 책
건강과 장수를 위한 양생 식사법의 기본을 알려주고 이
를 실천하도록 도와주는 책